1. Auflage **Schlauchfiguren** Januar 2016
2. Auflage **Schlauchfiguren** April 2017
3. Auflage **Schlauchfiguren** September 2018
4. Auflage **Schlauchfiguren** September 2018

Kontaktadresse

Medfreak
Hubrainweg
8124 Maur
Schweiz

Email: info@med-freak.com
Webseite: www.med-freak.com

Informationen zum Untertest Schlauchfiguren

Für die Bearbeitung dieses Untertests hat man am EMS rund 12 Minuten Zeit zur Verfügung. In diesen 12 Minuten sollte man bestmöglich 20 Aufgaben lösen. Im TMS hat man insgesamt 15 Minuten Zeit für diesen Untertest, muss aber auch 24 Aufgaben lösen, wovon 4 Aufgaben Streichaufgaben sind. Im Schnitt hat man also circa dreissig Sekunden Zeit für jede Aufgabe.

Der Test ist generell so aufgebaut, dass zuerst eher die leichteren Aufgaben an die Reihe kommen. Gegen Ende des Tests steigt der Schwierigkeitsgrad dann merklich an, wobei dies jeder etwas anders empfindet. Man ist auf jeden Fall gut beraten, wenn man nicht allzu viel Zeit bei einer Aufgabe verschwendet, bei welcher man nicht mehr weiterkommt. Sollte man an diesen Punkt gelangen, so ist es empfehlenswert, die Aufgabe ohne zu zögern zu überspringen.

In diesem Übungsheft bieten wir dir mit 12 Serien, also insgesamt 288 Aufgaben, viel Material, um auch bei diesem Untertest gute Punktzahlen zu erreichen. Dieser Untertest gilt als besonders gut trainierbar. Es lohnt sich möglichst viele Aufgaben dieses Aufgabentyps zu lösen und dein Auge so auf die Gegebenheiten zu trainieren. Ziel sollte es sein, am Originaltest früh genug fertig zu werden, sodass du noch einmal alles gründlich überprüfen kannst.

Unter **www.med-freak.com/** findest du leere Lösungsschlüssel, welche du zum Üben kostenlos herunterladen kannst.

In diesem Sinne, viel Spass und Erfolg bei deiner Vorbereitung,
Dein Medfreak Team

Aufgabenstellung Schlauchfiguren

Bearbeitungszeit TMS: für 24 Aufgaben 15 Minuten

Bearbeitungszeit EMS: für 20 Aufgaben 12 Minuten

Die folgenden Aufgaben prüfen das räumliche Vorstellungsvermögen. Jede der Aufgaben besteht aus zwei Abbildungen eines durchsichtigen Würfels, in dem sich ein oder mehrere Kabel befinden. Die erste Abbildung (links) zeigt stets die Vorderansicht (Frontansicht) des Würfels; auf dem rechten Bild daneben ist derselbe Würfel noch einmal – jedoch von einer anderen Ausgangslage – abgebildet. Die Aufgabe der Testperson liegt darin, zu bestimmen, ob der Würfel mit der anderen Ausgangslage von

- rechts (**r**) Lösung: A
- links (**l**) Lösung: B
- unten (**u**) Lösung: C
- oben (**o**) Lösung: D
- oder hinten (**h**) angezeigt wird. Lösung: E

Untertest 1 **Bearbeitungszeit: 15 Minuten**

1)

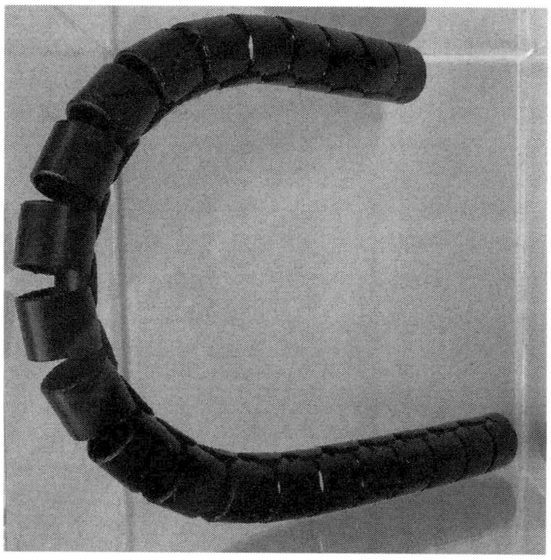

(A) : r
(B) : l
(C) : u
(D) : o
(E) : h

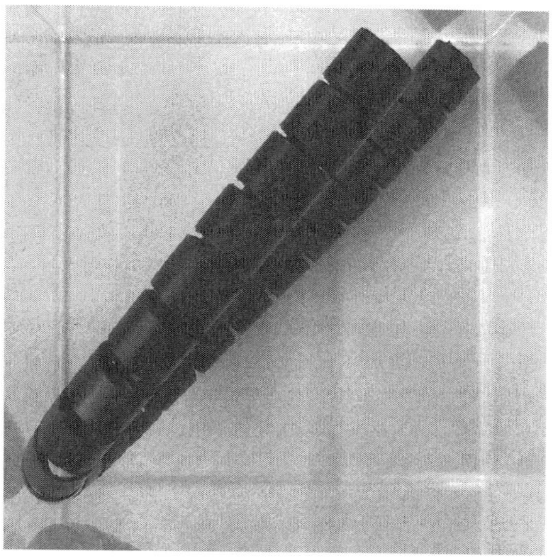

2)

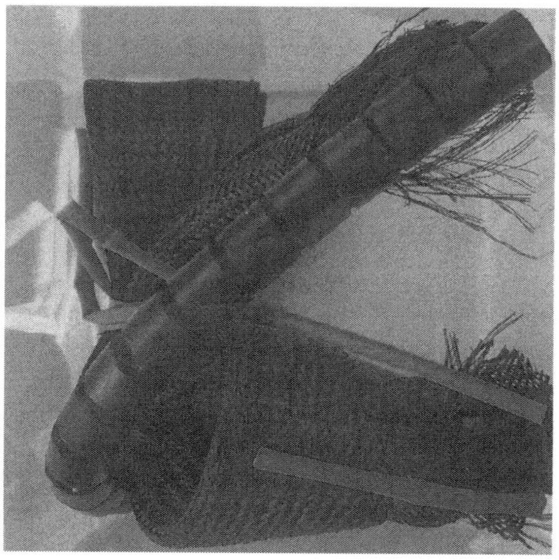

(A) : r
(B) : l
(C) : u
(D) : o
(E) : h

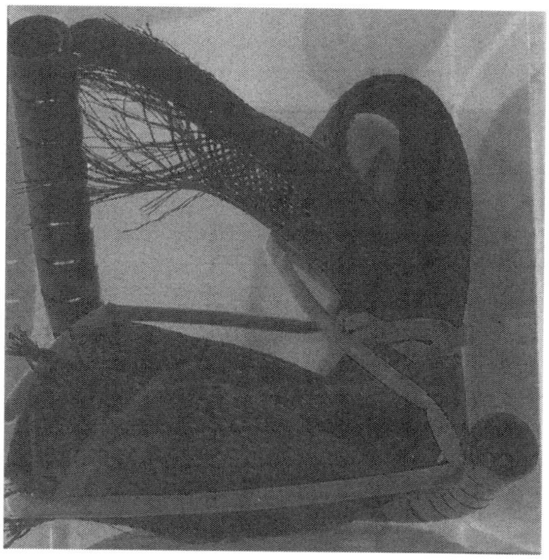

3)

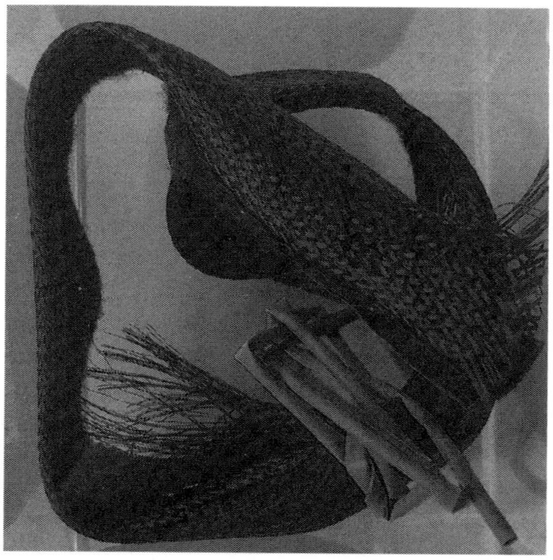

(A) : r
(B) : l
(C) : u
(D) : o
(E) : h

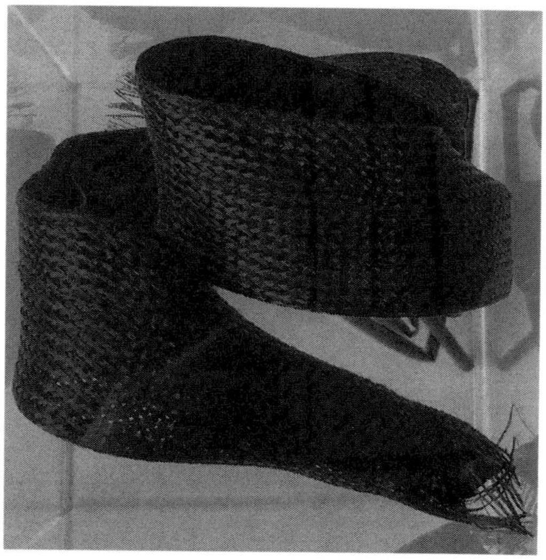

4)

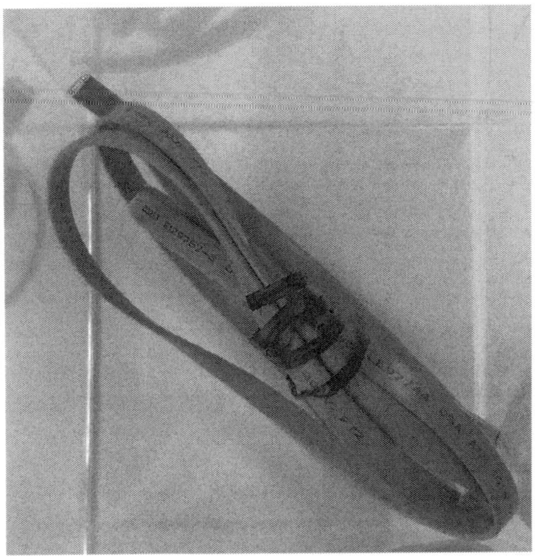

(A) : r
(B) : l
(C) : u
(D) : o
(E) : h

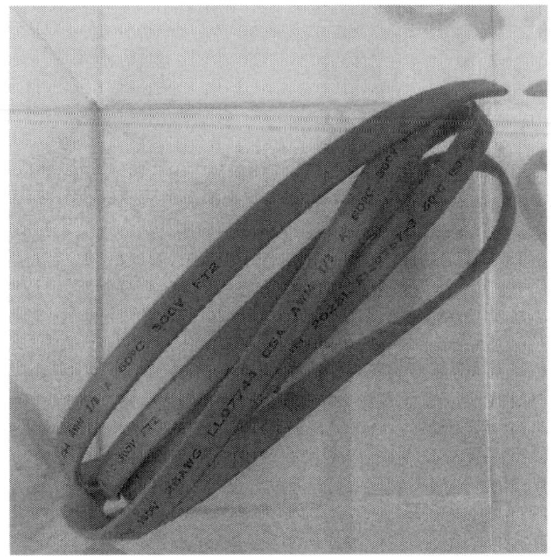

5)

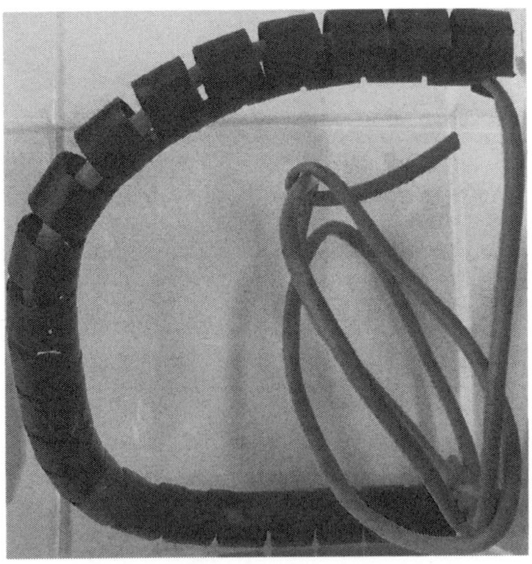

(A) : r
(B) : l
(C) : u
(D) : o
(E) : h

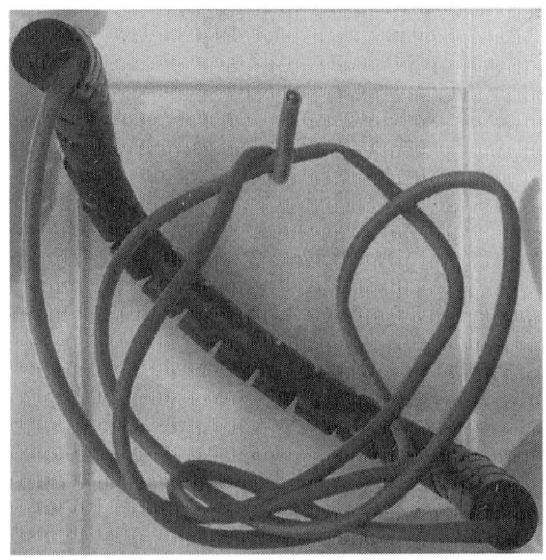

6)

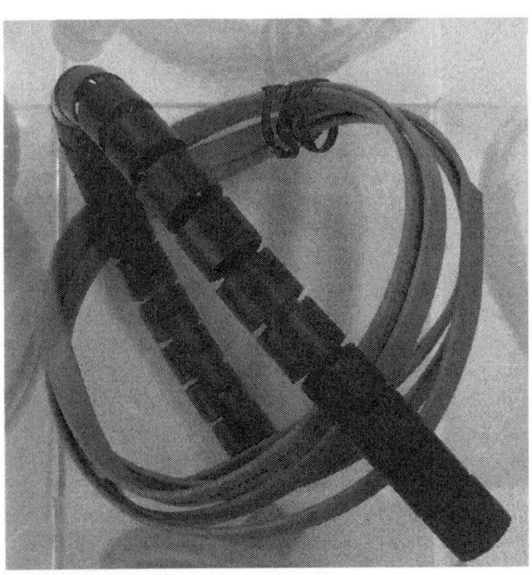

(A) : r
(B) : l
(C) : u
(D) : o
(E) : h

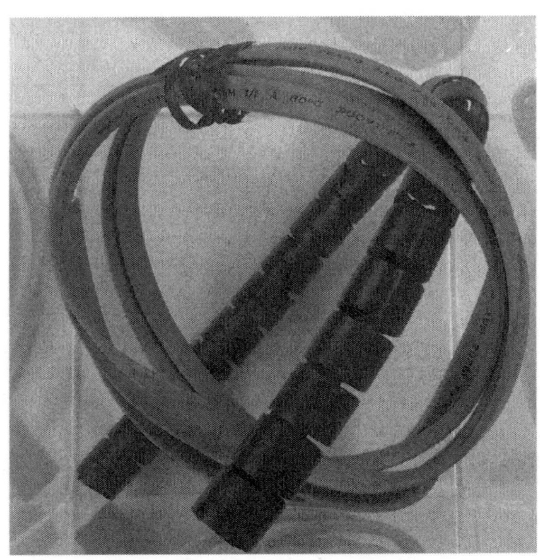

7)

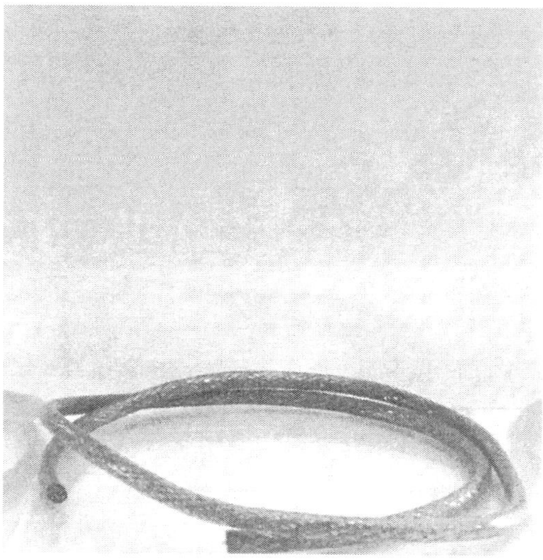

(A) : r
(B) : l
(C) : u
(D) : o
(E) : h

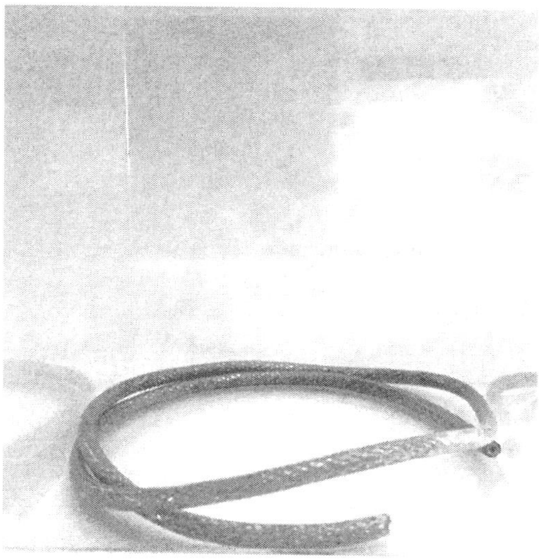

8)

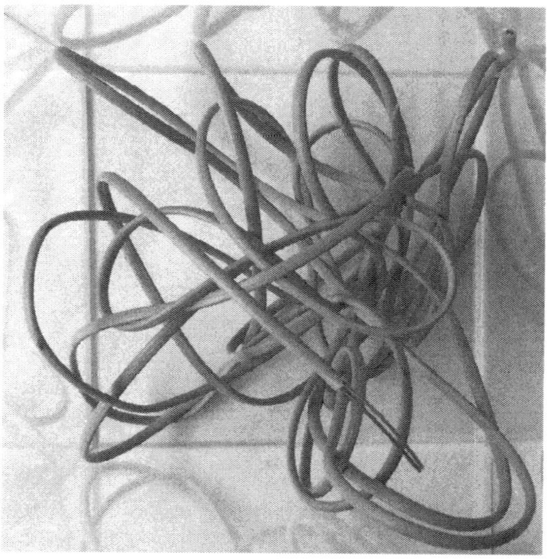

(A) : r
(B) : l
(C) : u
(D) : o
(E) : h

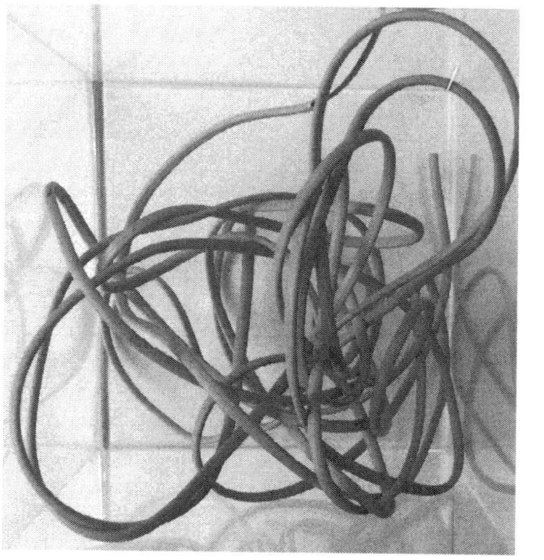

9)

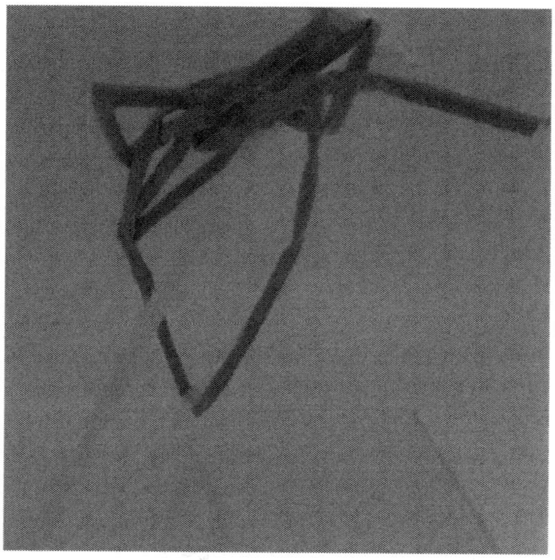

(A) : r
(B) : l
(C) : u
(D) : o
(E) : h

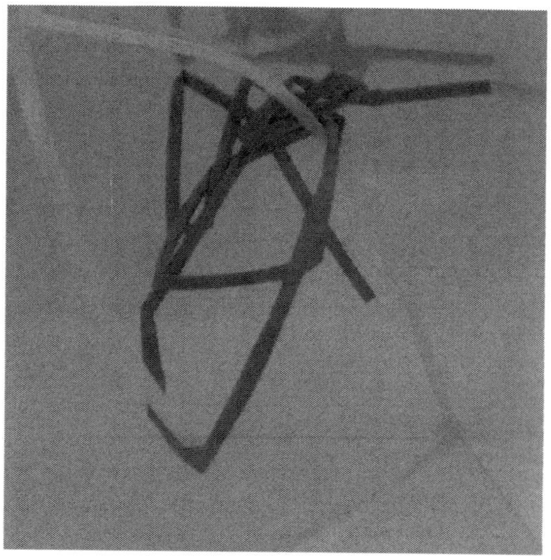

10)

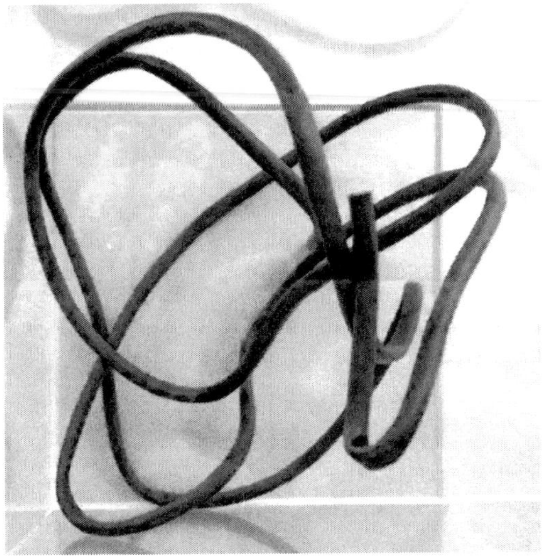

(A) : r
(B) : l
(C) : u
(D) : o
(E) : h

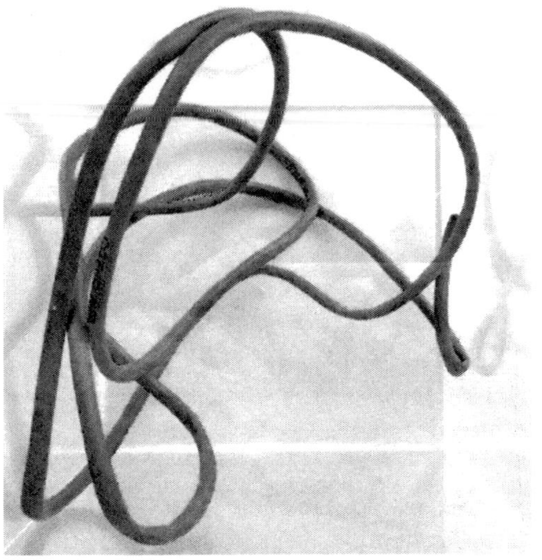

11)

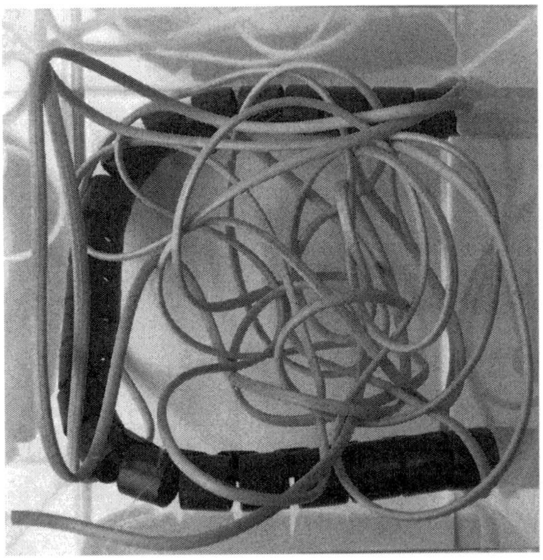

(A) : r
(B) : l
(C) : u
(D) : o
(E) : h

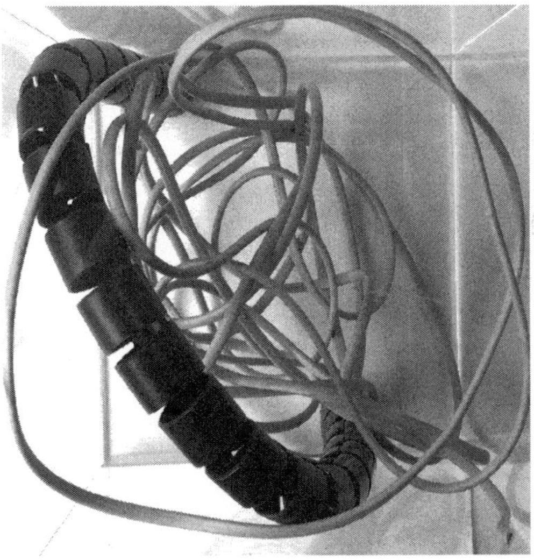

12)

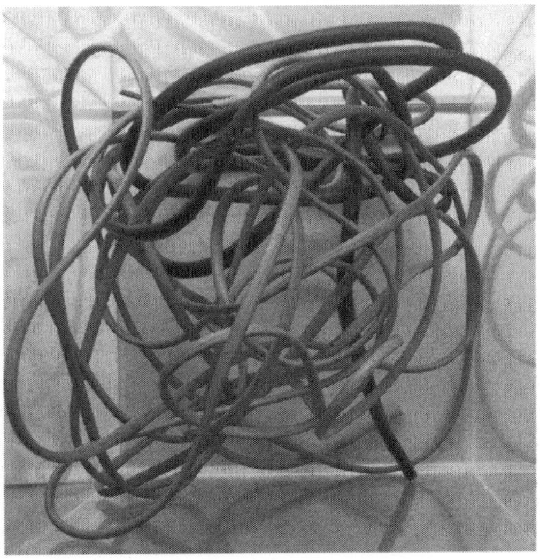

(A) : r
(B) : l
(C) : u
(D) : o
(E) : h

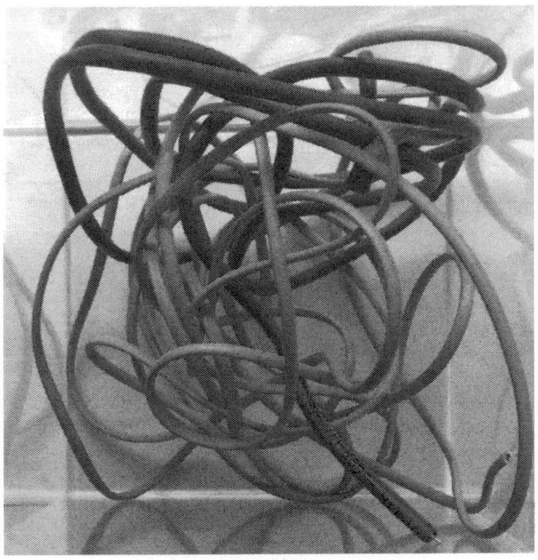

13)

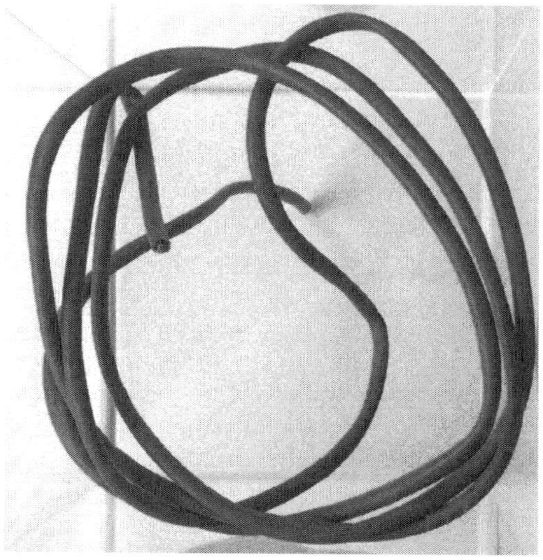

(A) : r
(B) : l
(C) : u
(D) : o
(E) : h

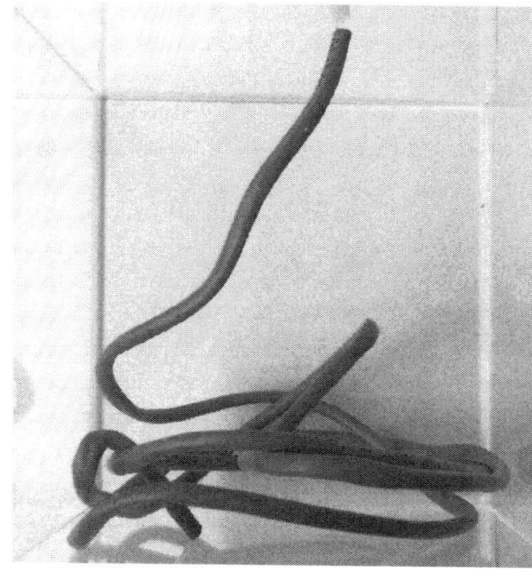

14)

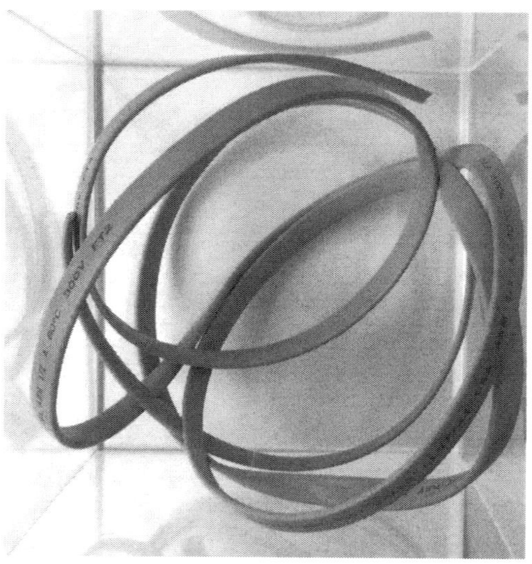

(A) : r
(B) : l
(C) : u
(D) : o
(E) : h

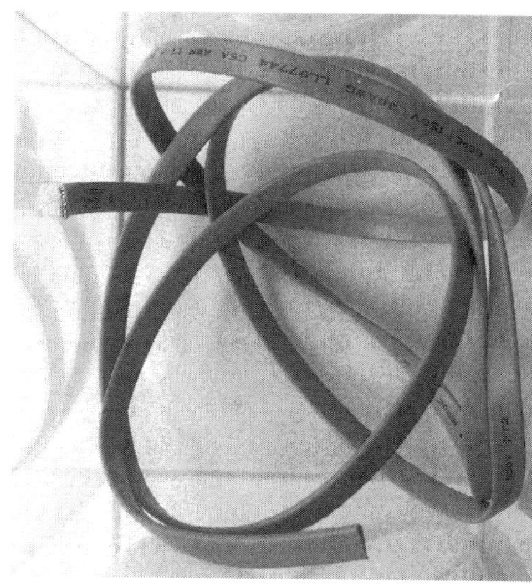

15)

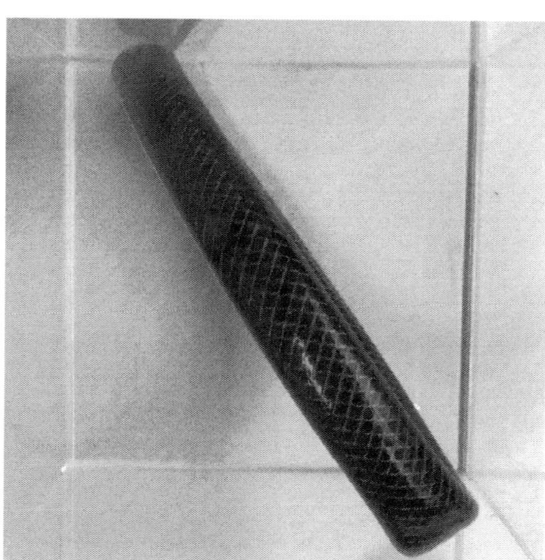

(A) : r
(B) : l
(C) : u
(D) : o
(E) : h

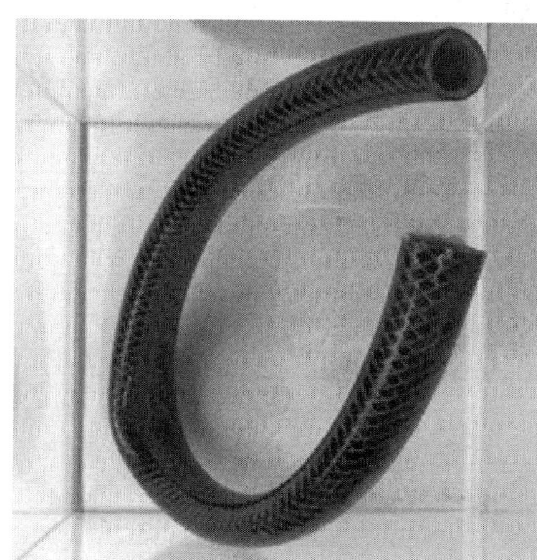

16)

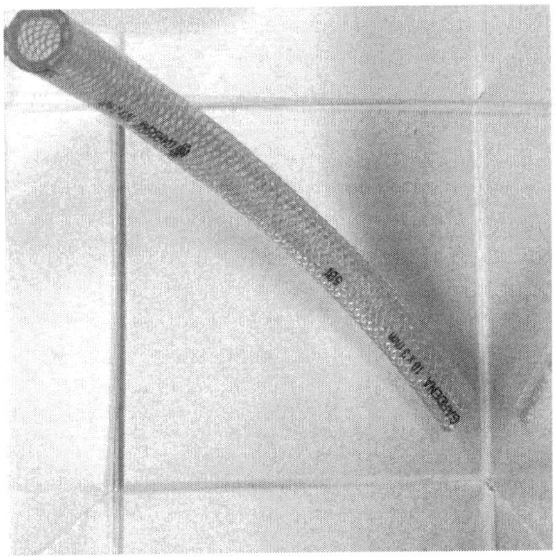

(A) : r
(B) : l
(C) : u
(D) : o
(E) : h

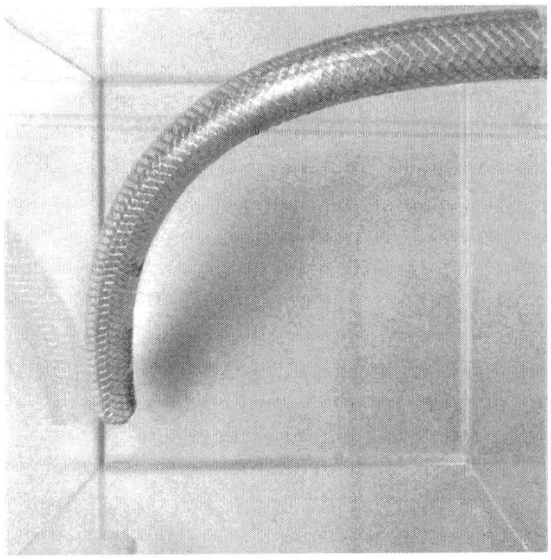

17)

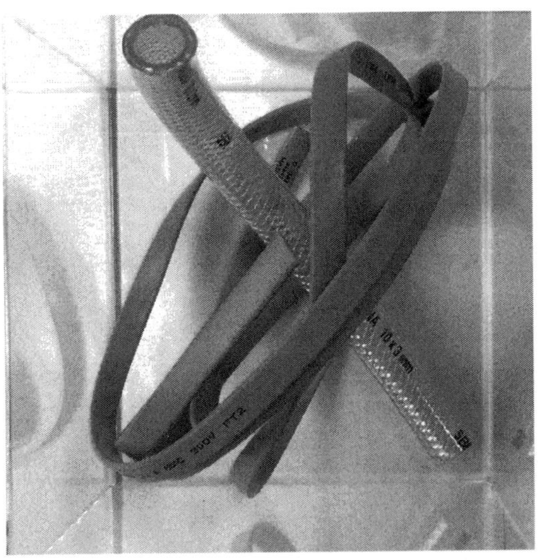

(A) : r
(B) : l
(C) : u
(D) : o
(E) : h

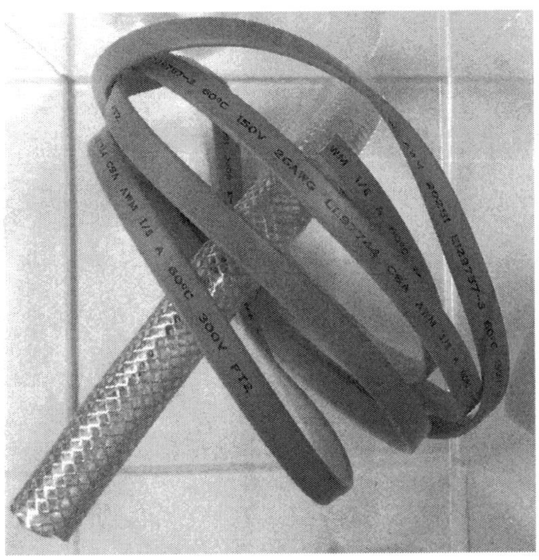

18)

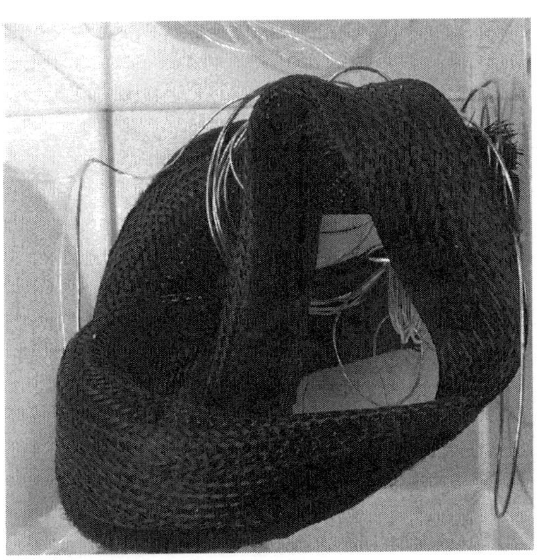

(A) : r
(B) : l
(C) : u
(D) : o
(E) : h

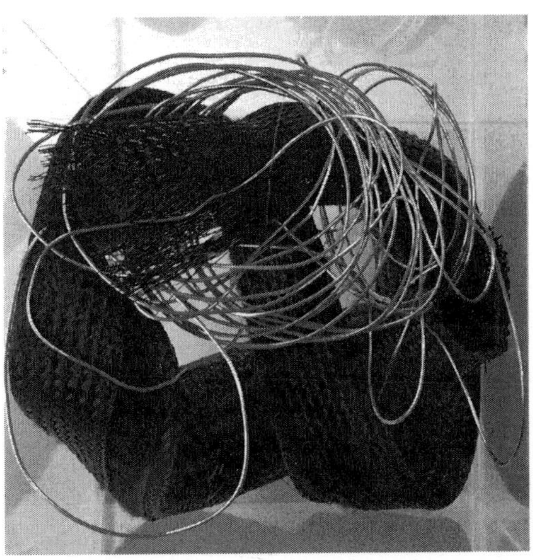

19)

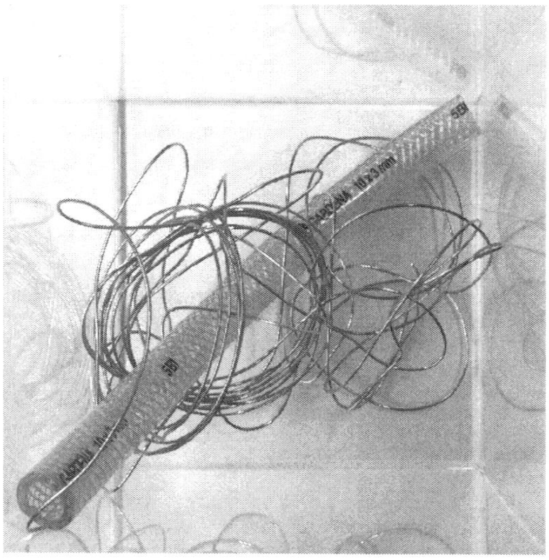

(A) : r
(B) : l
(C) : u
(D) : o
(E) : h

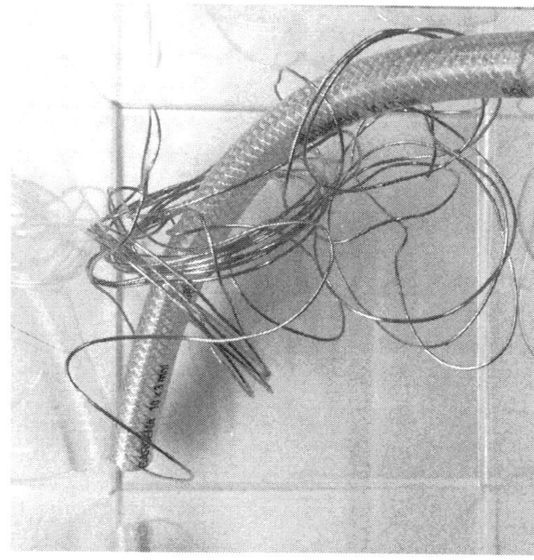

20)

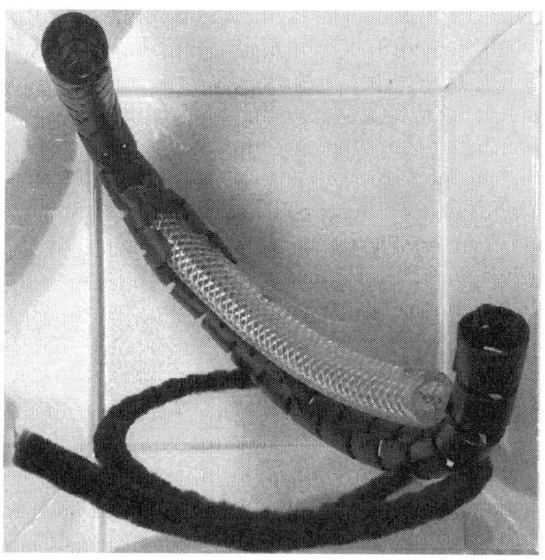

(A) : r
(B) : l
(C) : u
(D) : o
(E) : h

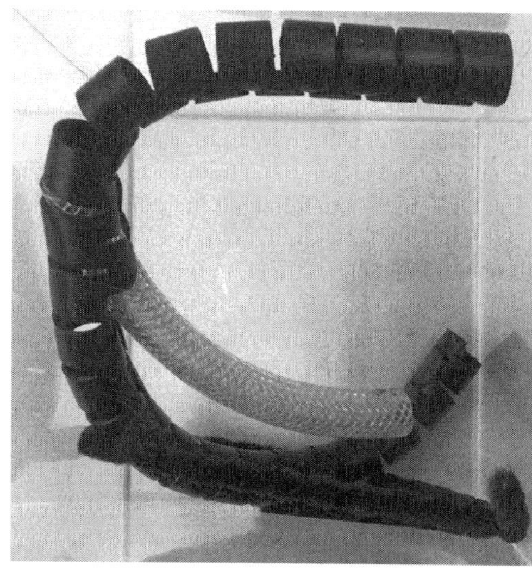

21)

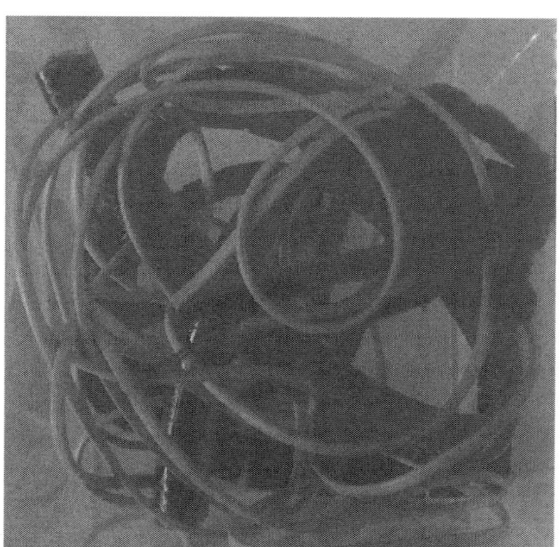

(A) : r
(B) : l
(C) : u
(D) : o
(E) : h

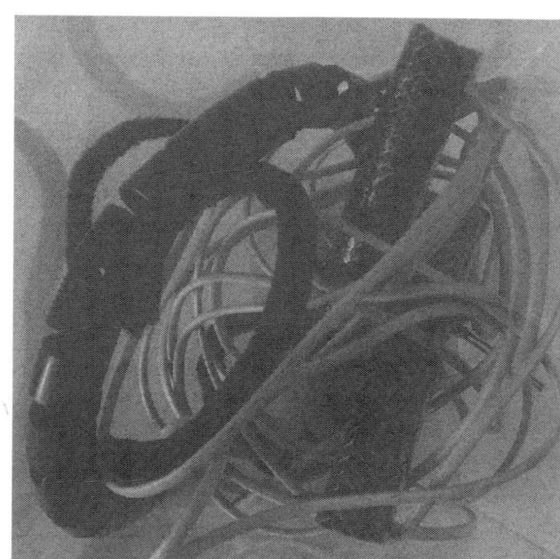

22)

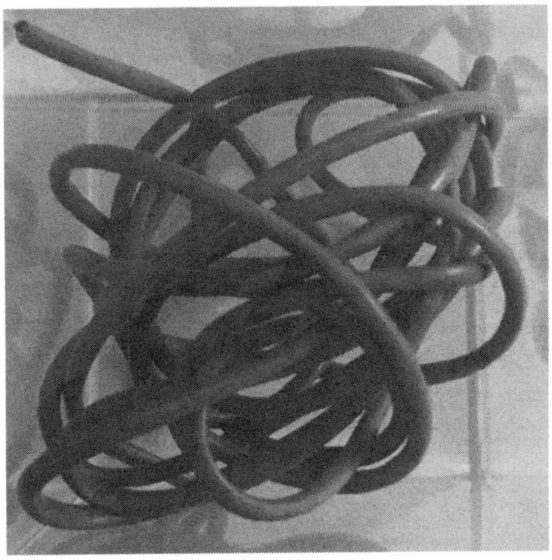

(A) : r
(B) : l
(C) : u
(D) : o
(E) : h

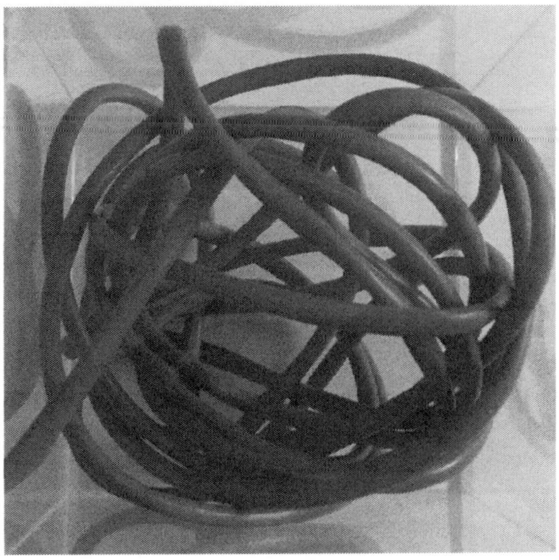

23)

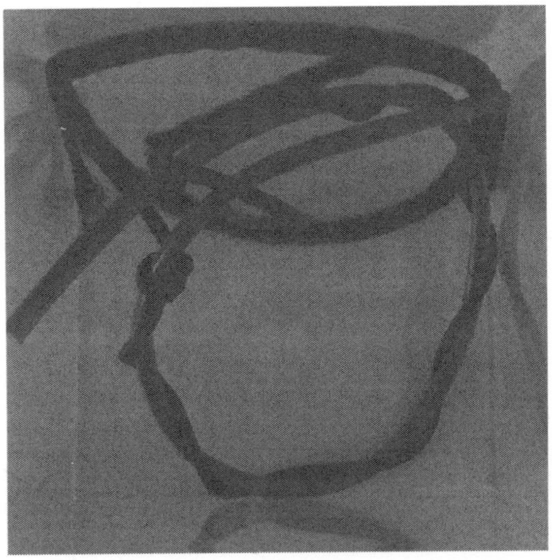

(A) : r
(B) : l
(C) : u
(D) : o
(E) : h

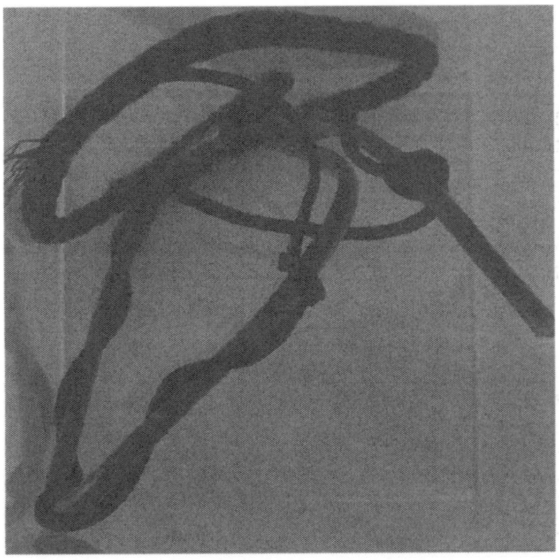

24)

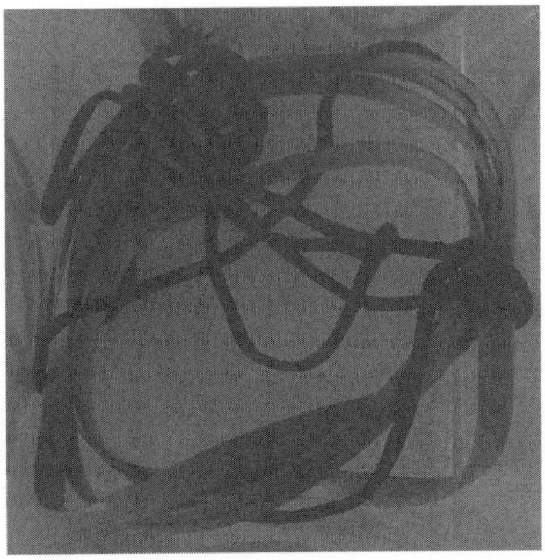

(A) : r
(B) : l
(C) : u
(D) : o
(E) : h

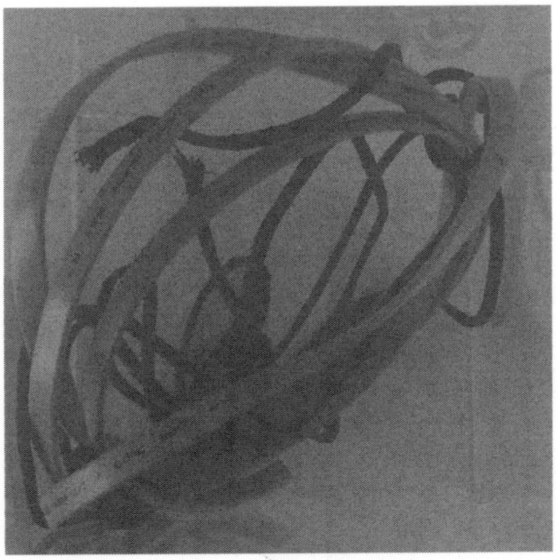

STOP Nicht weiterblättern.

25)

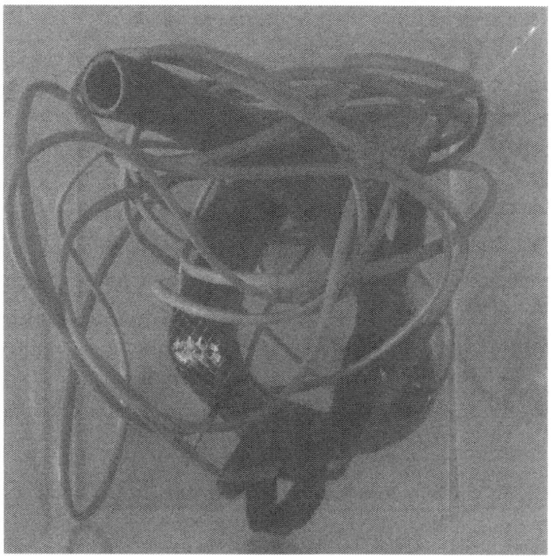

(A) : r
(B) : l
(C) : u
(D) : o
(E) : h

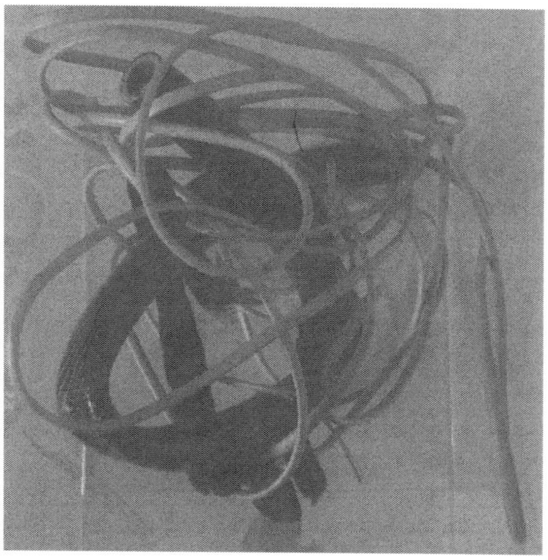

26)

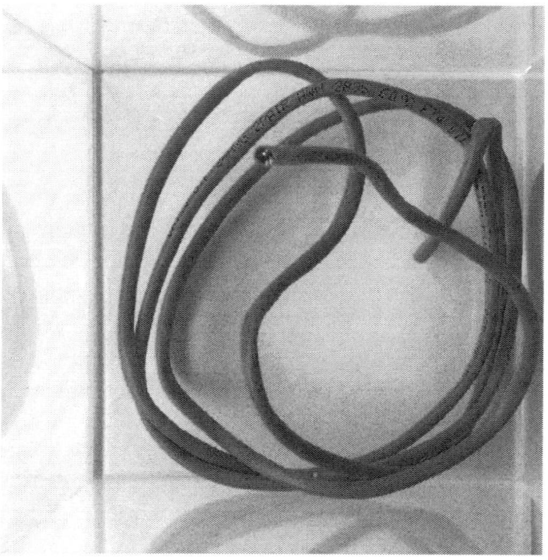

(A) : r
(B) : l
(C) : u
(D) : o
(E) : h

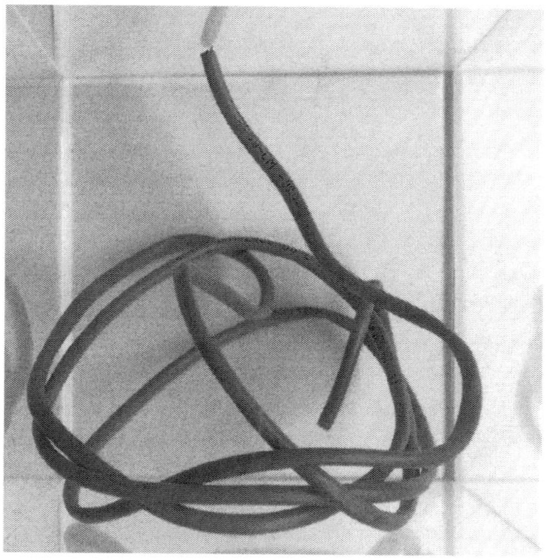

27)

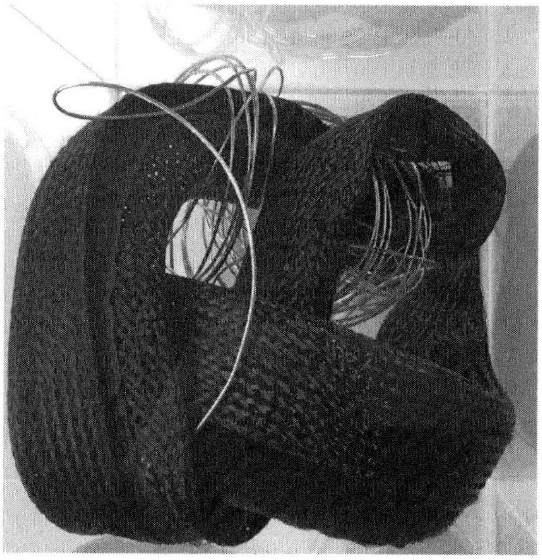

(A) : r
(B) : l
(C) : u
(D) : o
(E) : h

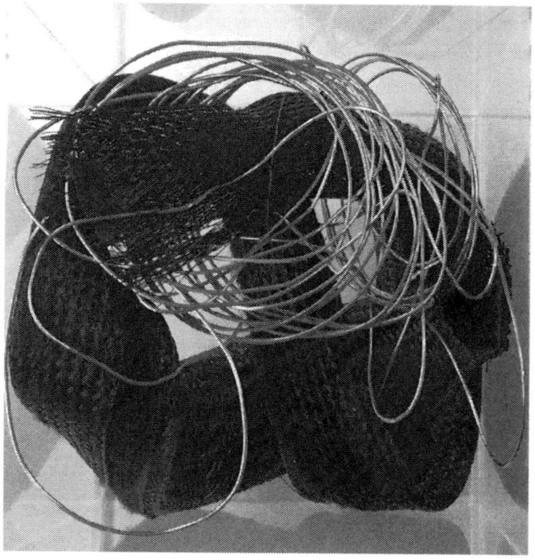

28)

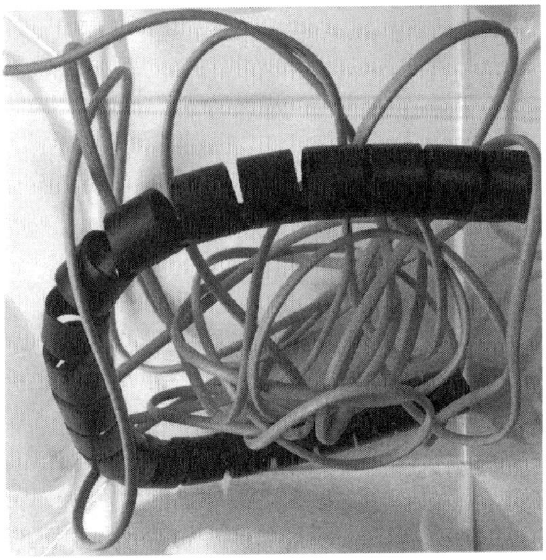

(A) : r
(B) : l
(C) : u
(D) : o
(E) : h

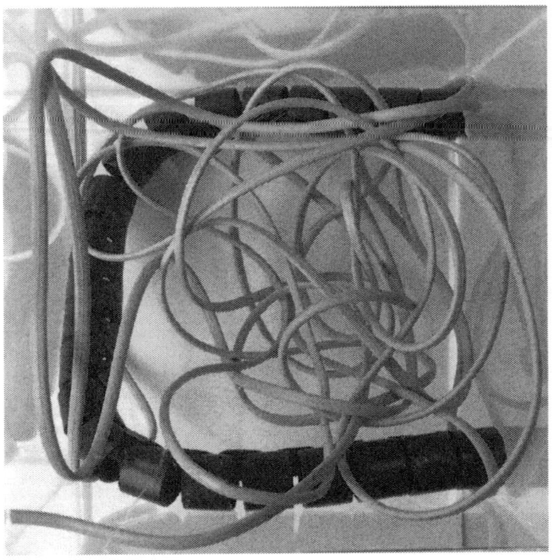

29)

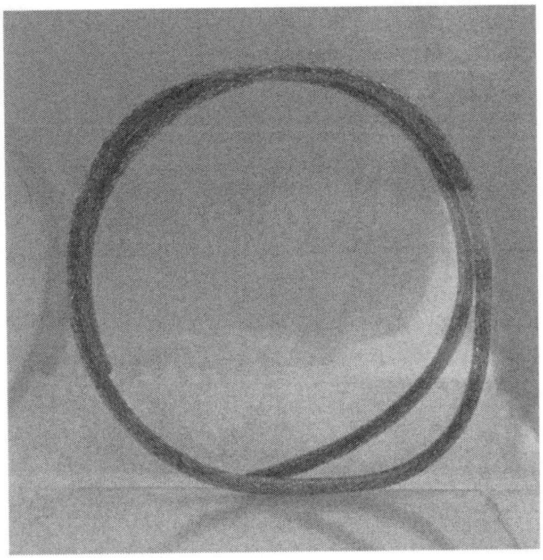

(A) : r
(B) : l
(C) : u
(D) : o
(E) : h

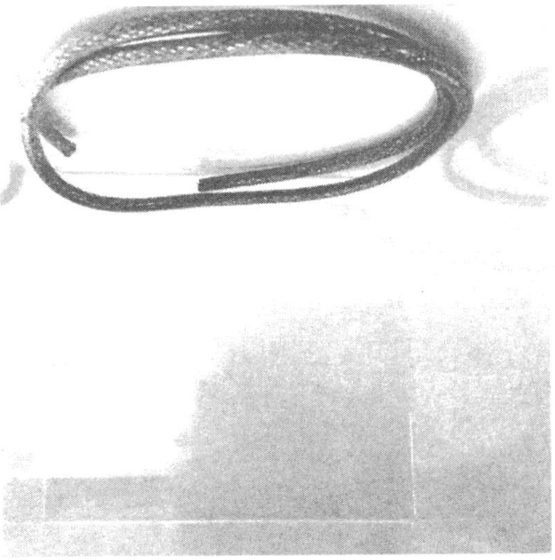

30)

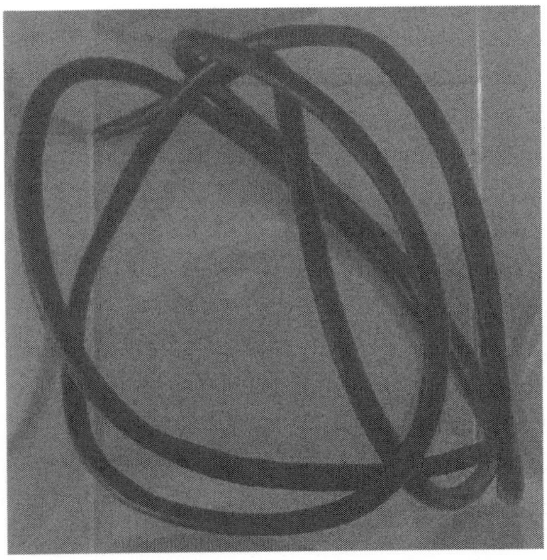

(A) : r
(B) : l
(C) : u
(D) : o
(E) : h

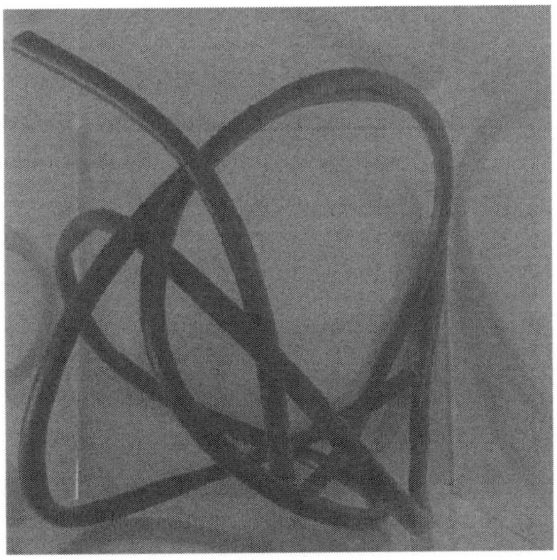

31)

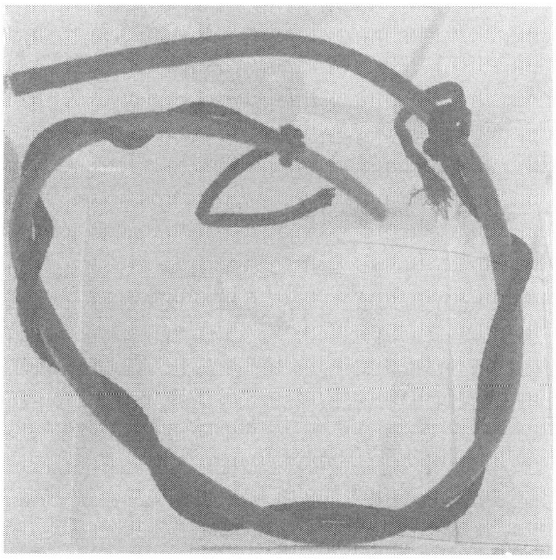

(A) : r
(B) : l
(C) : u
(D) : o
(E) : h

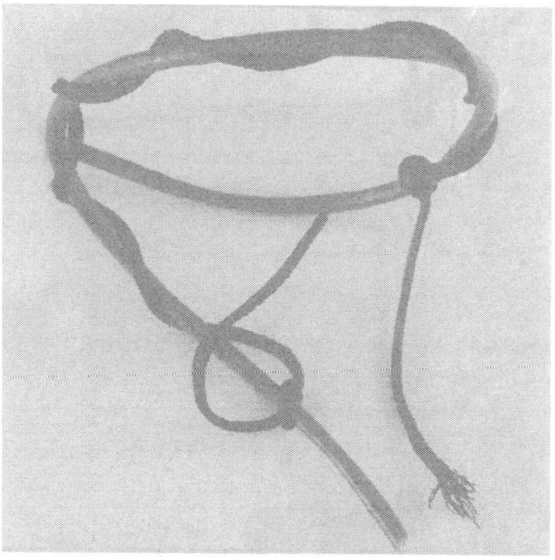

32)

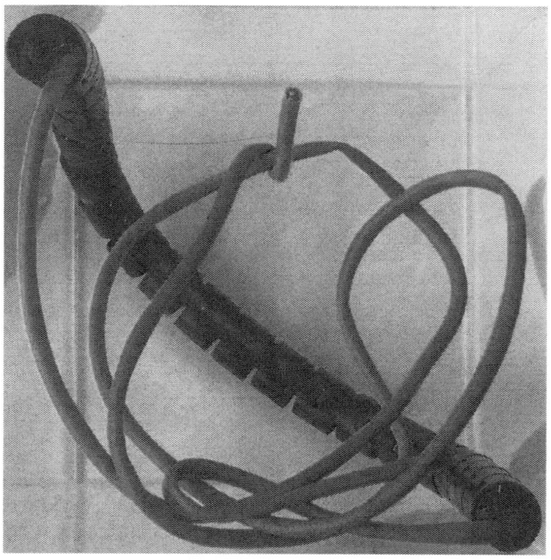

(A) : r
(B) : l
(C) : u
(D) : o
(E) : h

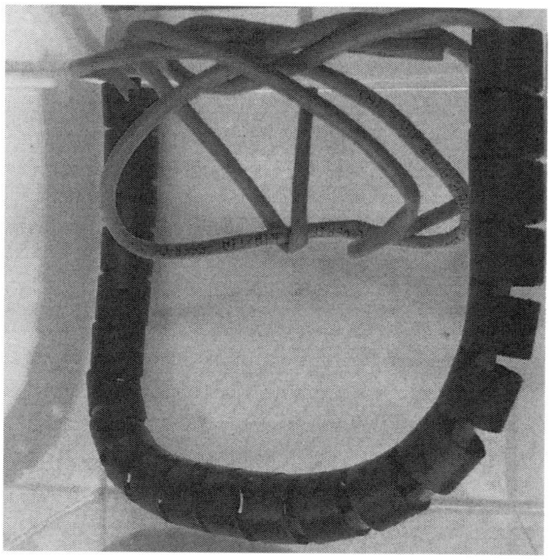

33)

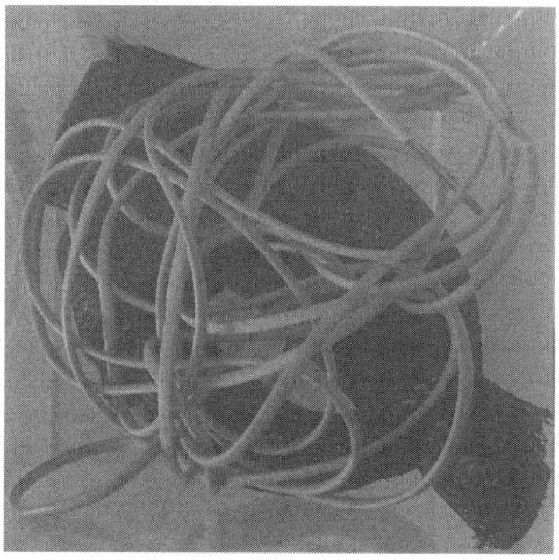

(A) : r
(B) : l
(C) : u
(D) : o
(E) : h

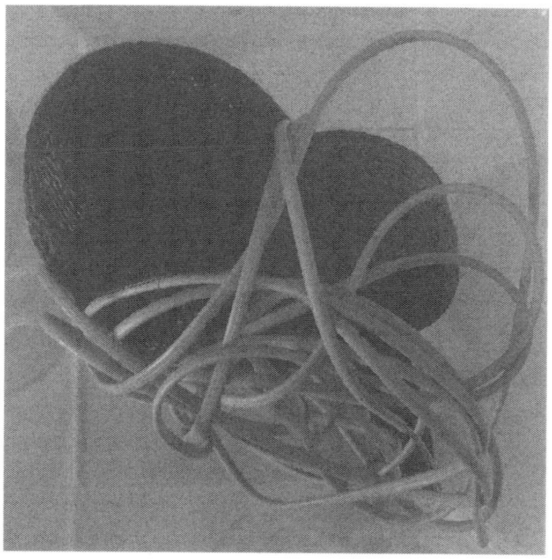

34)

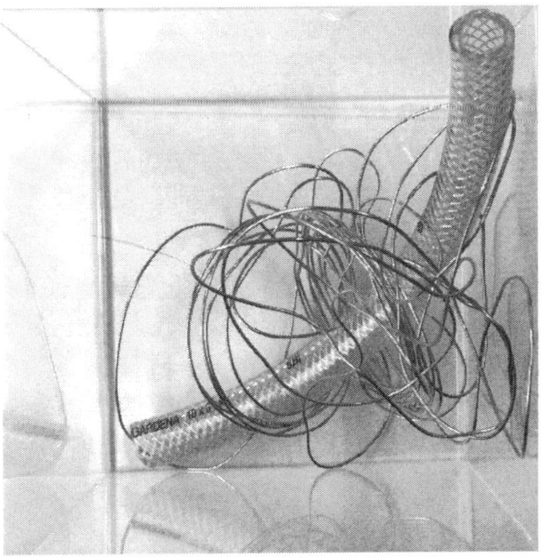

(A) : r
(B) : l
(C) : u
(D) : o
(E) : h

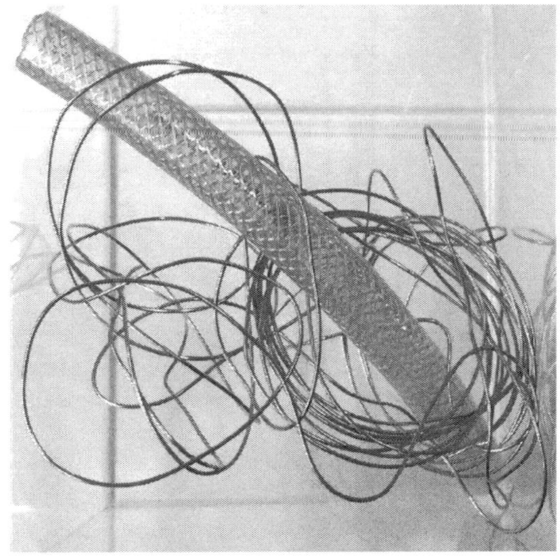

35)

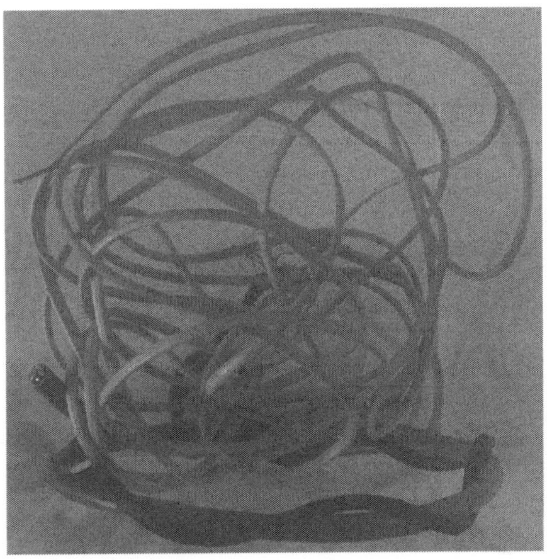

(A) : r
(B) : l
(C) : u
(D) : o
(E) : h

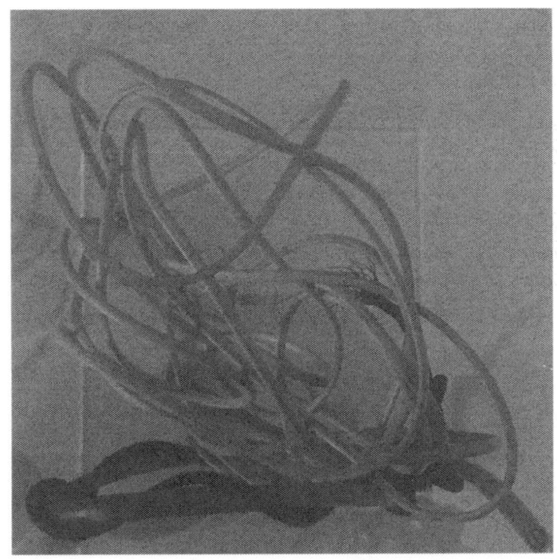

36)

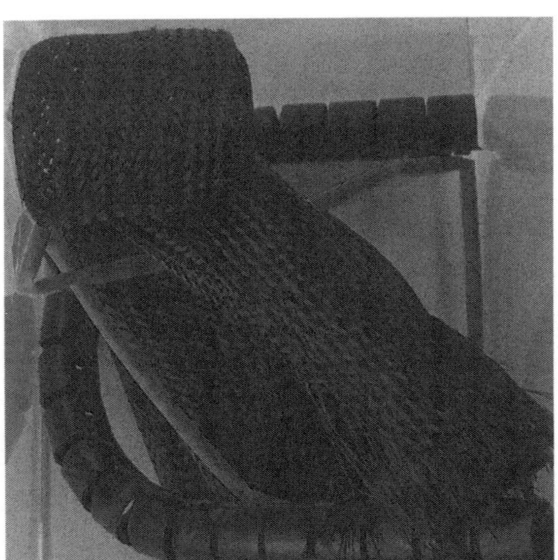

(A) : r
(B) : l
(C) : u
(D) : o
(E) : h

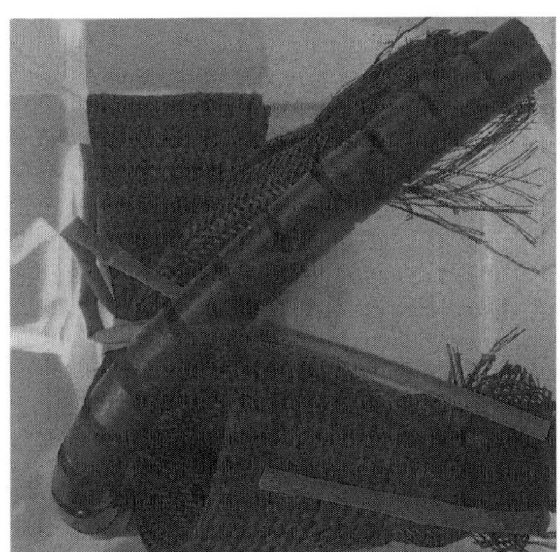

37)

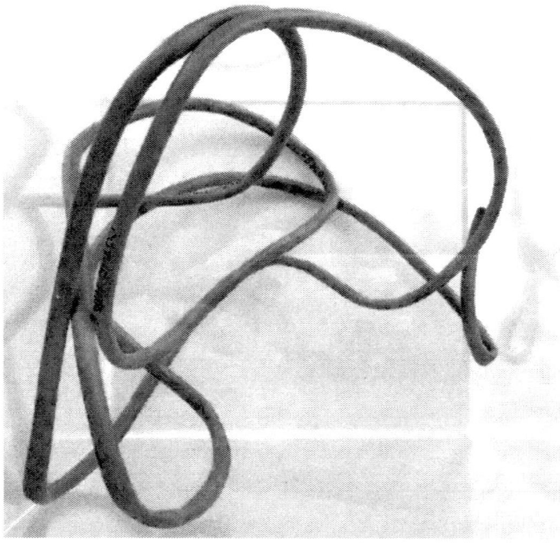

(A) : r
(B) : l
(C) : u
(D) : o
(E) : h

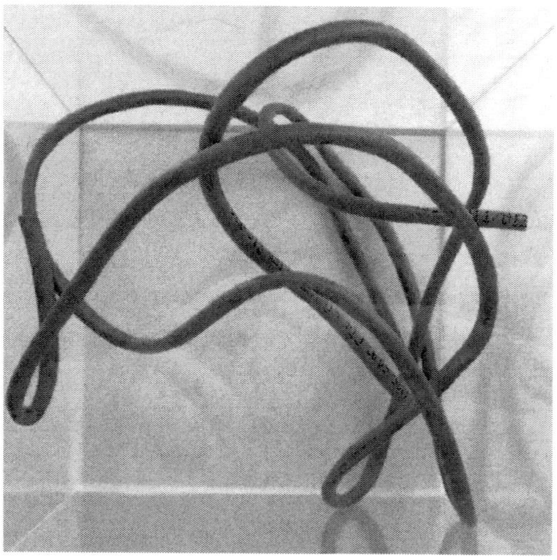

38)

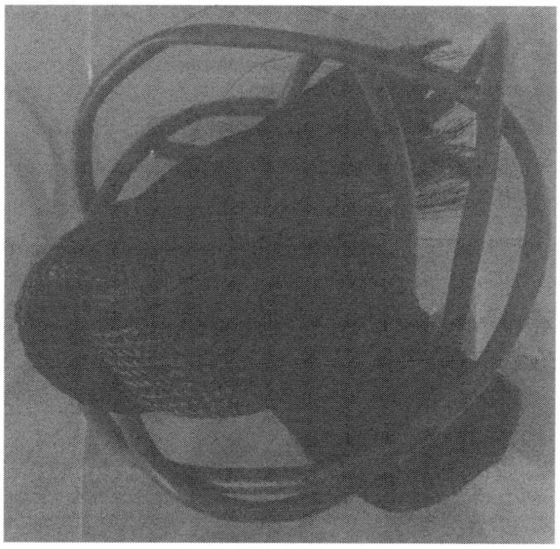

(A) : r
(B) : l
(C) : u
(D) : o
(E) : h

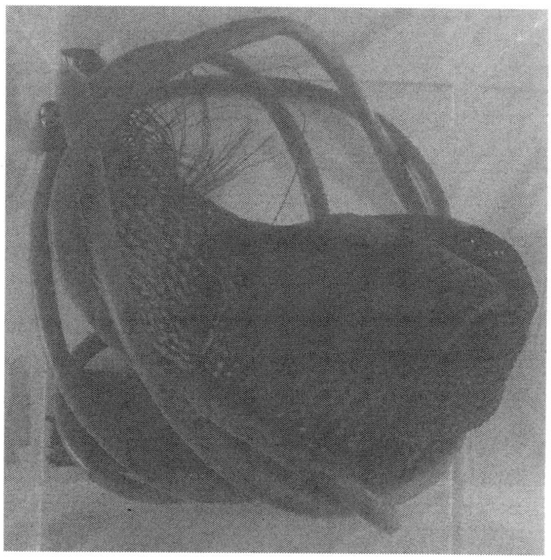

39)

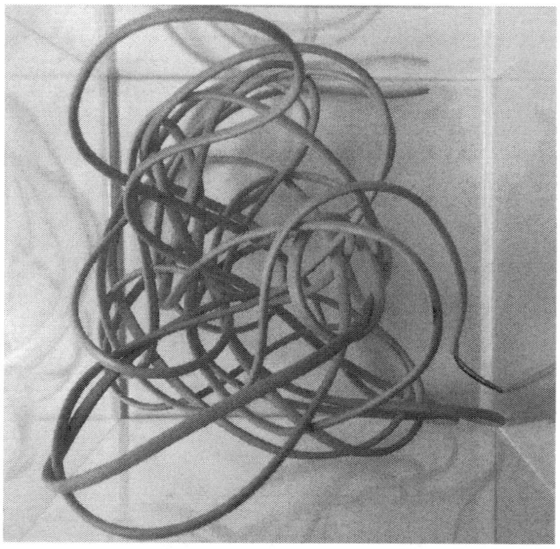

(A) : r
(B) : l
(C) : u
(D) : o
(E) : h

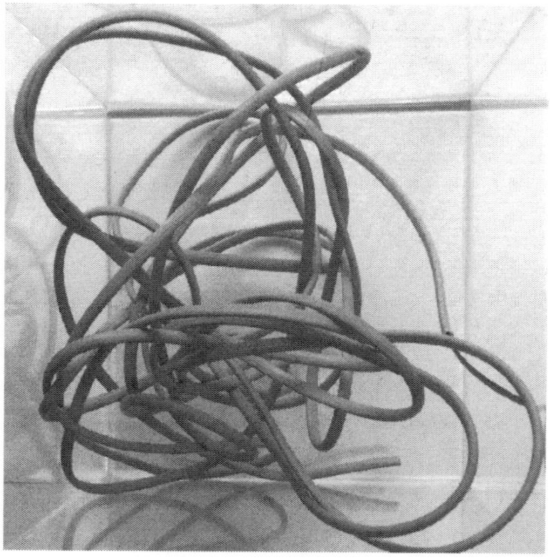

40)

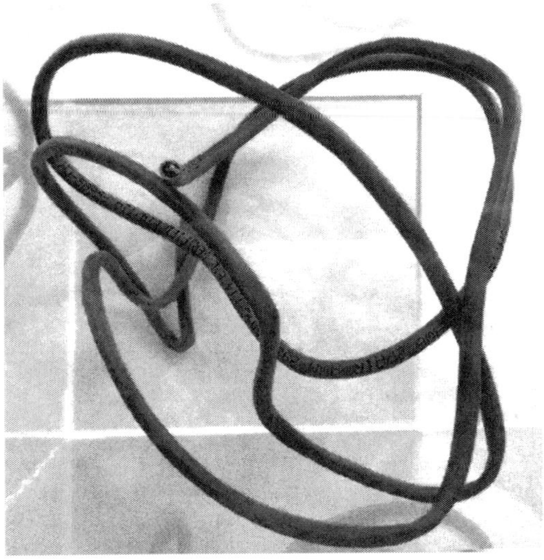

(A) : r
(B) : l
(C) : u
(D) : o
(E) : h

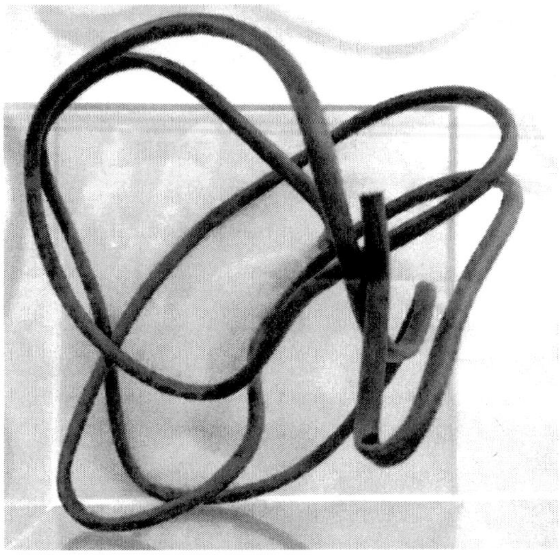

41)

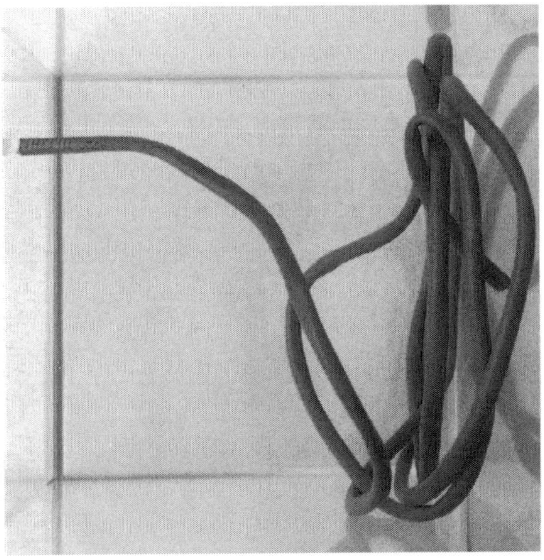

(A) : r
(B) : l
(C) : u
(D) : o
(E) : h

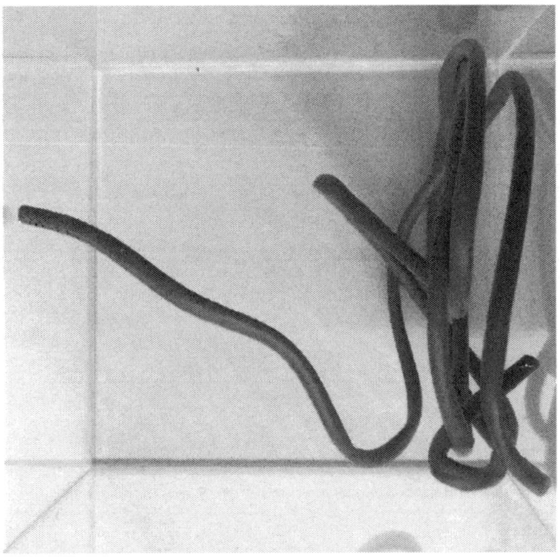

42)

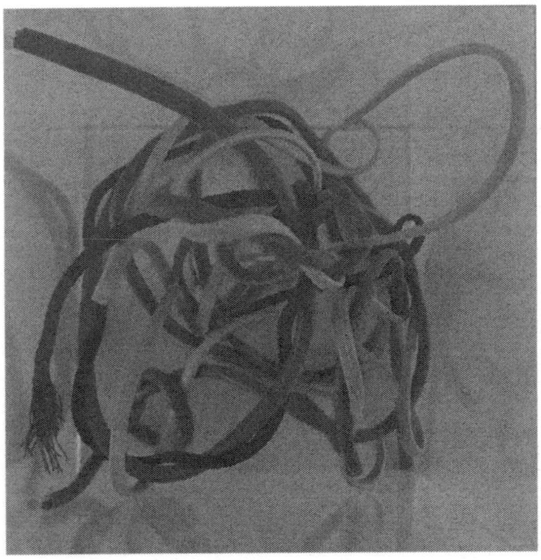

(A) : r
(B) : l
(C) : u
(D) : o
(E) : h

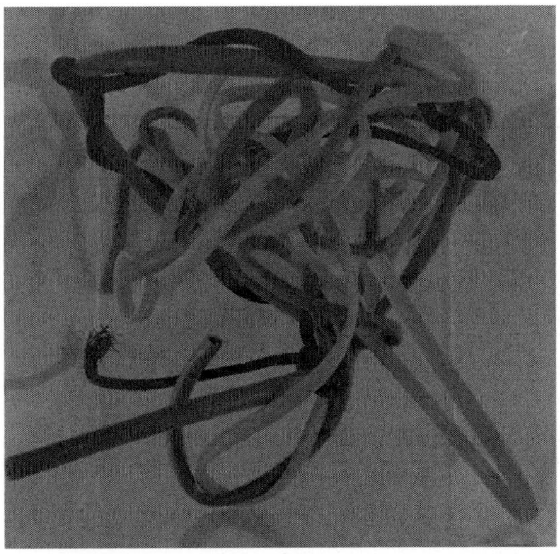

43)

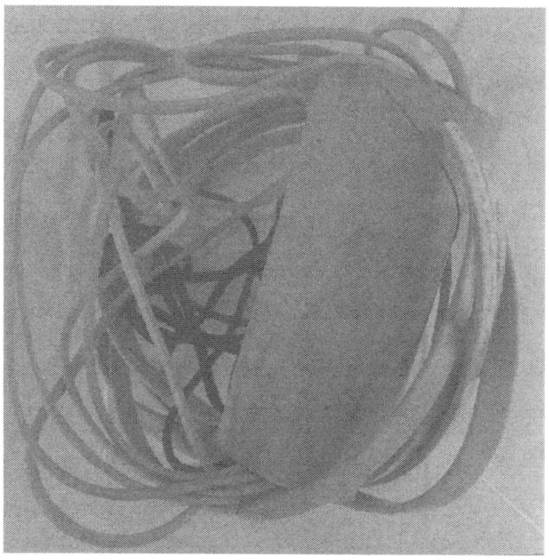

(A) : r
(B) : l
(C) : u
(D) : o
(E) : h

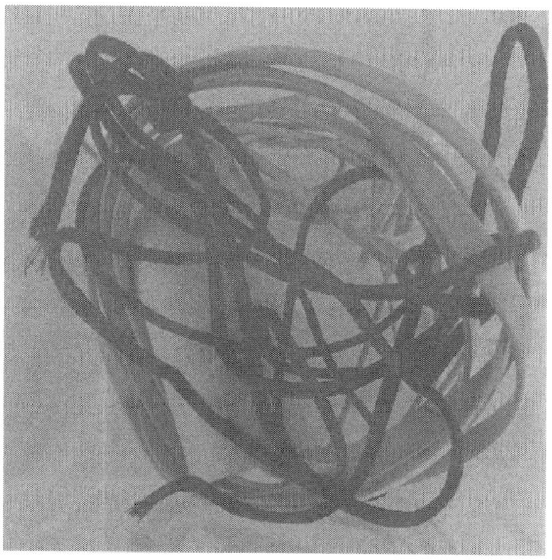

44)

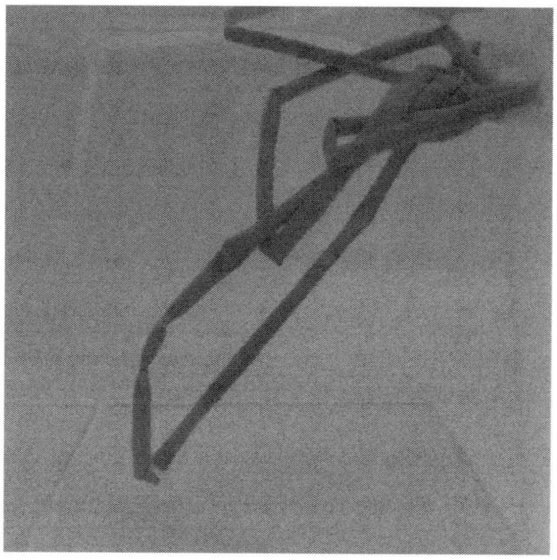

(A) : r
(B) : l
(C) : u
(D) : o
(E) : h

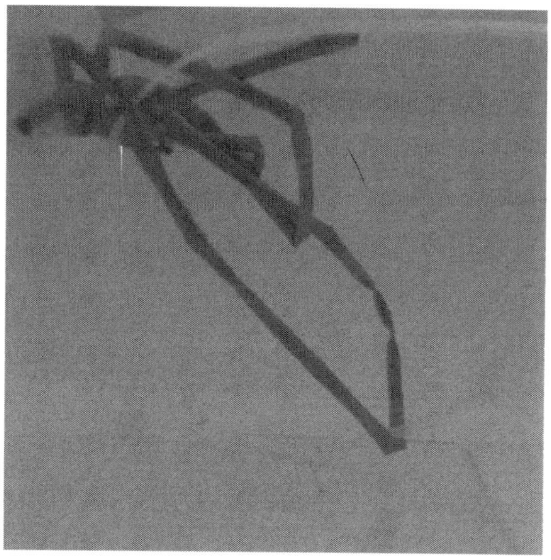

45)

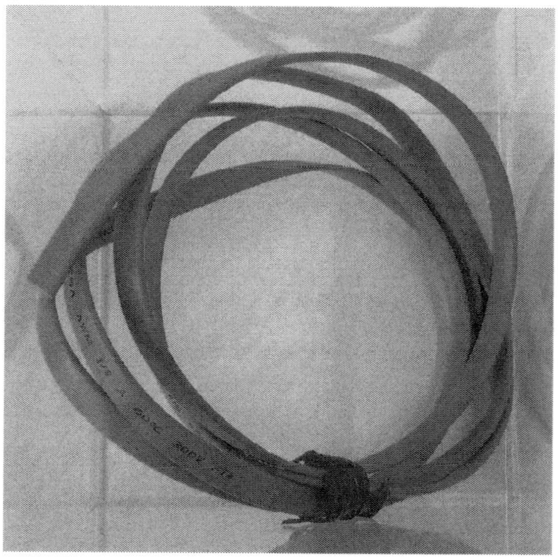

(A) : r
(B) : l
(C) : u
(D) : o
(E) : h

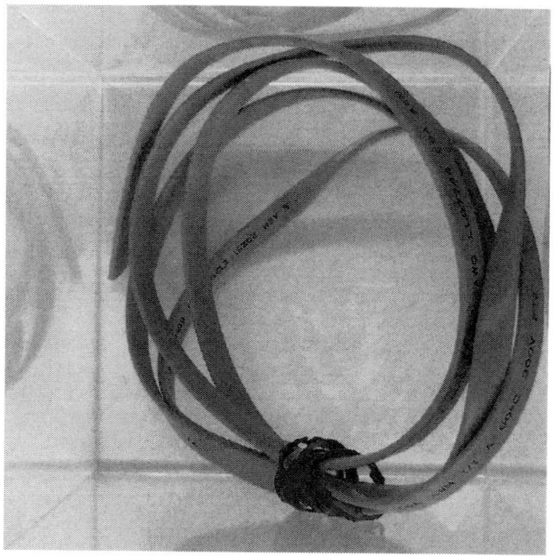

46)

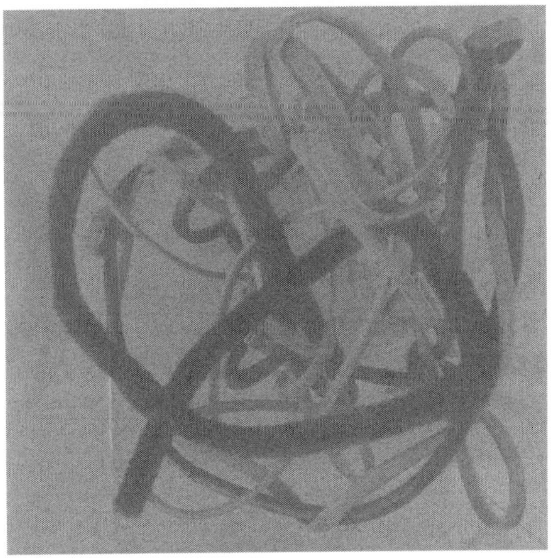

(A) : r
(B) : l
(C) : u
(D) : o
(E) : h

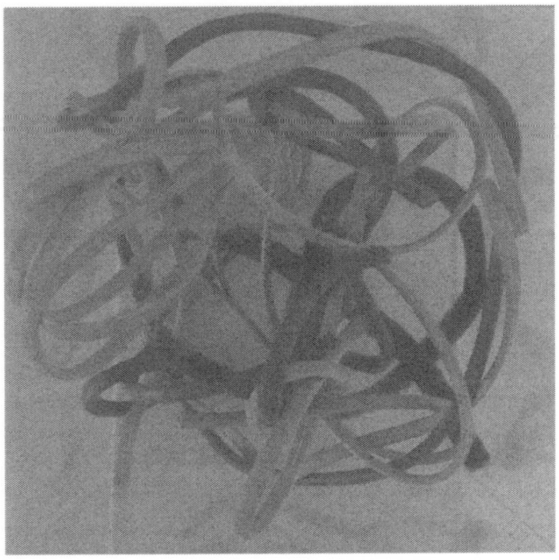

47)

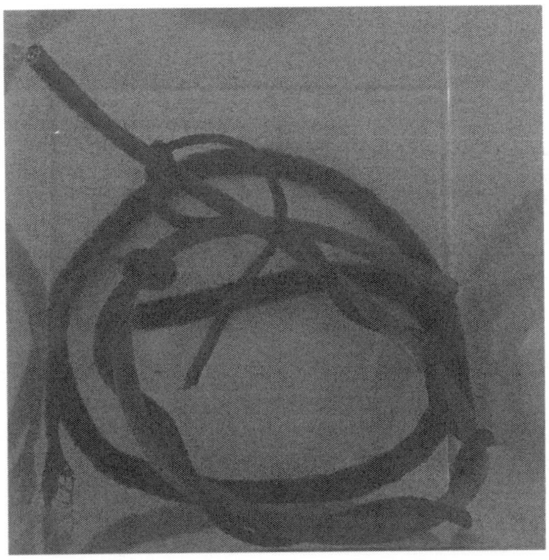

(A) : r
(B) : l
(C) : u
(D) : o
(E) : h

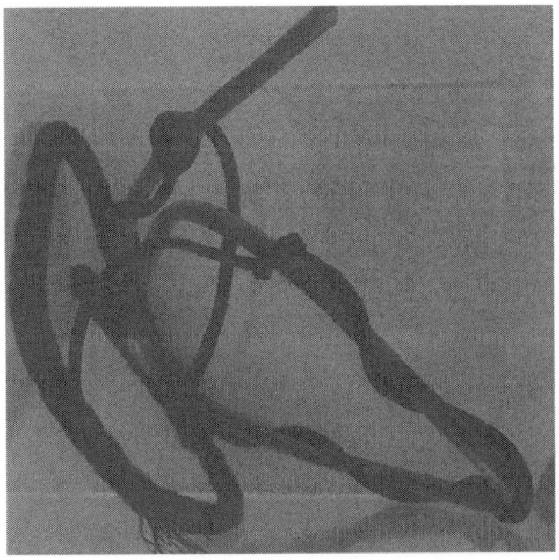

48)

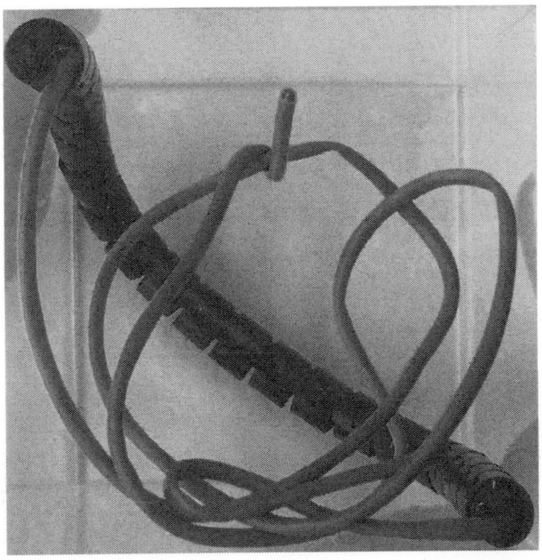

(A) : r
(B) : l
(C) : u
(D) : o
(E) : h

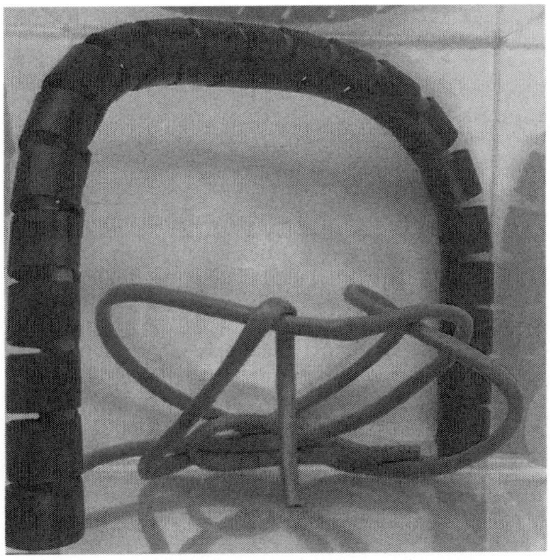

STOP Nicht weiterblättern.

49)

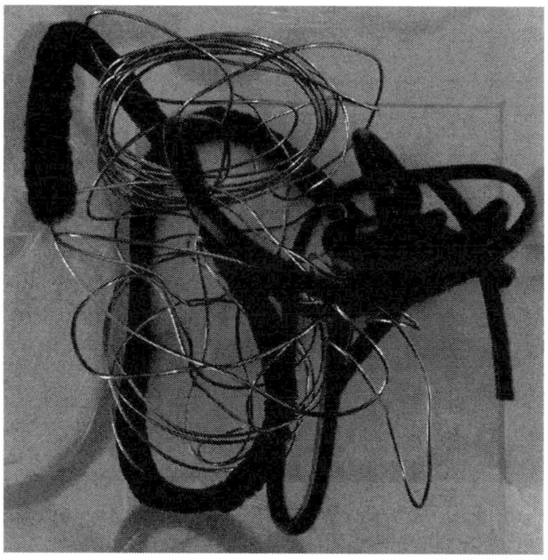

(A) : r
(B) : l
(C) : u
(D) : o
(E) : h

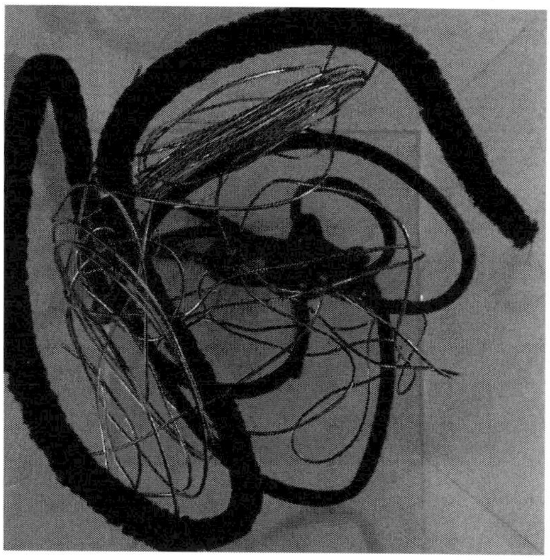

50)

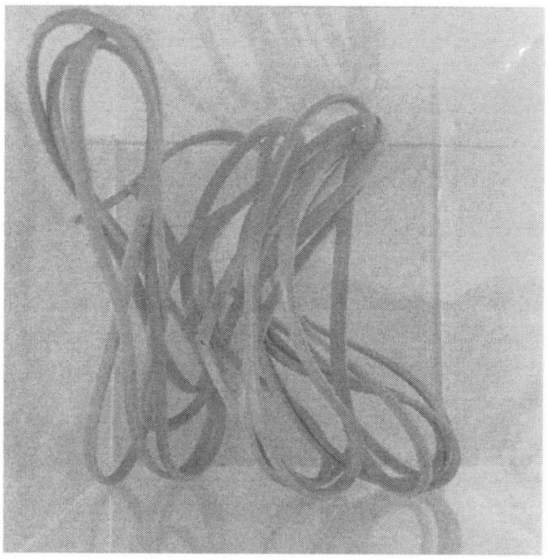

(A) : r
(B) : l
(C) : u
(D) : o
(E) : h

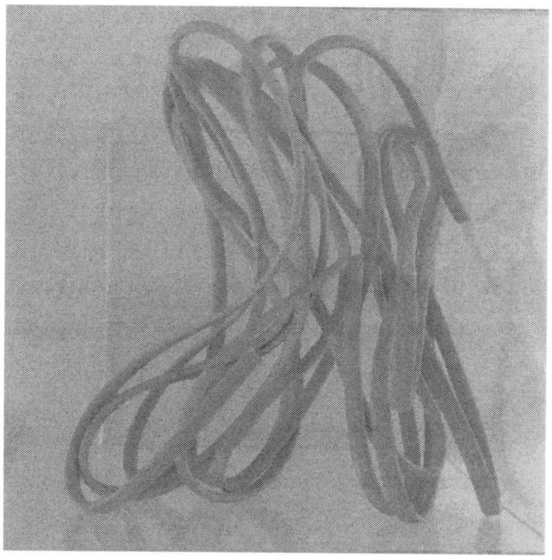

51)

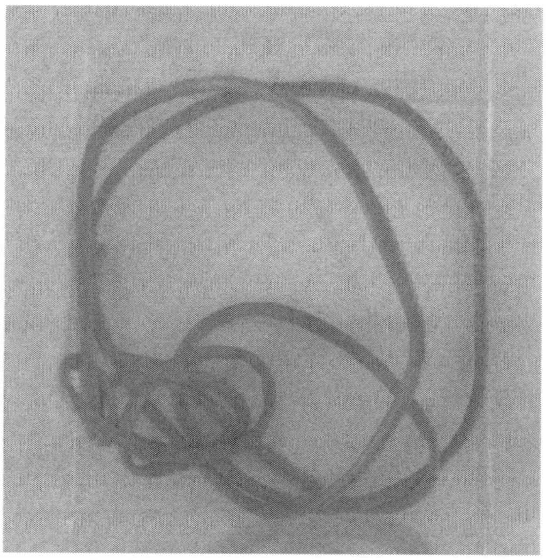

(A) : r
(B) : l
(C) : u
(D) : o
(E) : h

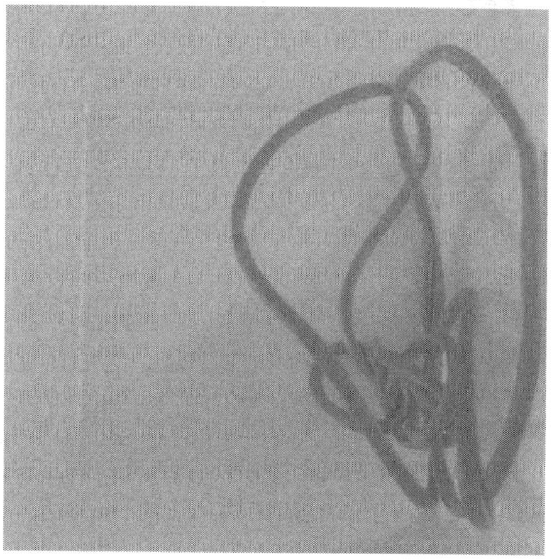

52)

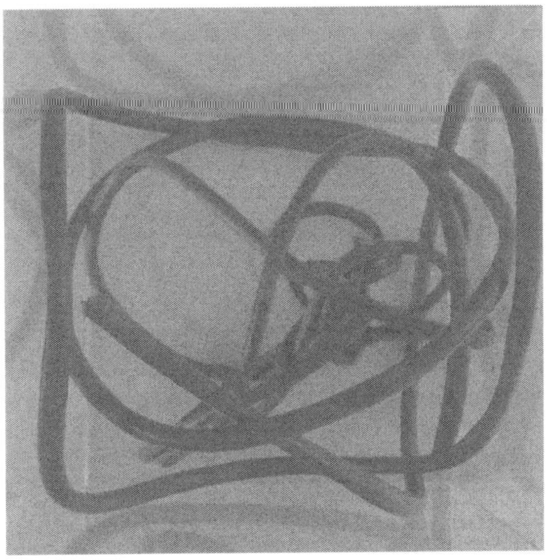

(A) : r
(B) : l
(C) : u
(D) : o
(E) : h

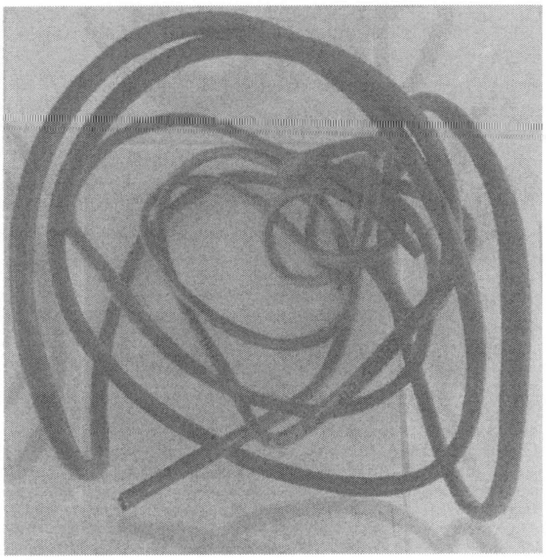

53)

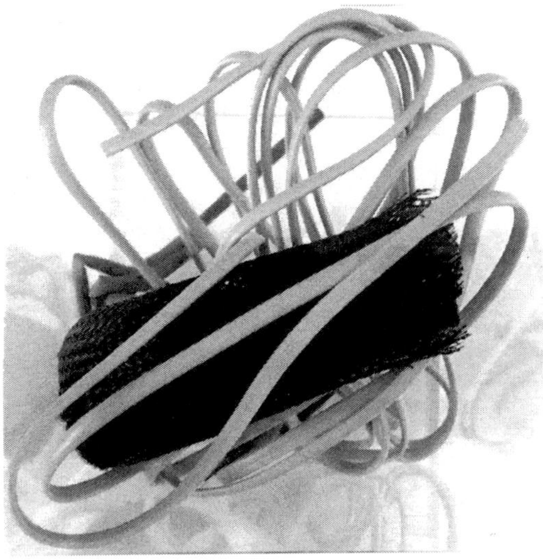

(A) : r
(B) : l
(C) : u
(D) : o
(E) : h

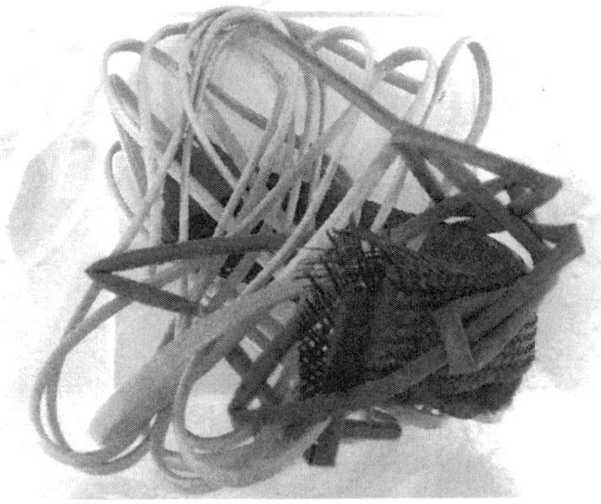

54)

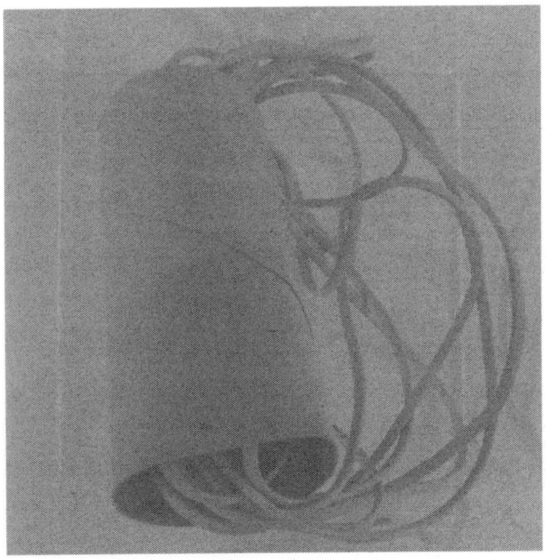

(A) : r
(B) : l
(C) : u
(D) : o
(E) : h

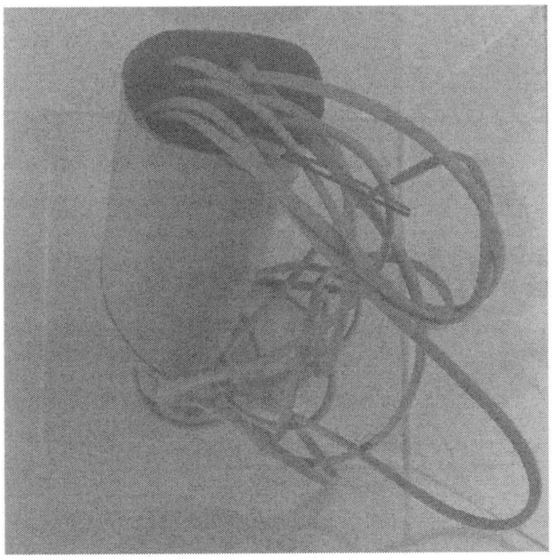

55)

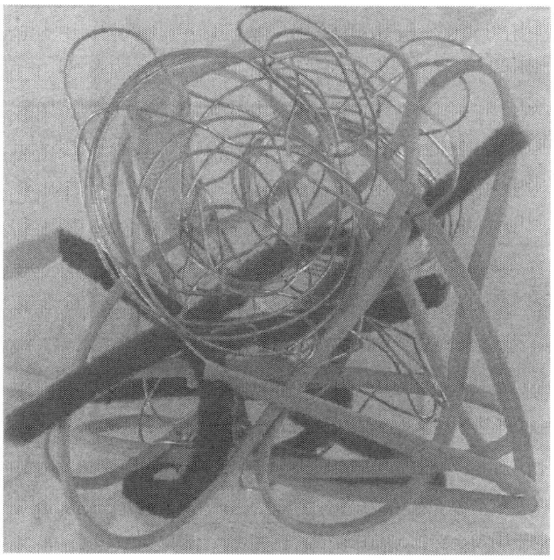

(A) : r
(B) : l
(C) : u
(D) : o
(E) : h

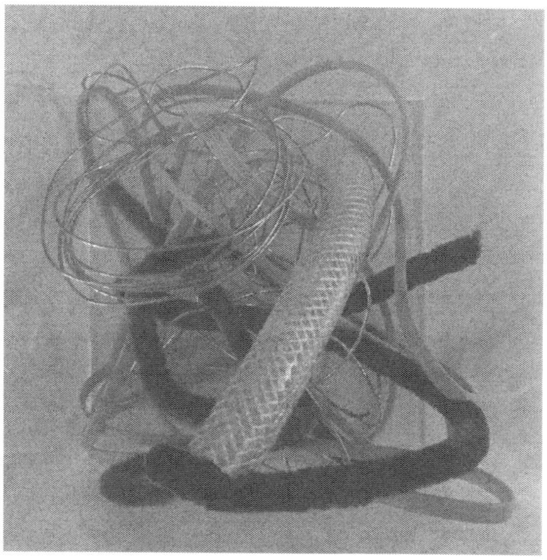

56)

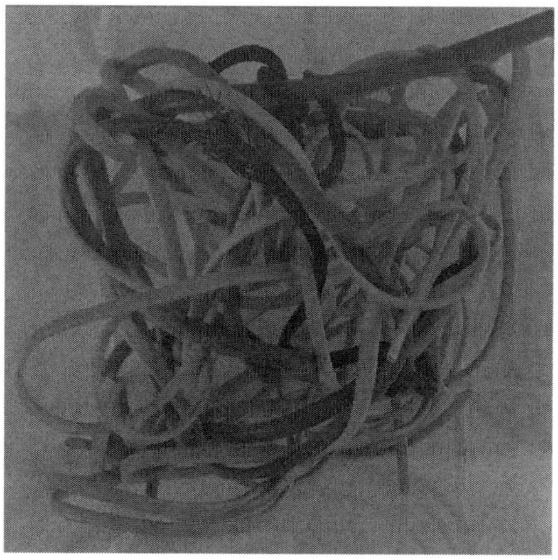

(A) : r
(B) : l
(C) : u
(D) : o
(E) : h

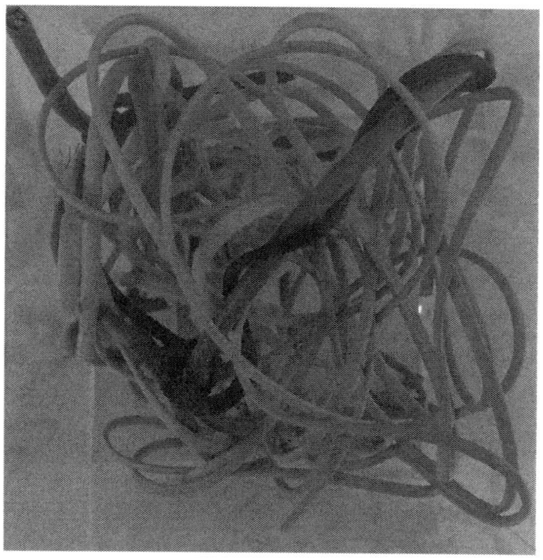

57)

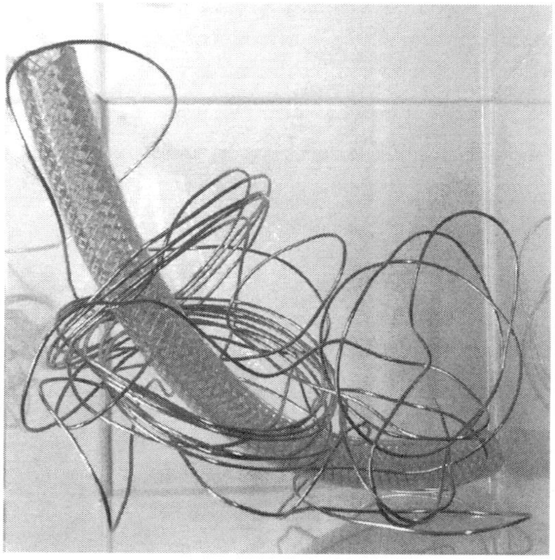

(A) : r
(B) : l
(C) : u
(D) : o
(E) : h

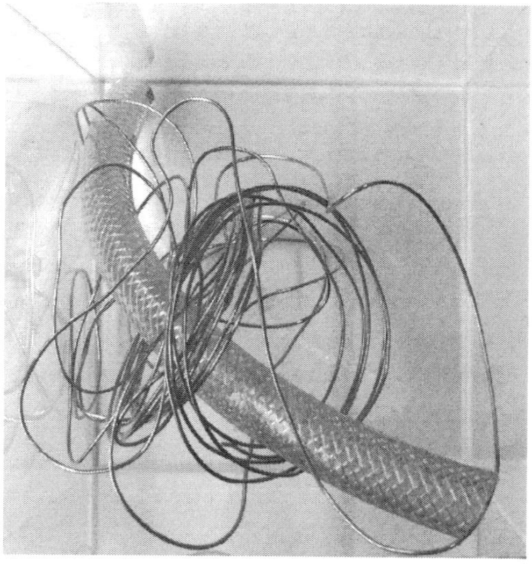

58)

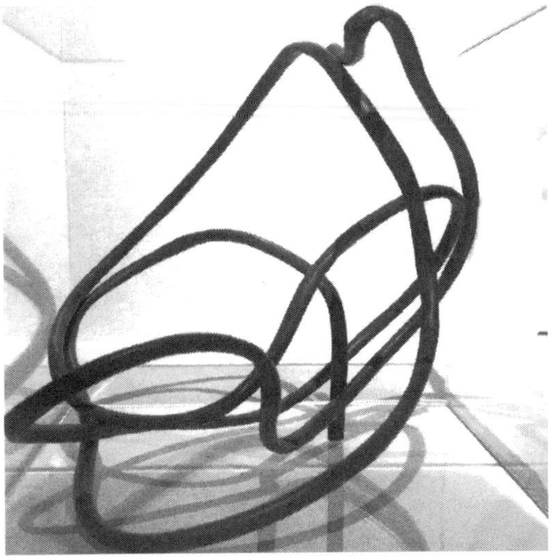

(A) : r
(B) : l
(C) : u
(D) : o
(E) : h

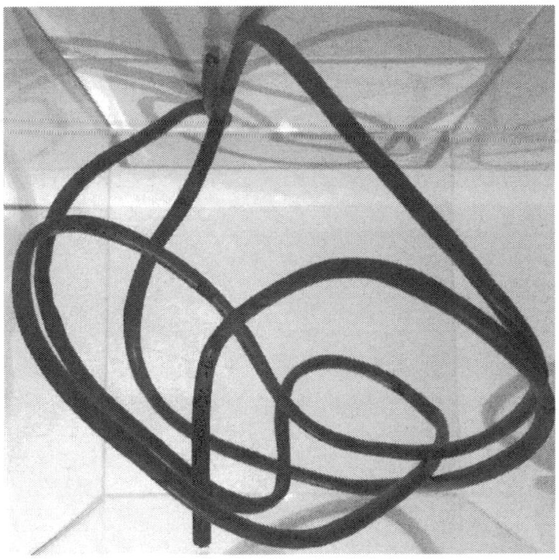

59)

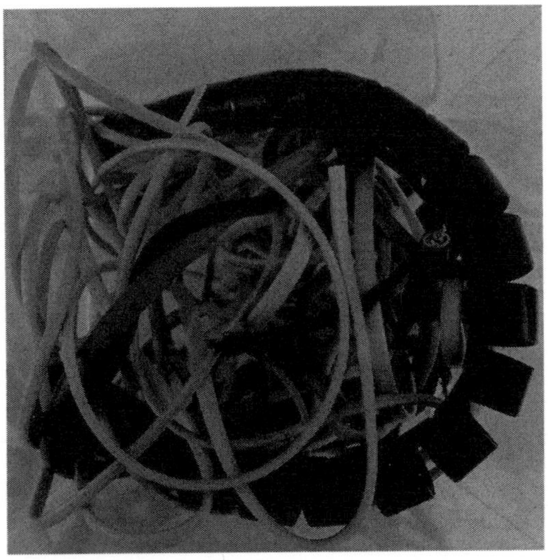

(A) : r
(B) : l
(C) : u
(D) : o
(E) : h

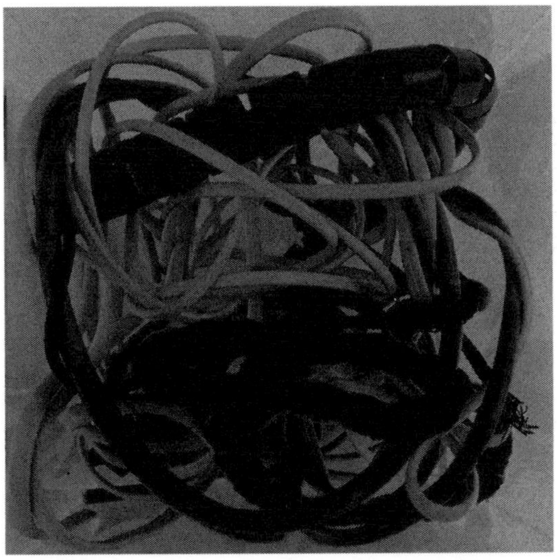

60)

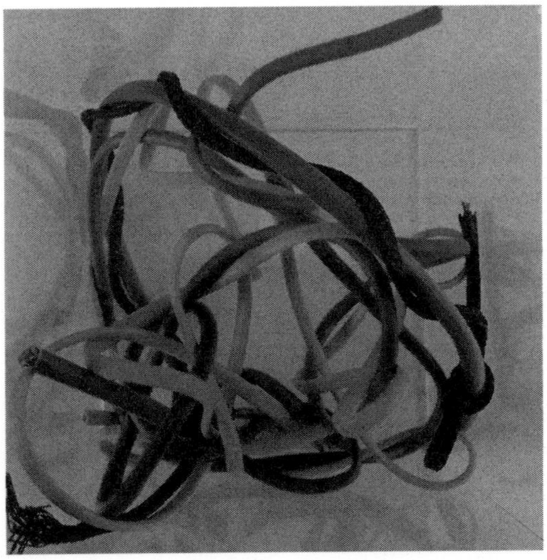

(A) : r
(B) : l
(C) : u
(D) : o
(E) : h

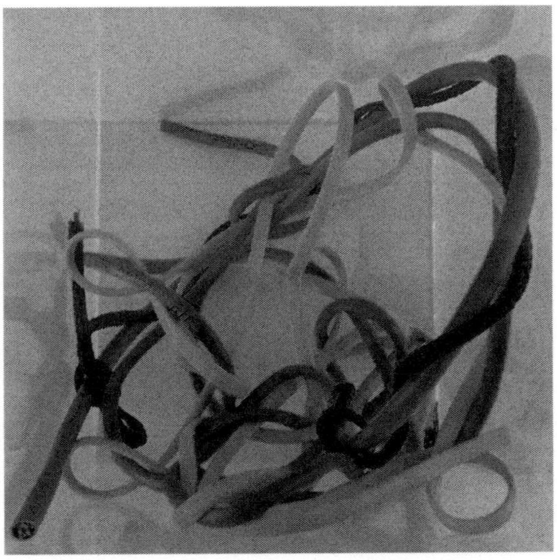

61)

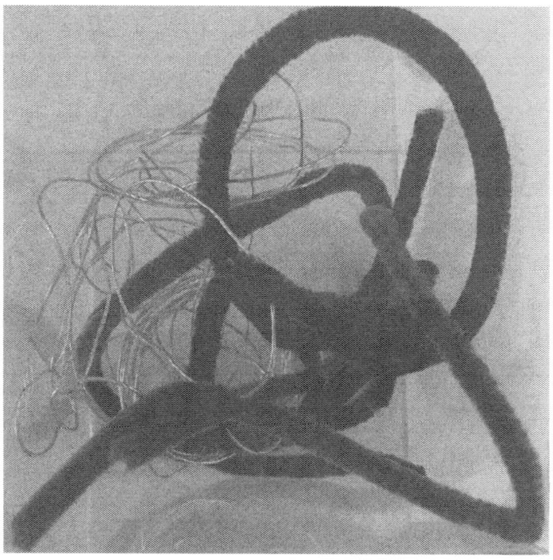

(A) : r
(B) : l
(C) : u
(D) : o
(E) : h

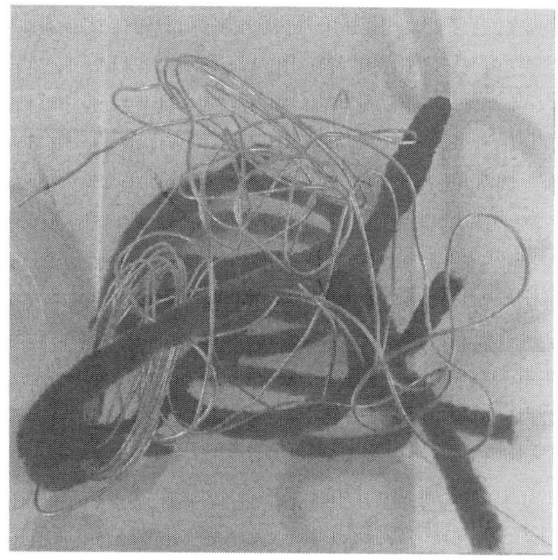

62)

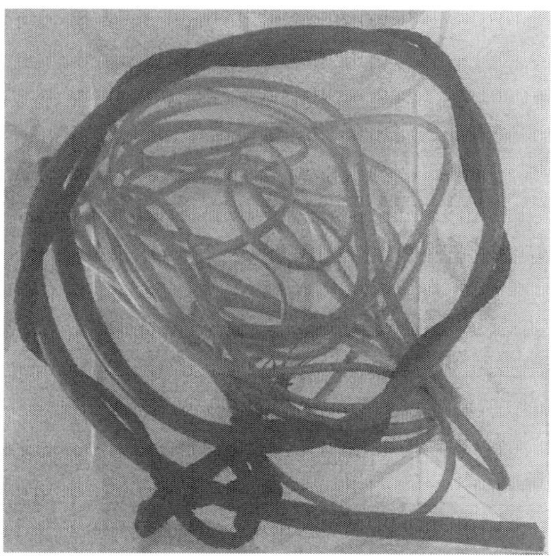

(A) : r
(B) : l
(C) : u
(D) : o
(E) : h

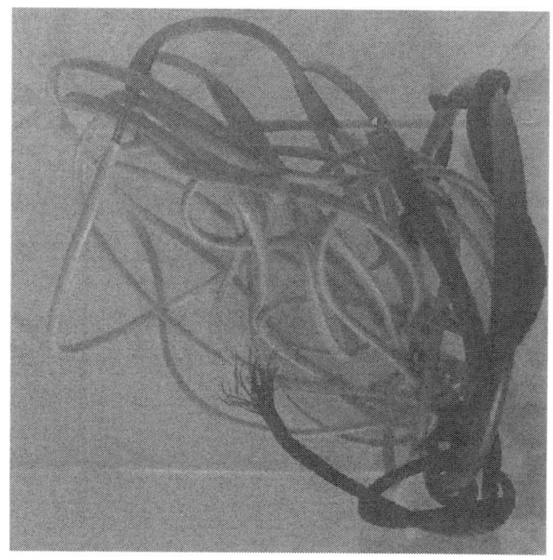

63)

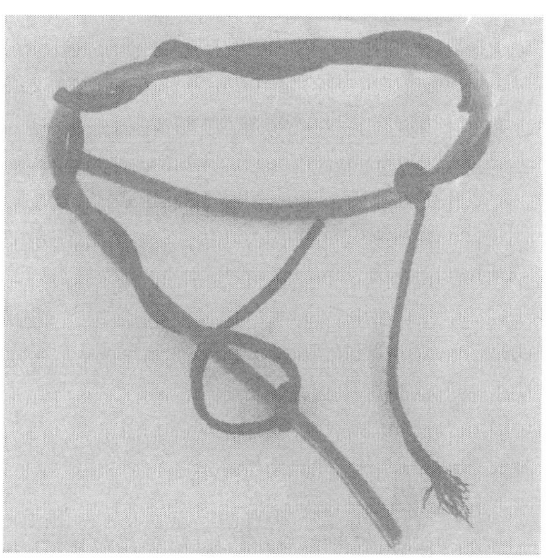

(A) : r
(B) : l
(C) : u
(D) : o
(E) : h

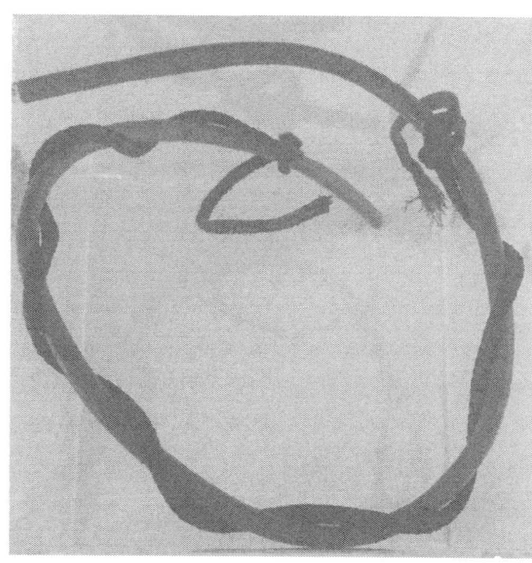

64)

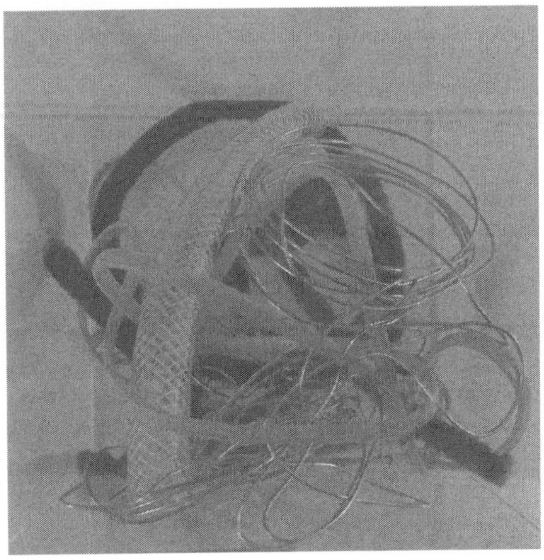

(A) : r
(B) : l
(C) : u
(D) : o
(E) : h

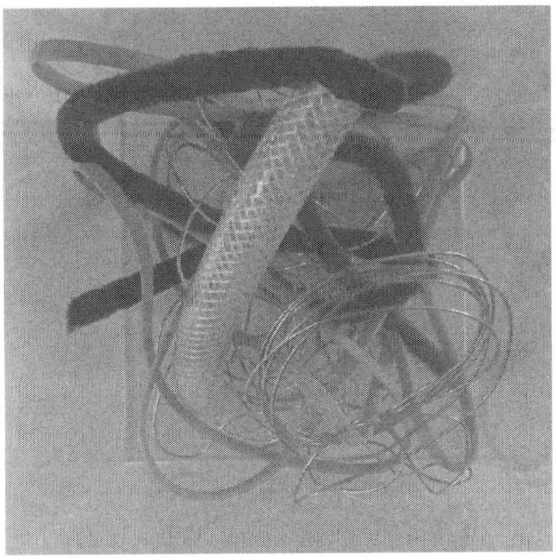

65)

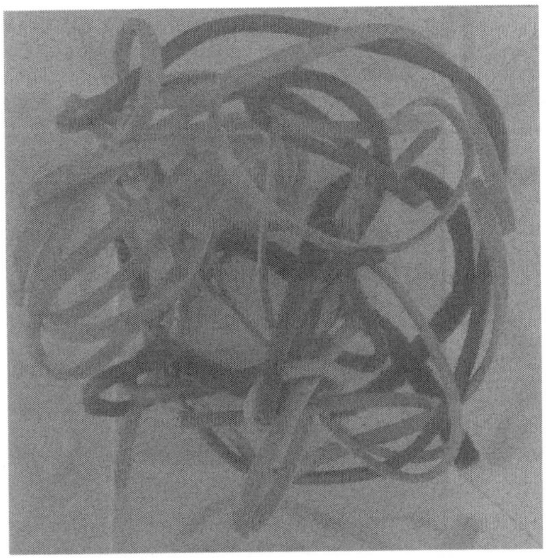

(A) : r
(B) : l
(C) : u
(D) : o
(E) : h

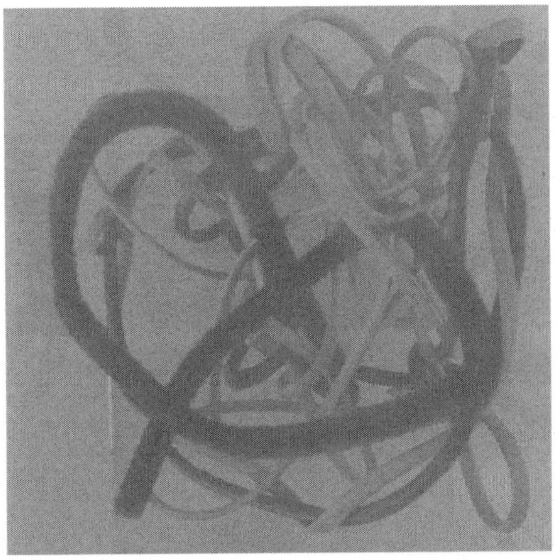

66)

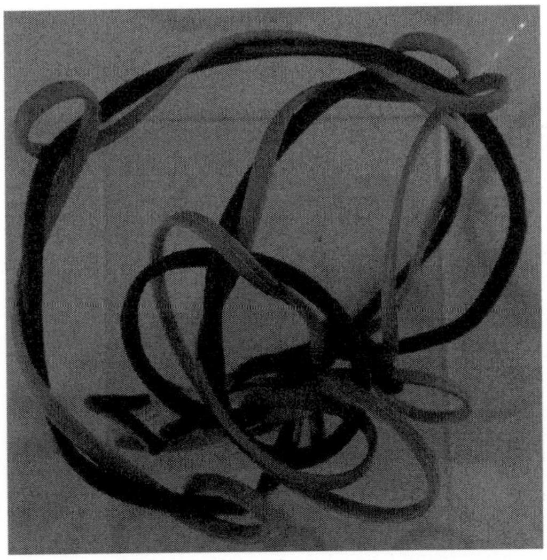

(A) : r
(B) : l
(C) : u
(D) : o
(E) : h

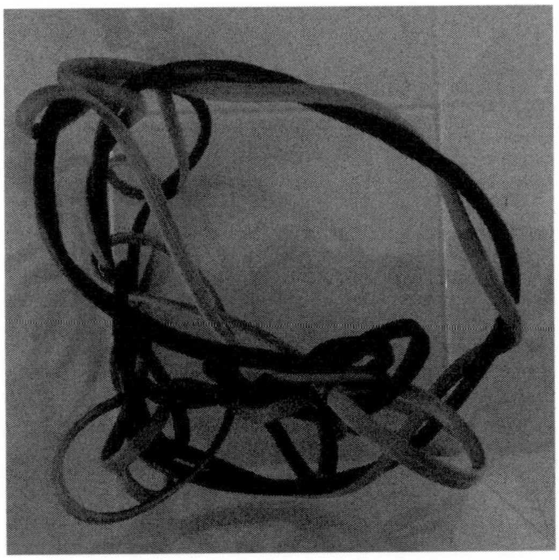

67)

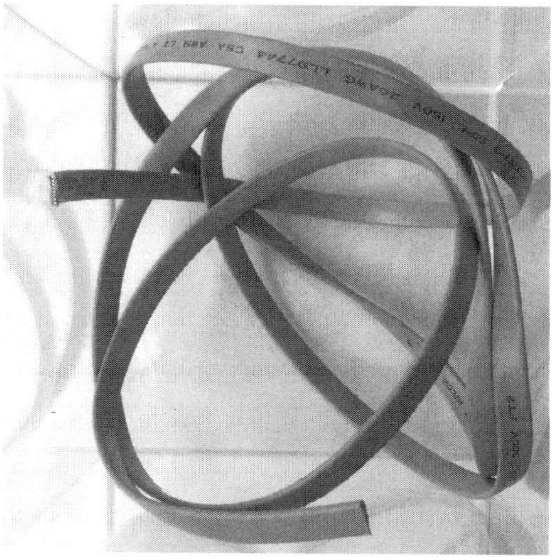

(A) : r
(B) : l
(C) : u
(D) : o
(E) : h

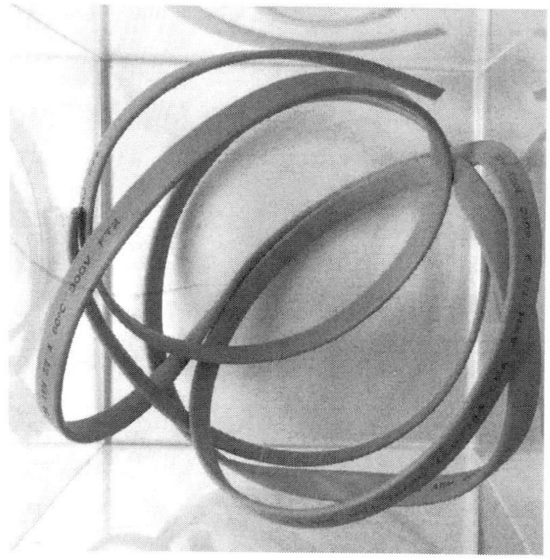

68)

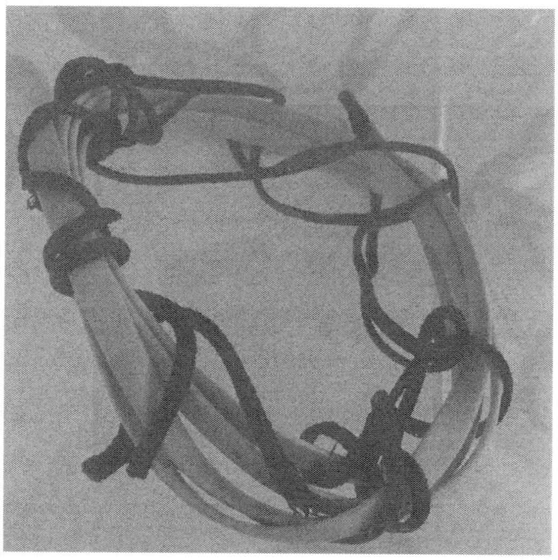

(A) : r
(B) : l
(C) : u
(D) : o
(E) : h

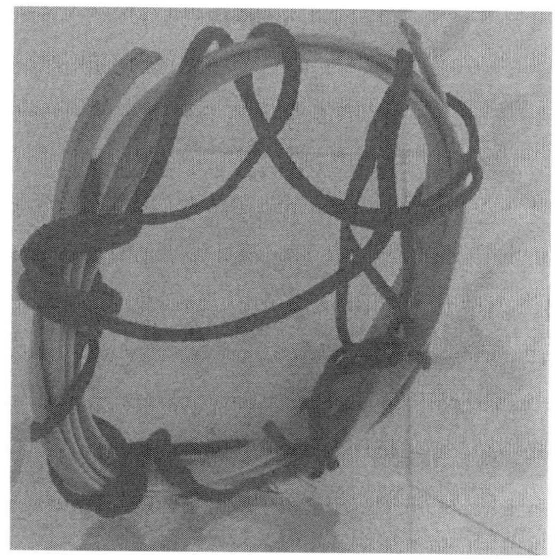

69)

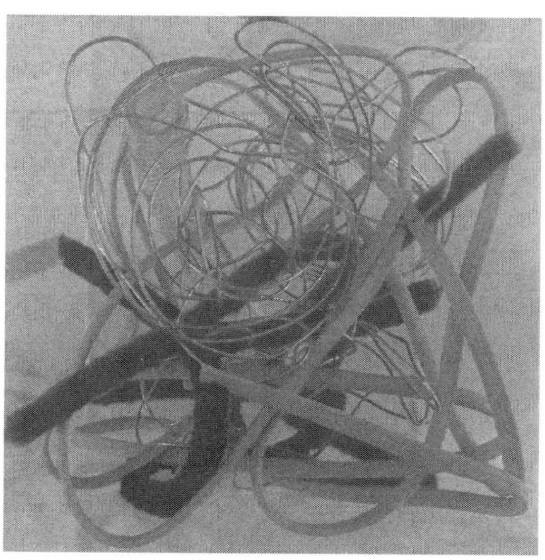

(A) : r
(B) : l
(C) : u
(D) : o
(E) : h

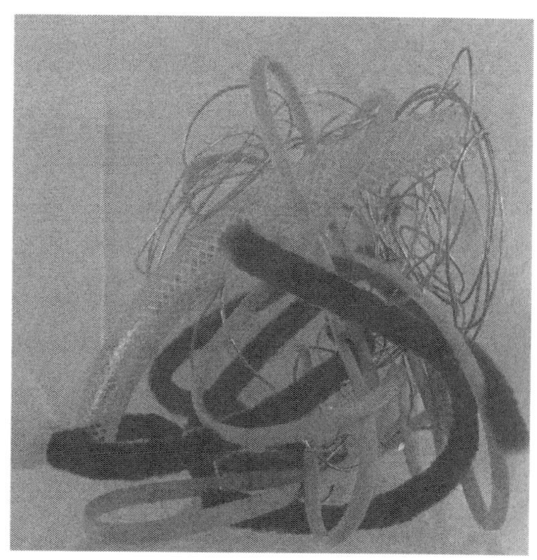

70)

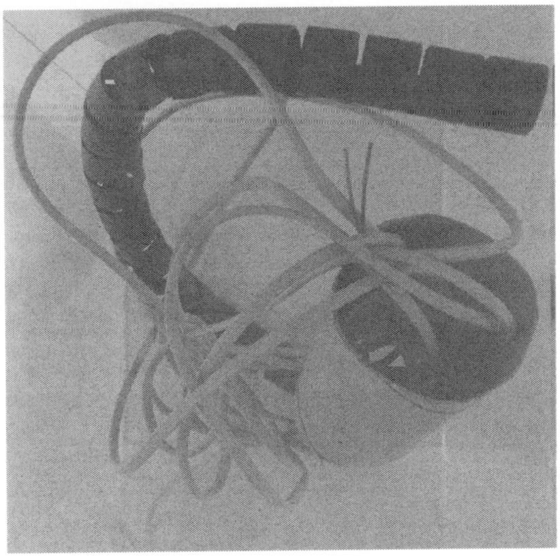

(A) : r
(B) : l
(C) : u
(D) : o
(E) : h

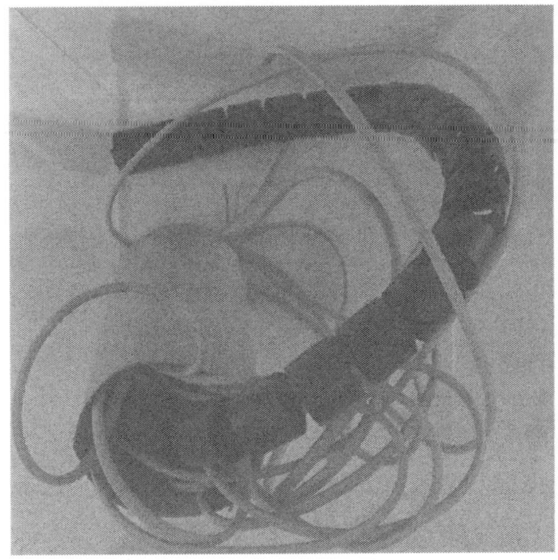

71)

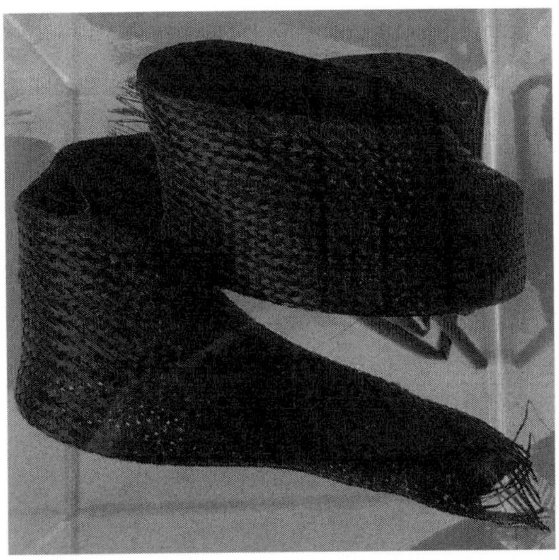

(A) : r
(B) : l
(C) : u
(D) : o
(E) : h

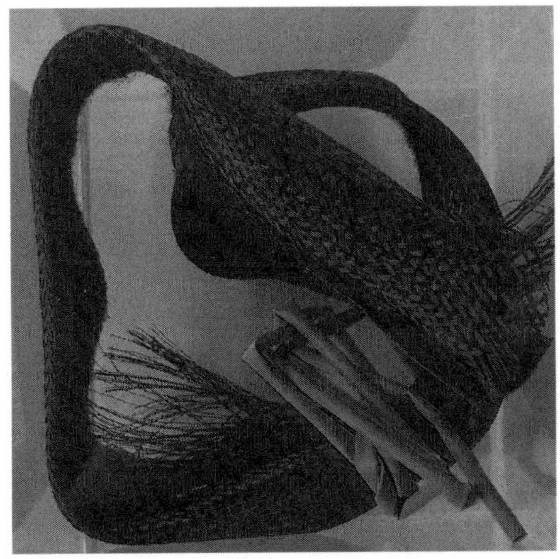

72)

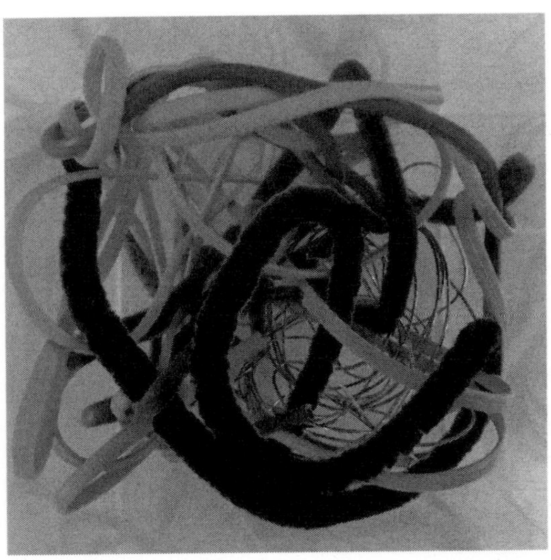

(A) : r
(B) : l
(C) : u
(D) : o
(E) : h

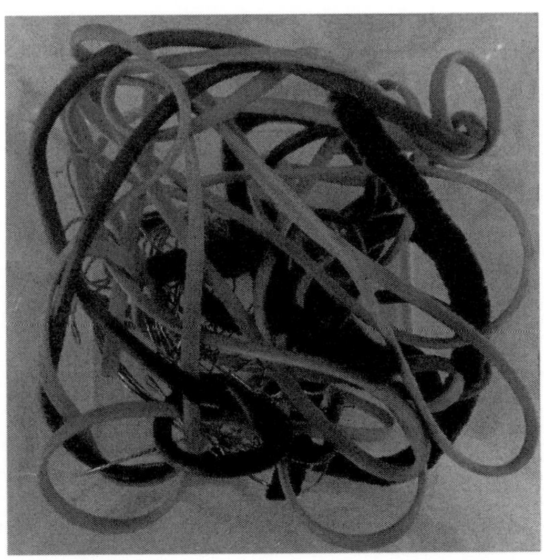

STOP Nicht weiterblättern.

Untertest 4 — Bearbeitungszeit: 15 Minuten

73)

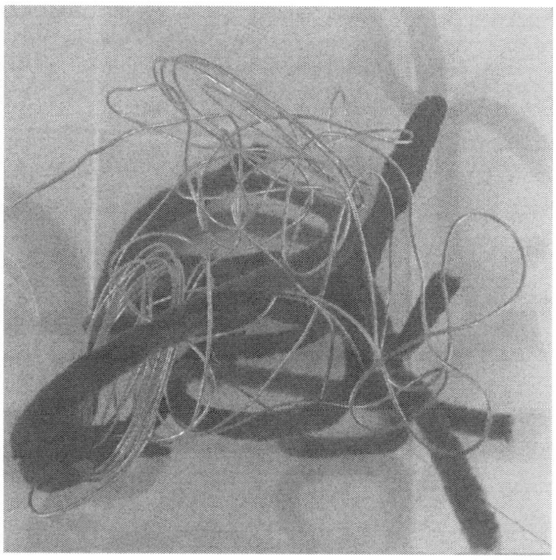

(A) : r
(B) : l
(C) : u
(D) : o
(E) : h

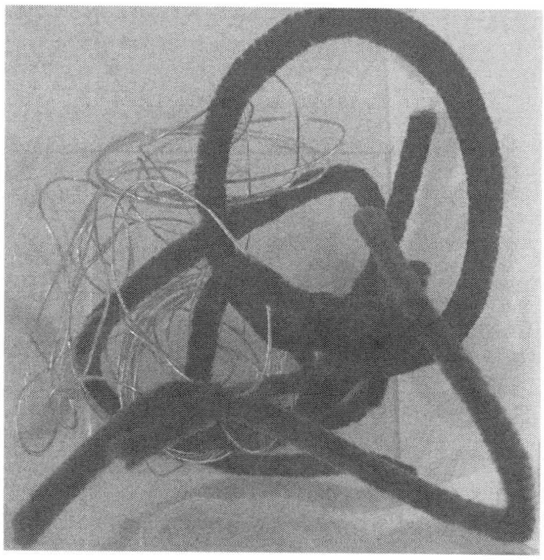

74)

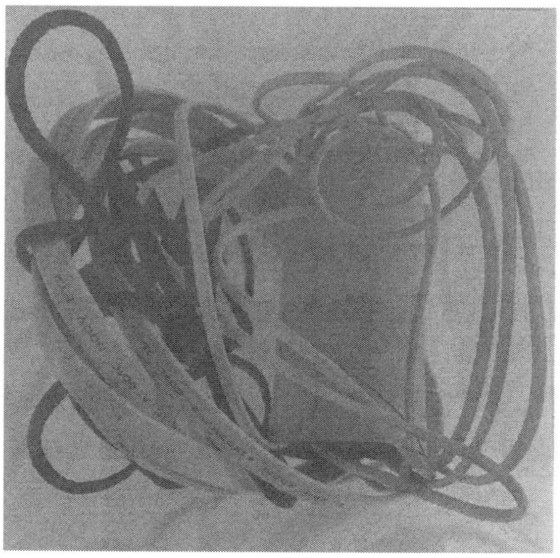

(A) : r
(B) : l
(C) : u
(D) : o
(E) : h

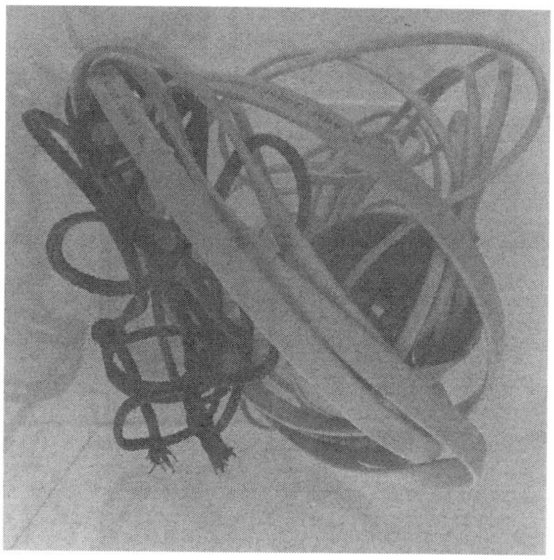

75)

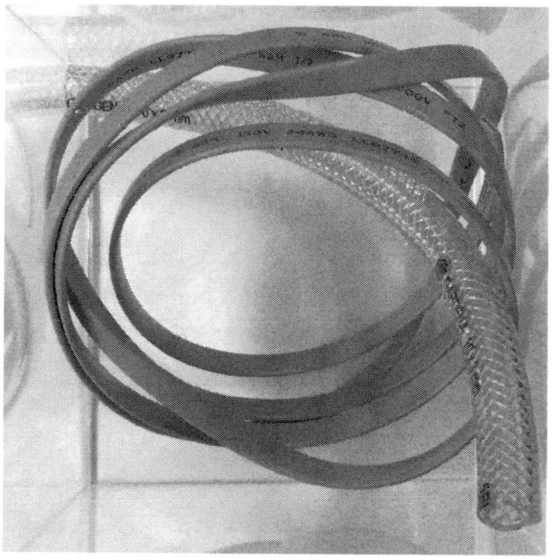

(A) : r
(B) : l
(C) : u
(D) : o
(E) : h

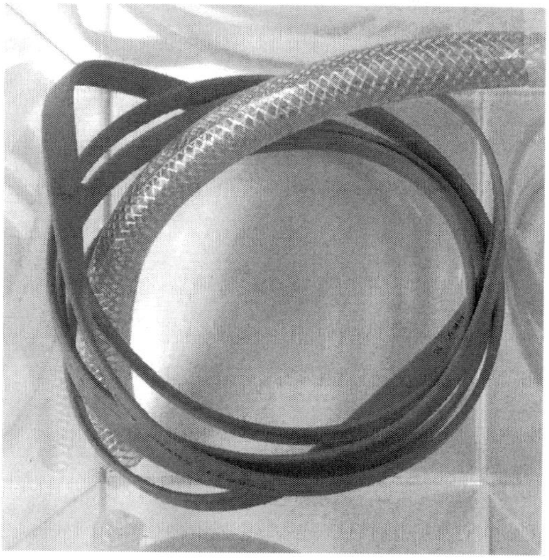

76)

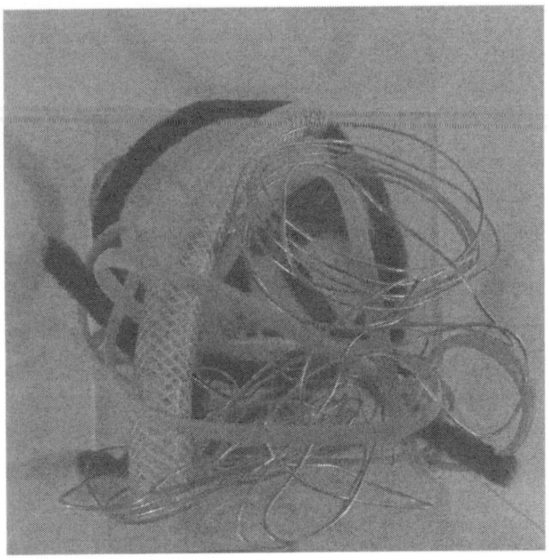

(A) : r
(B) : l
(C) : u
(D) : o
(E) : h

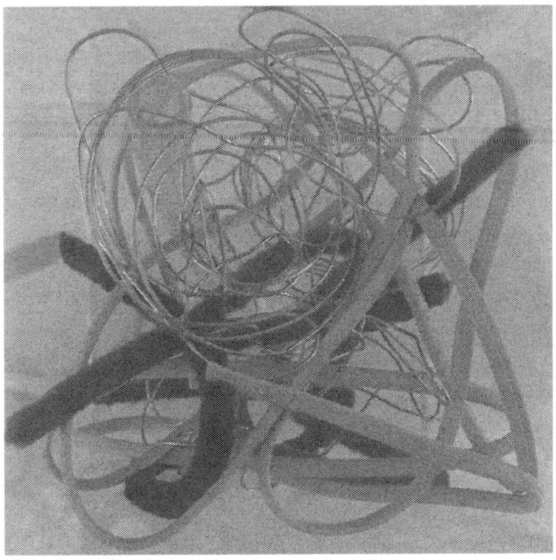

77)

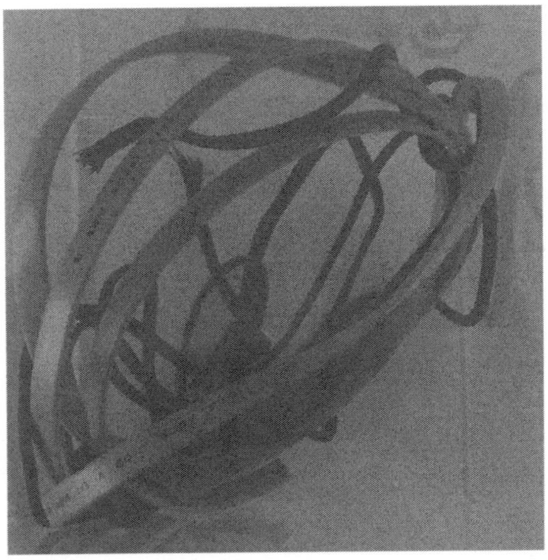

(A) : r
(B) : l
(C) : u
(D) : o
(E) : h

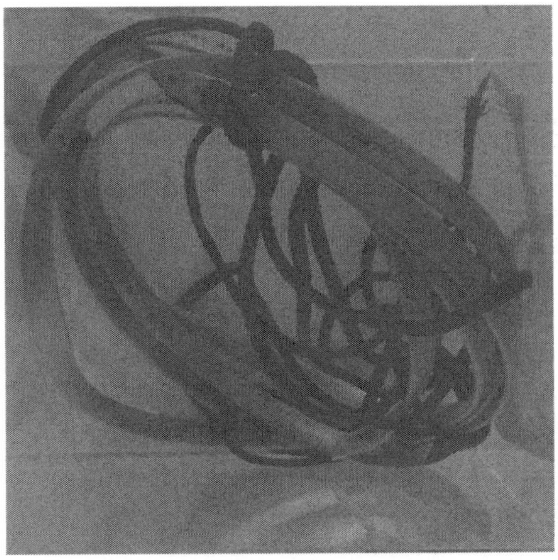

78)

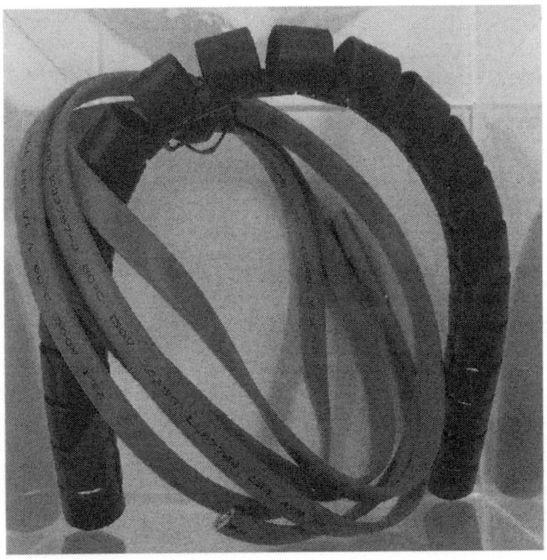

(A) : r
(B) : l
(C) : u
(D) : o
(E) : h

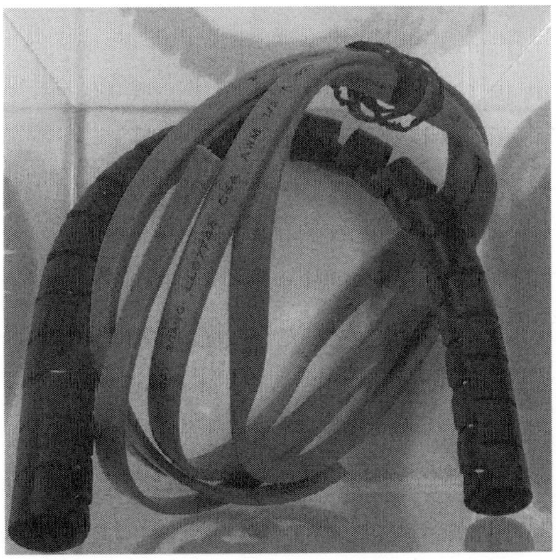

79)

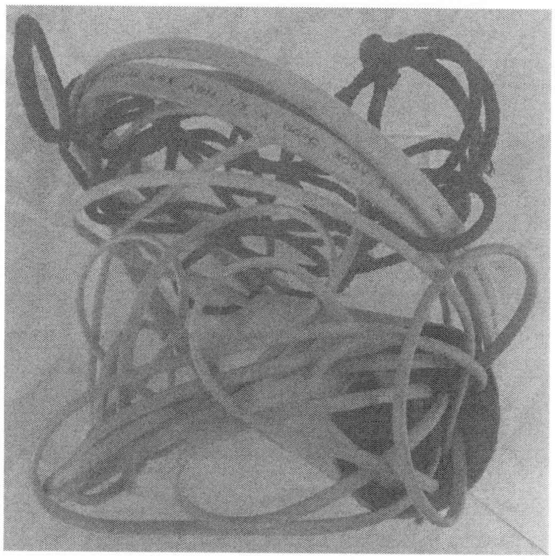

(A) : r
(B) : l
(C) : u
(D) : o
(E) : h

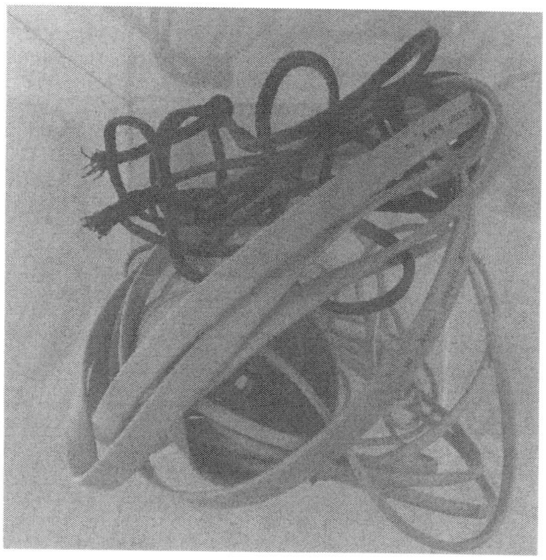

80)

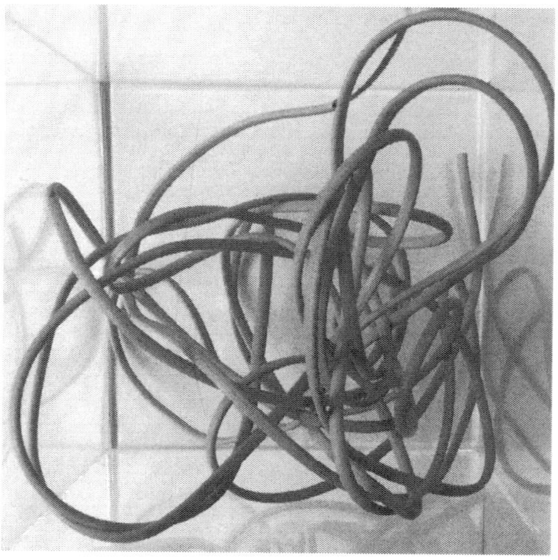

(A) : r
(B) : l
(C) : u
(D) : o
(E) : h

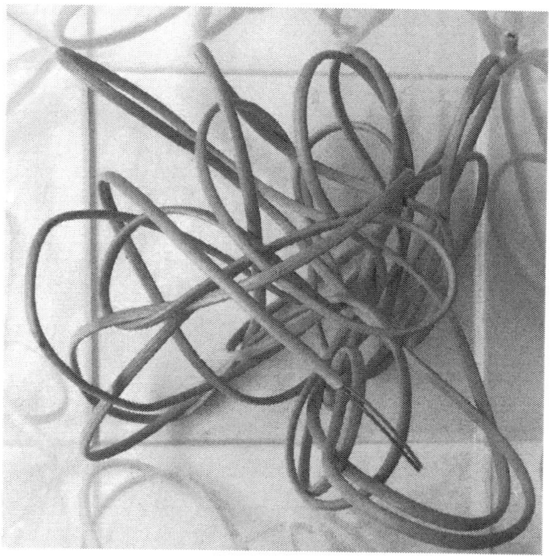

81)

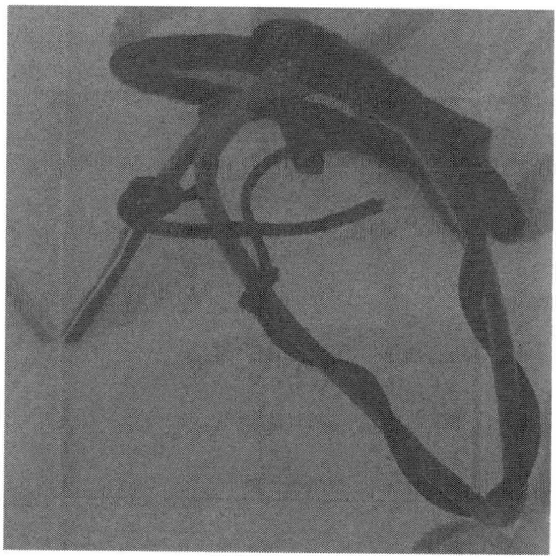

(A) : r
(B) : l
(C) : u
(D) : o
(E) : h

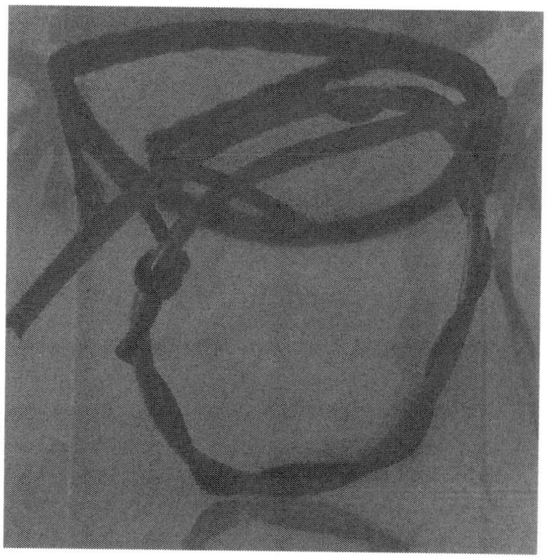

82)

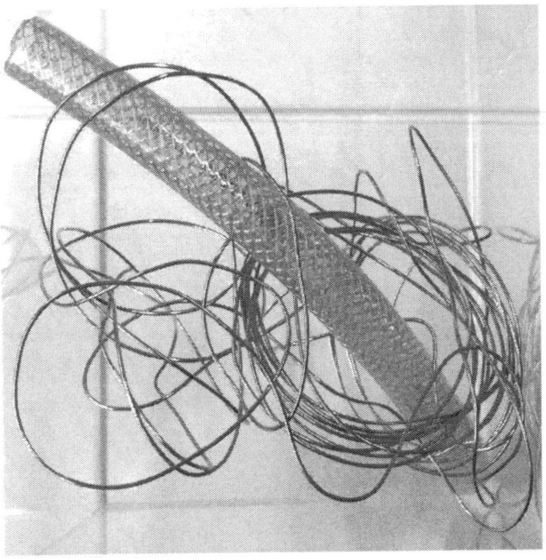

(A) : r
(B) : l
(C) : u
(D) : o
(E) : h

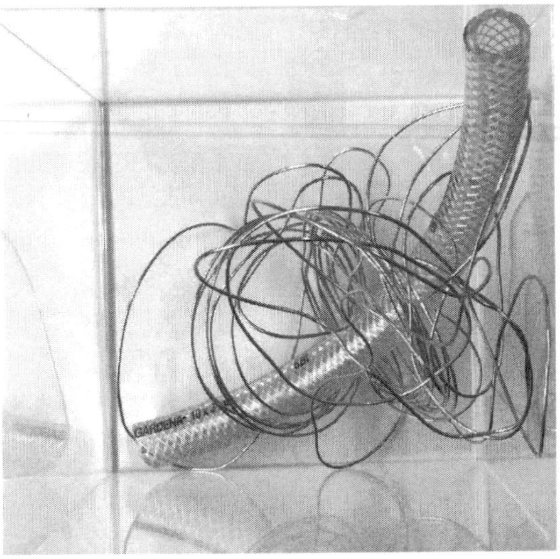

83)

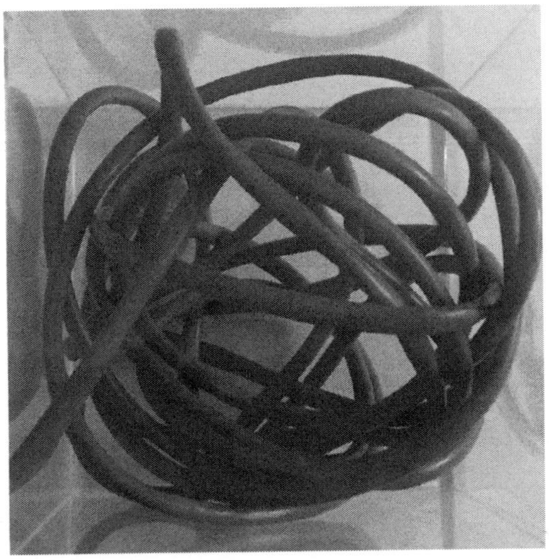

(A) : r
(B) : l
(C) : u
(D) : o
(E) : h

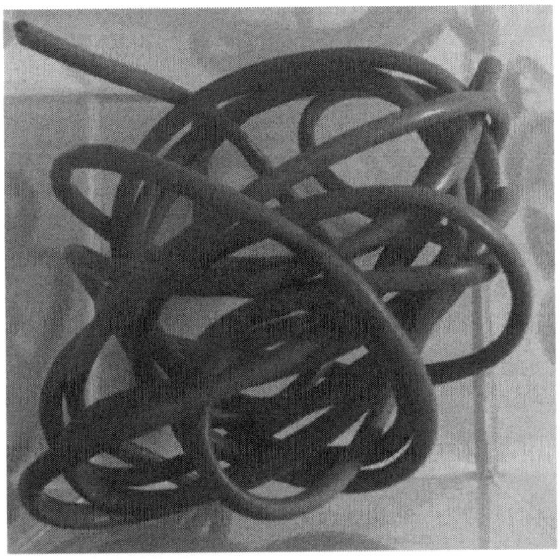

84)

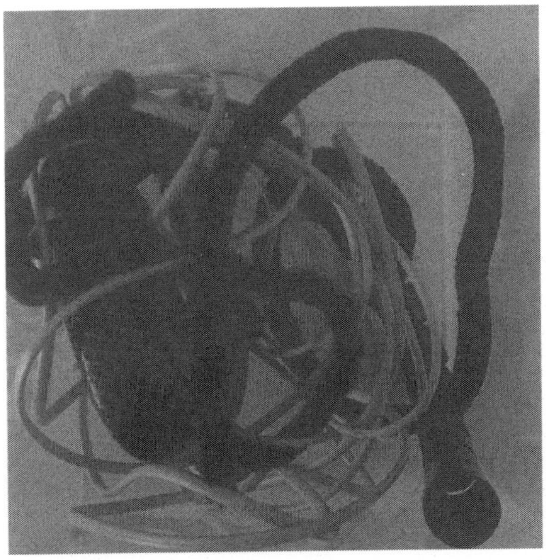

(A) : r
(B) : l
(C) : u
(D) : o
(E) : h

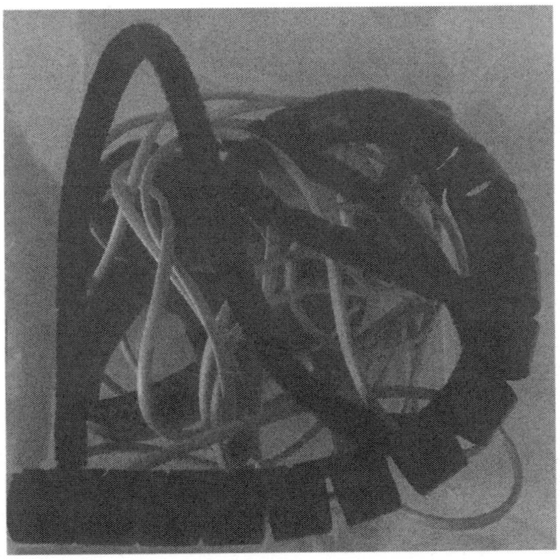

85)

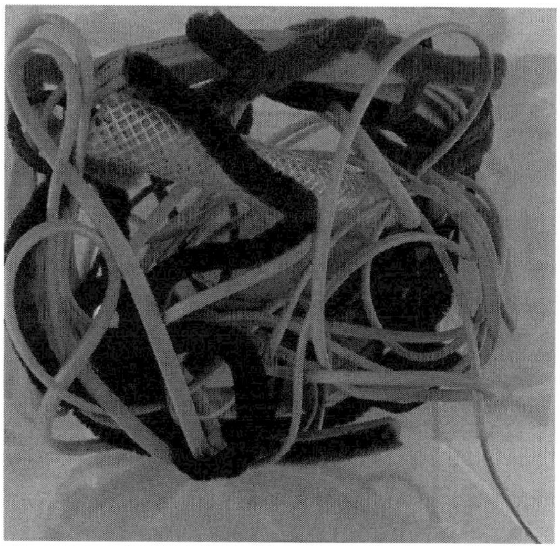

(A) : r
(B) : l
(C) : u
(D) : o
(E) : h

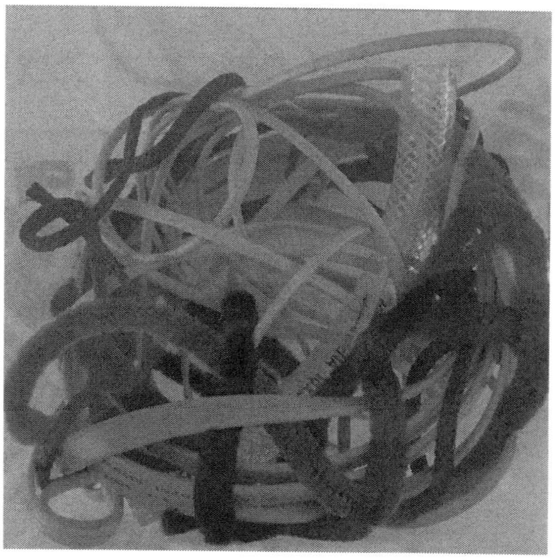

86)

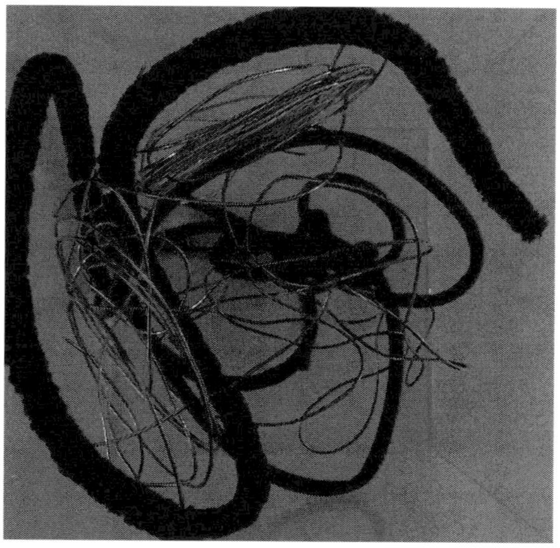

(A) : r
(B) : l
(C) : u
(D) : o
(E) : h

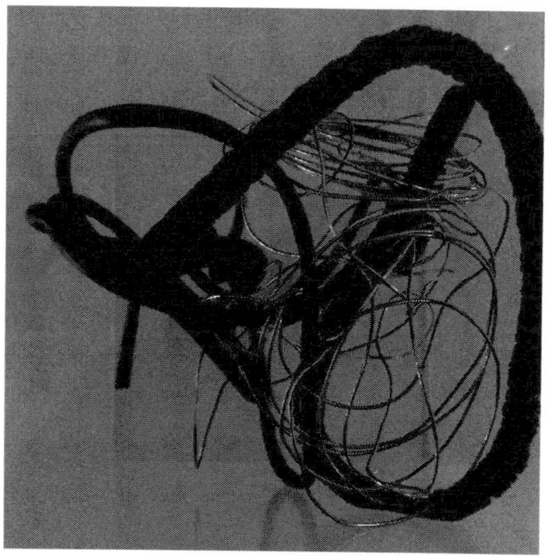

87)

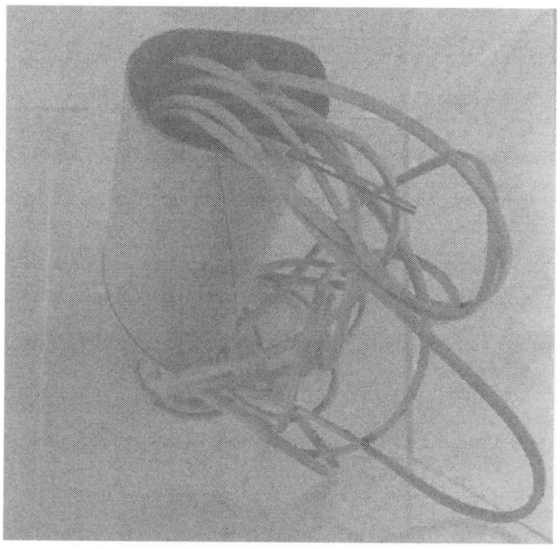

(A) : r
(B) : l
(C) : u
(D) : o
(E) : h

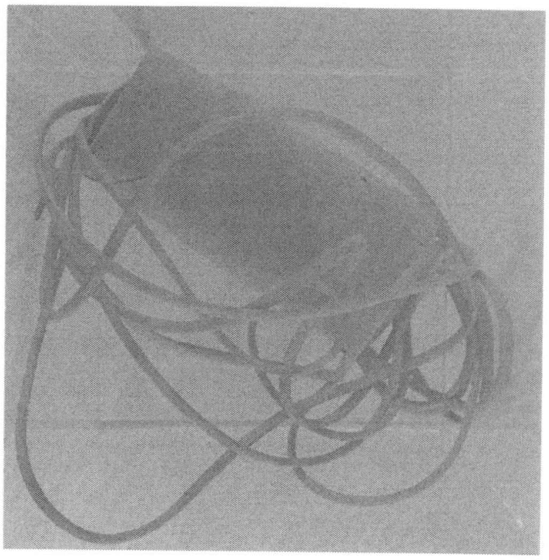

88)

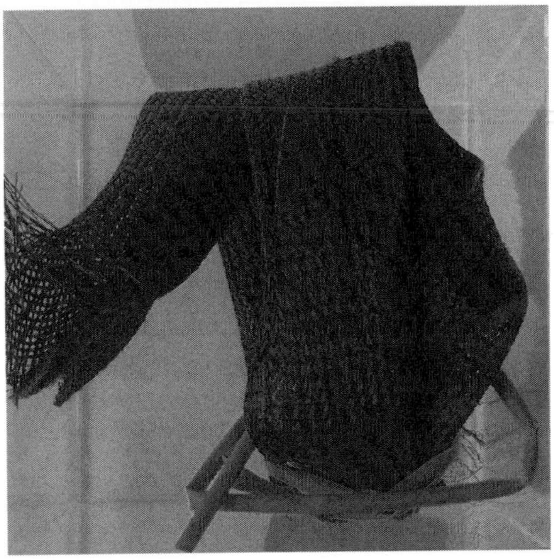

(A) : r
(B) : l
(C) : u
(D) : o
(E) : h

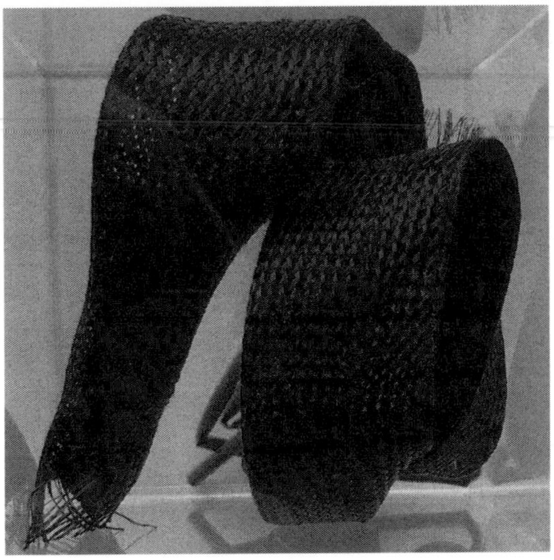

89)

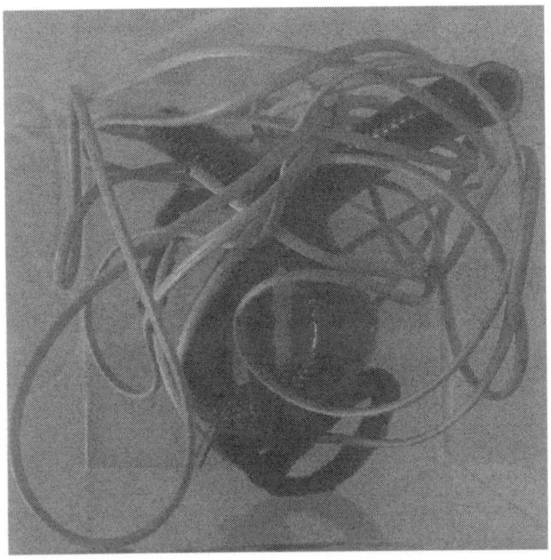

(A) : r
(B) : l
(C) : u
(D) : o
(E) : h

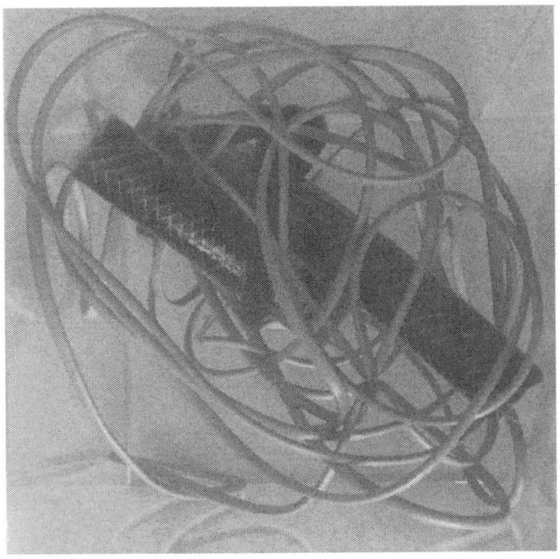

90)

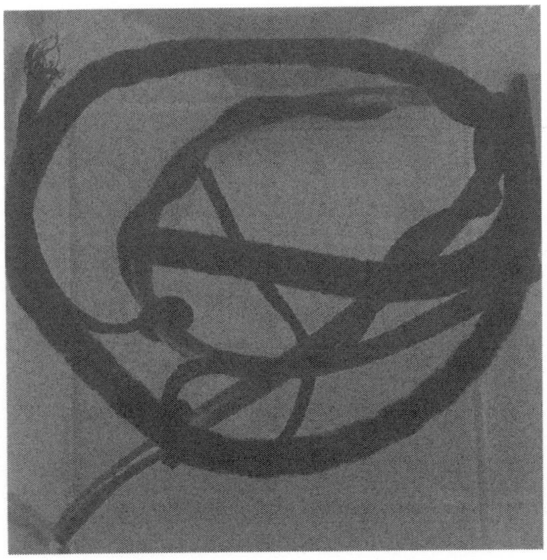

(A) : r
(B) : l
(C) : u
(D) : o
(E) : h

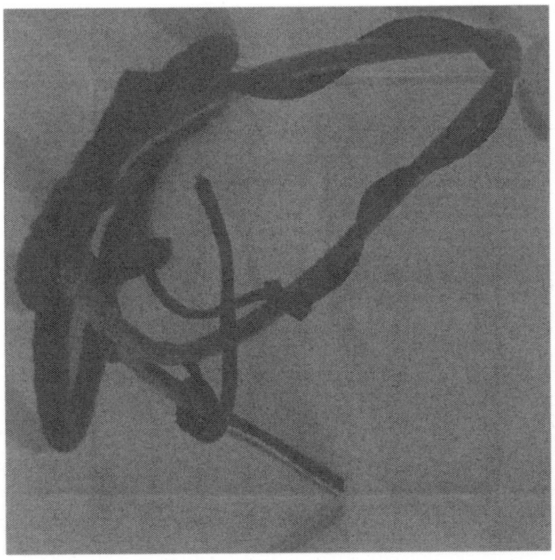

91)

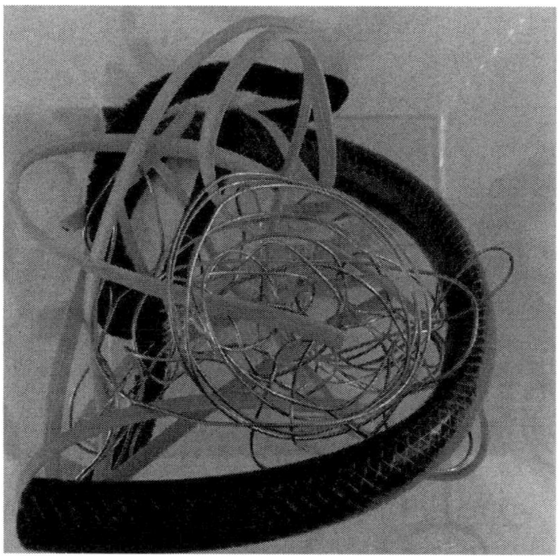

(A) : r
(B) : l
(C) : u
(D) : o
(E) : h

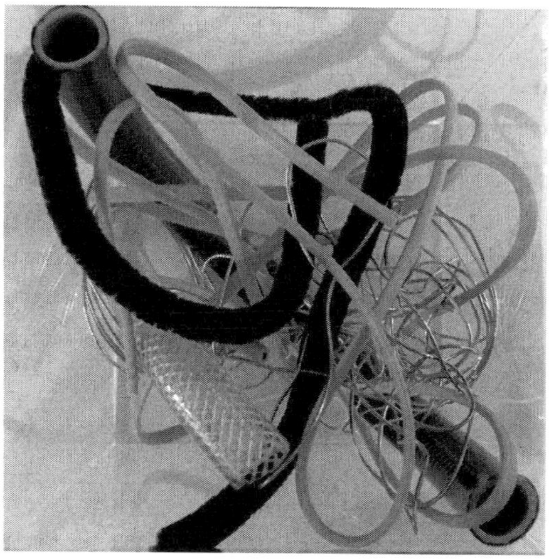

92)

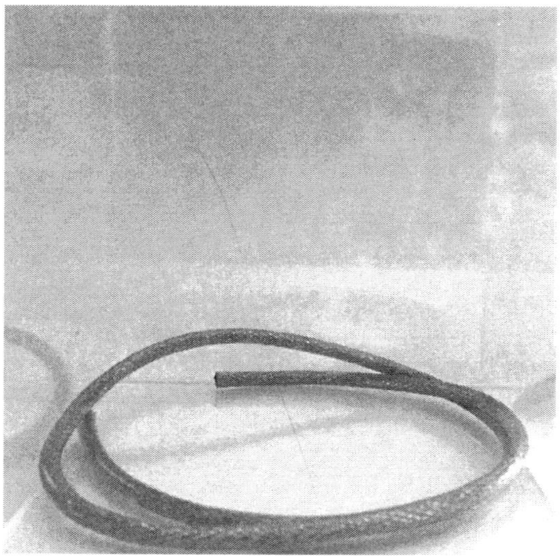

(A) : r
(B) : l
(C) : u
(D) : o
(E) : h

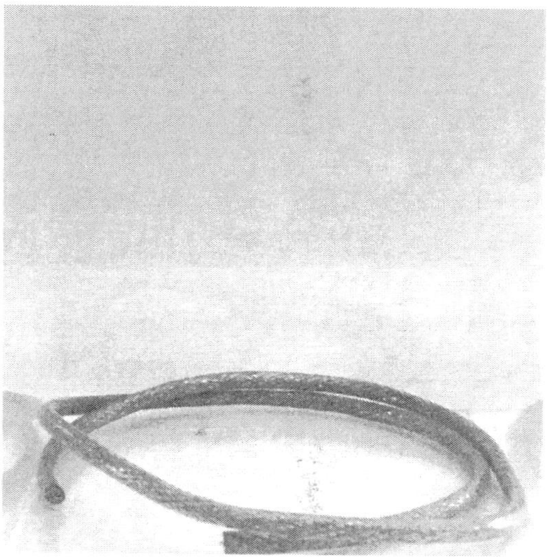

93)

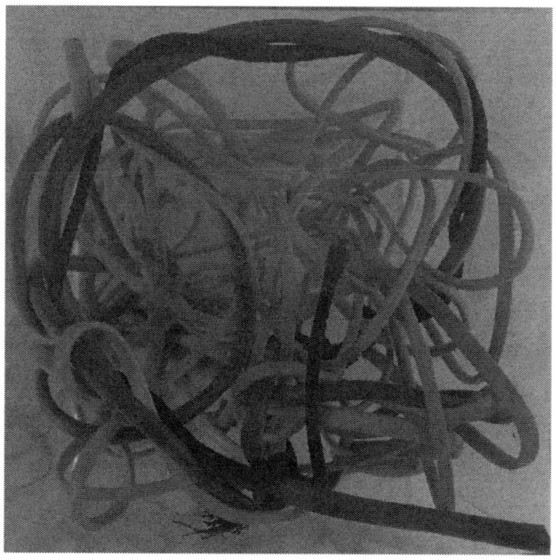

(A) : r
(B) : l
(C) : u
(D) : o
(E) : h

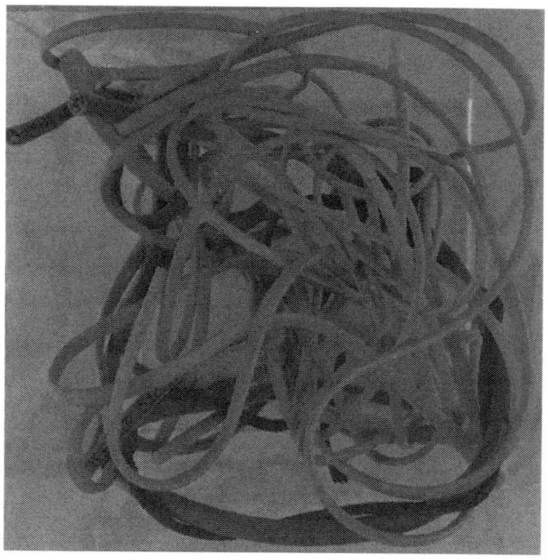

94)

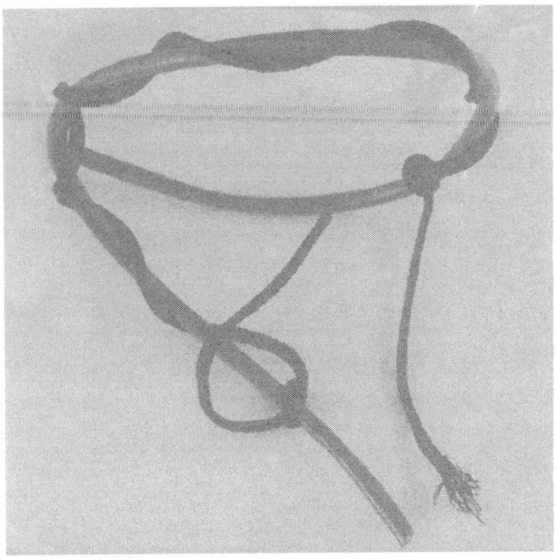

(A) : r
(B) : l
(C) : u
(D) : o
(E) : h

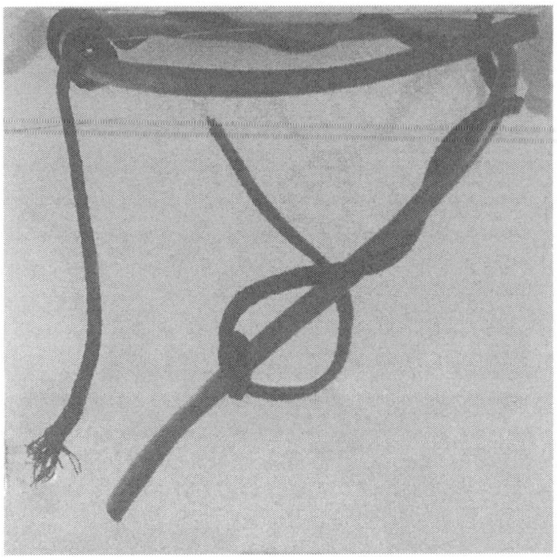

95)

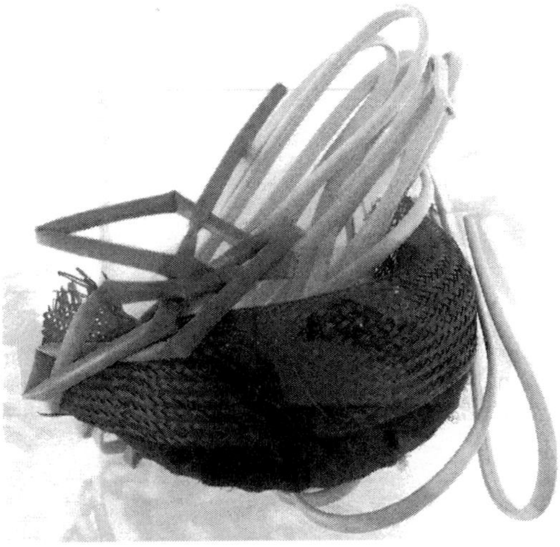

(A) : r
(B) : l
(C) : u
(D) : o
(E) : h

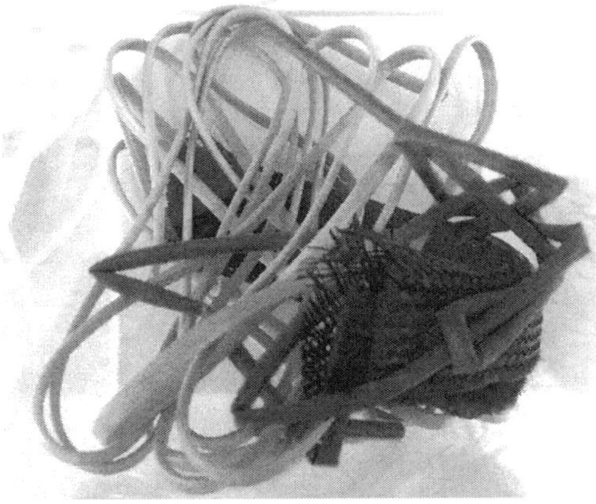

96)

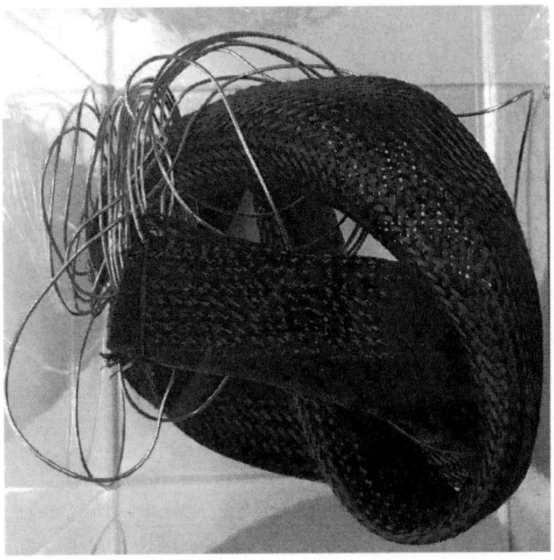

(A) : r
(B) : l
(C) : u
(D) : o
(E) : h

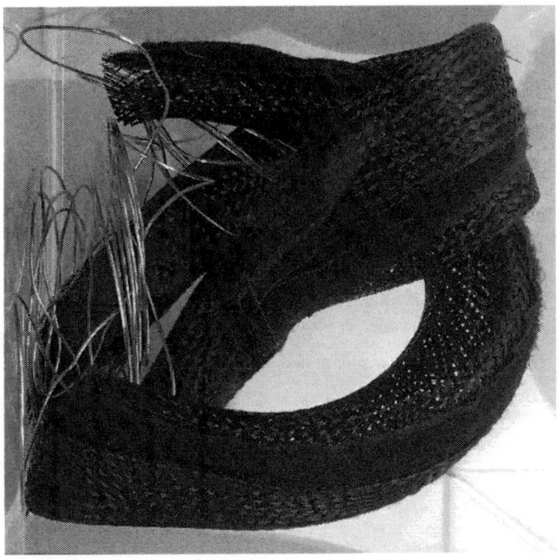

STOP Nicht weiterblättern.

97)

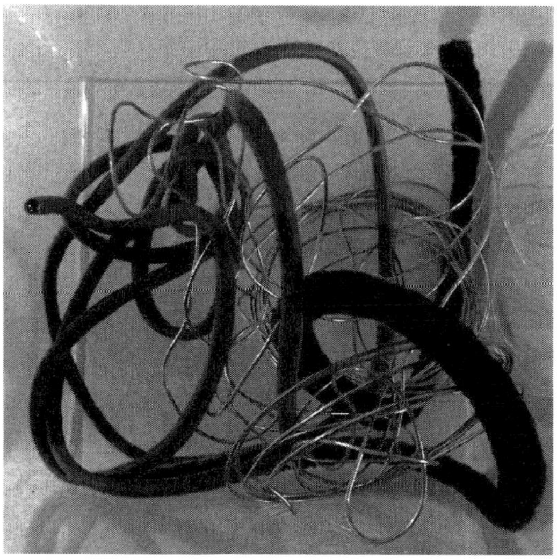

(A) : r
(B) : l
(C) : u
(D) : o
(E) : h

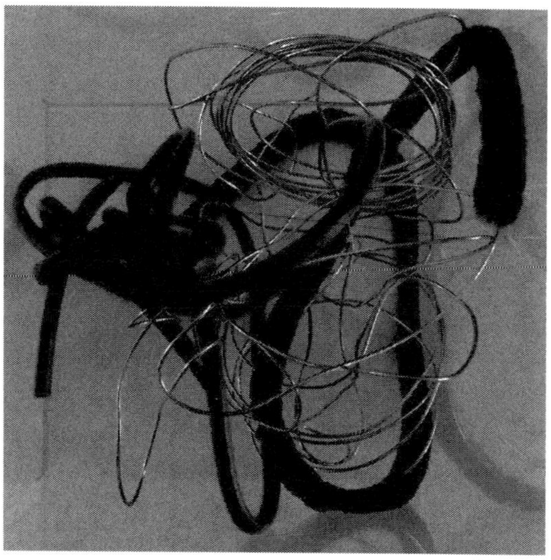

98)

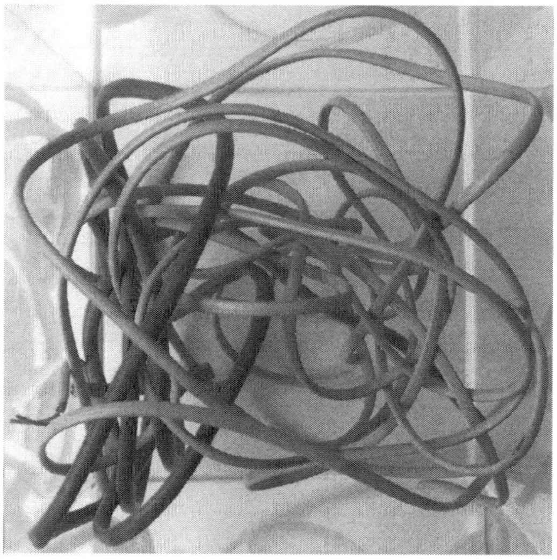

(A) : r
(B) : l
(C) : u
(D) : o
(E) : h

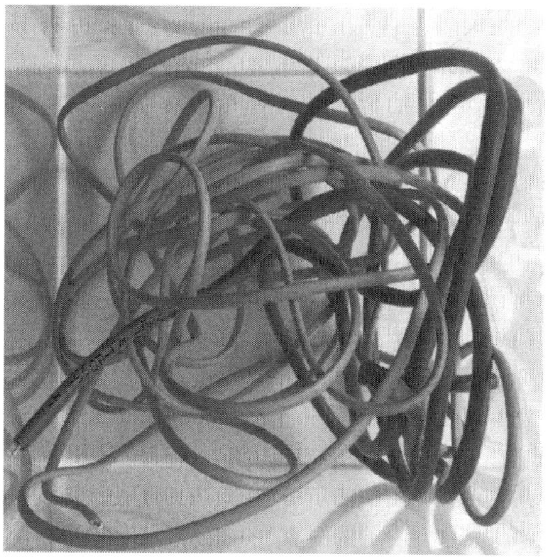

99)

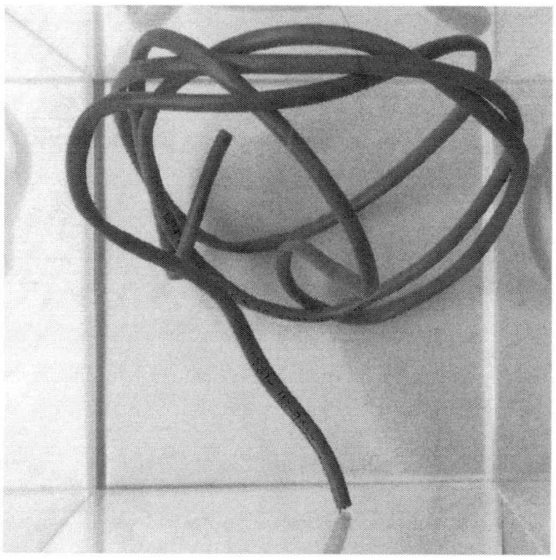

(A) : r
(B) : l
(C) : u
(D) : o
(E) : h

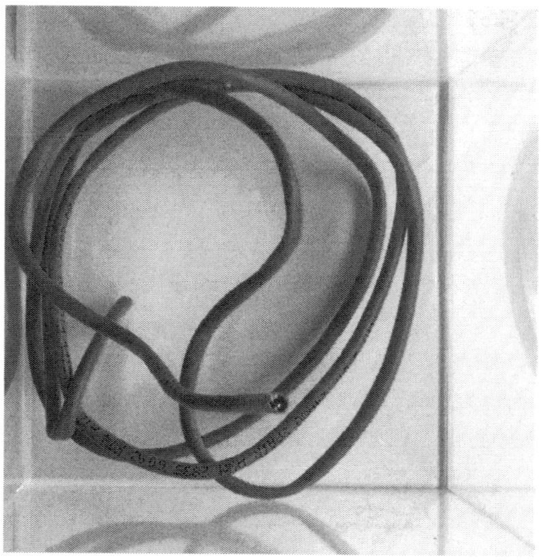

100)

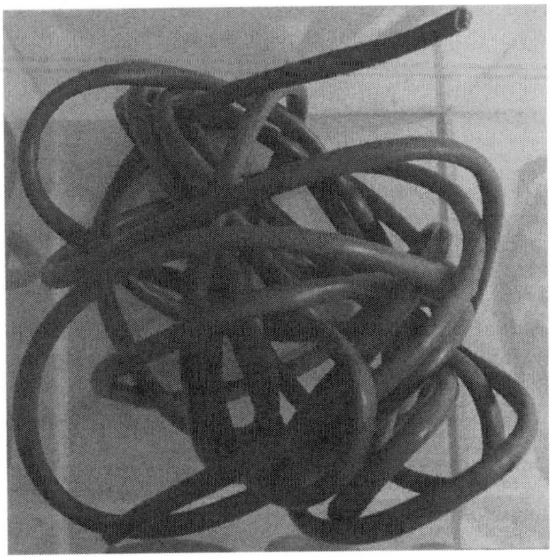

(A) : r
(B) : l
(C) : u
(D) : o
(E) : h

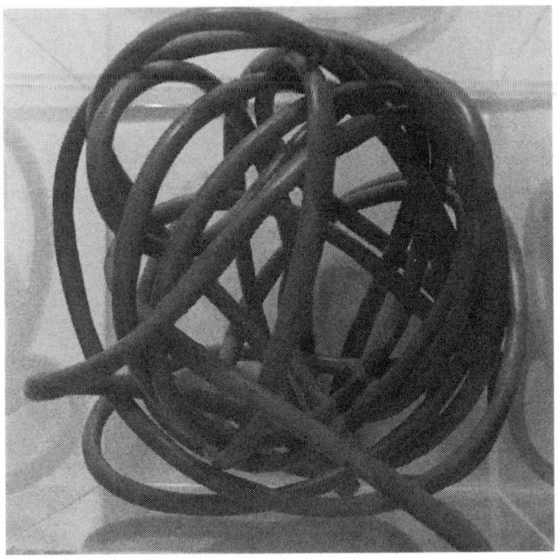

101)

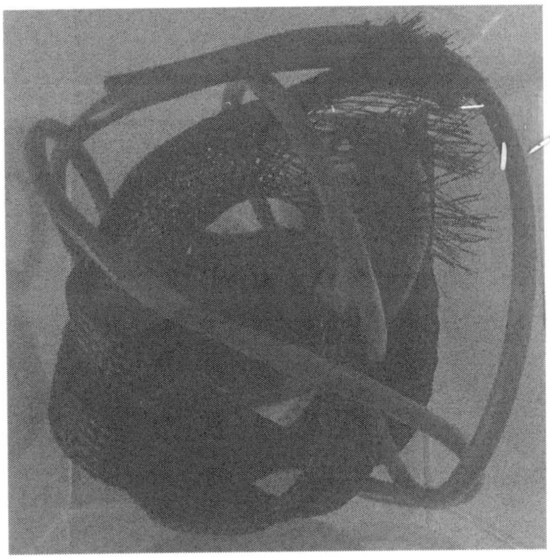

(A) : r
(B) : l
(C) : u
(D) : o
(E) : h

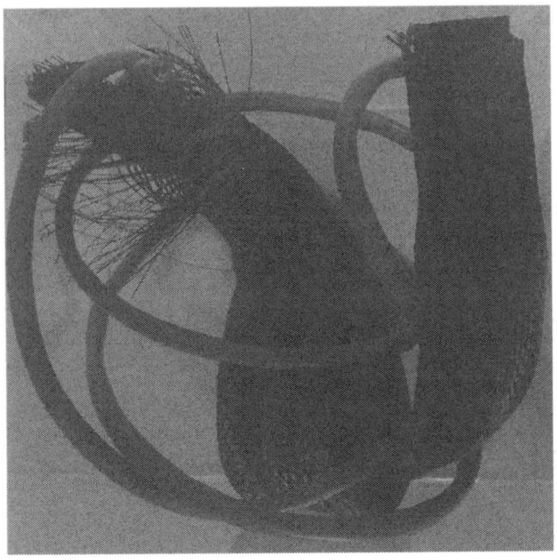

102)

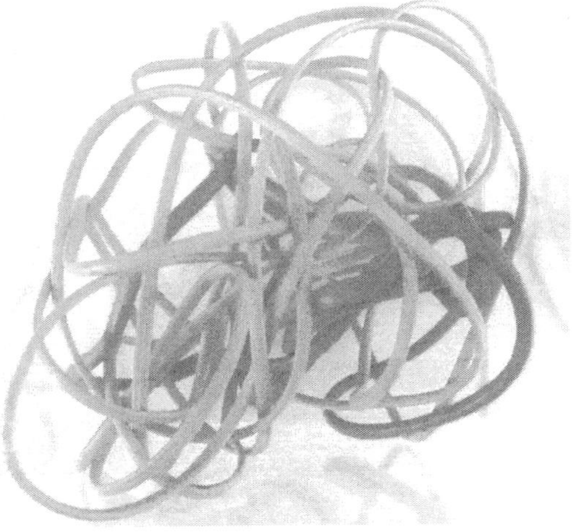

(A) : r
(B) : l
(C) : u
(D) : o
(E) : h

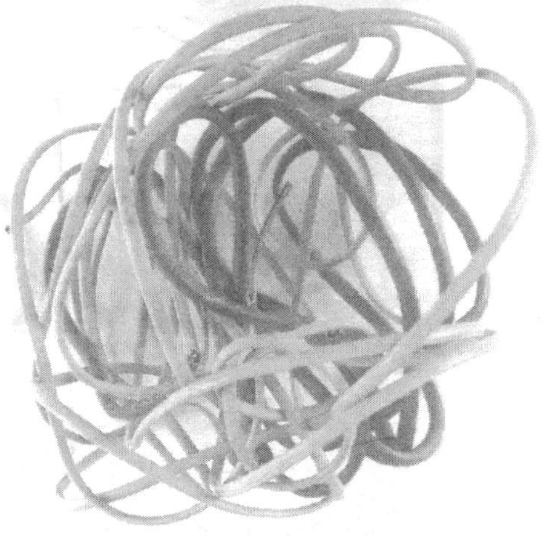

103)

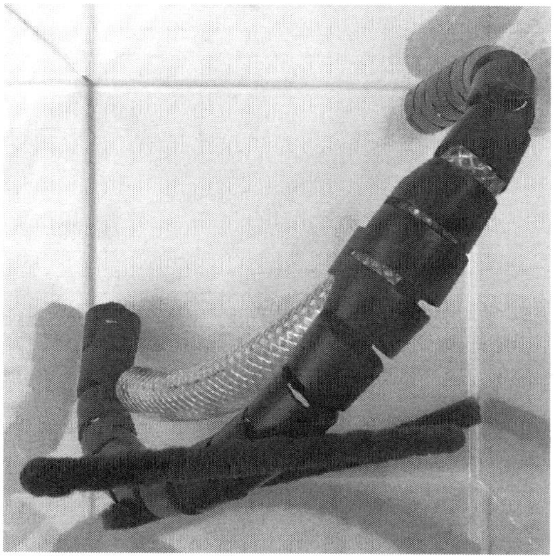

(A) : r
(B) : l
(C) : u
(D) : o
(E) : h

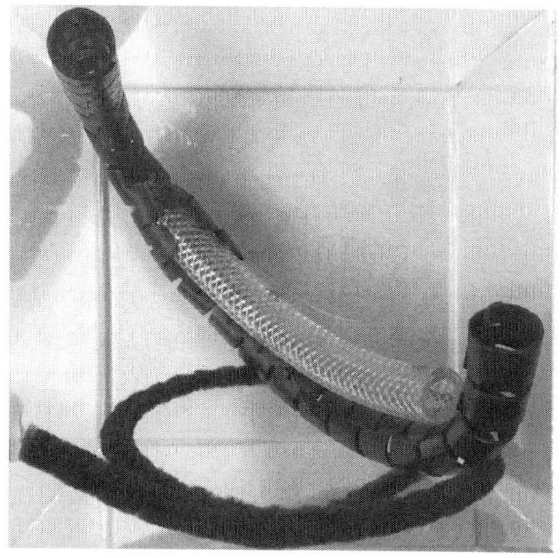

104)

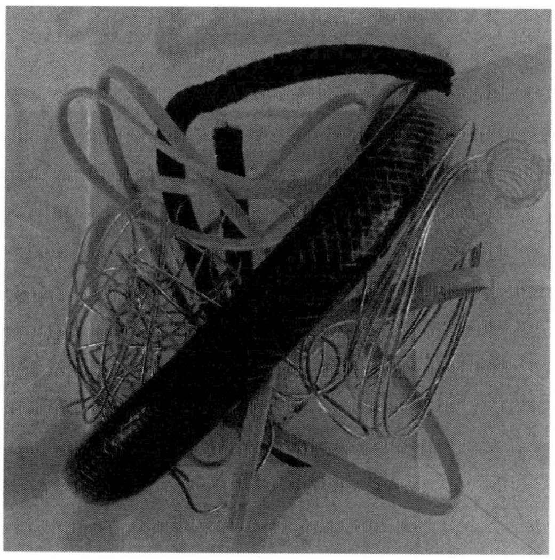

(A) : r
(B) : l
(C) : u
(D) : o
(E) : h

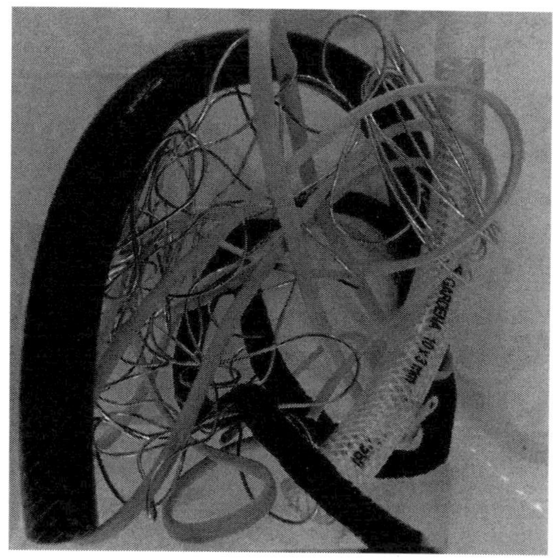

105)

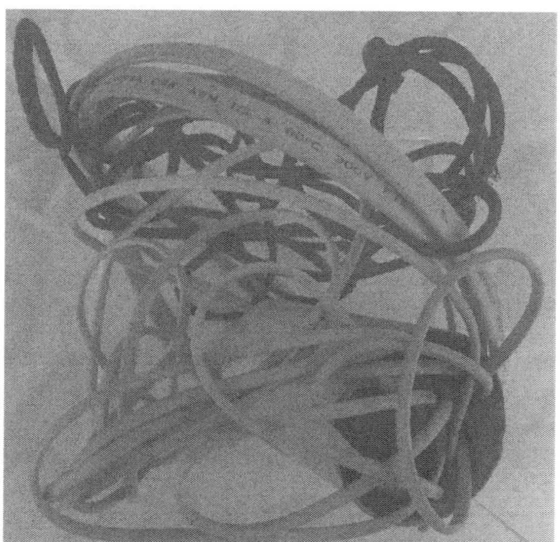

(A) : r
(B) : l
(C) : u
(D) : o
(E) : h

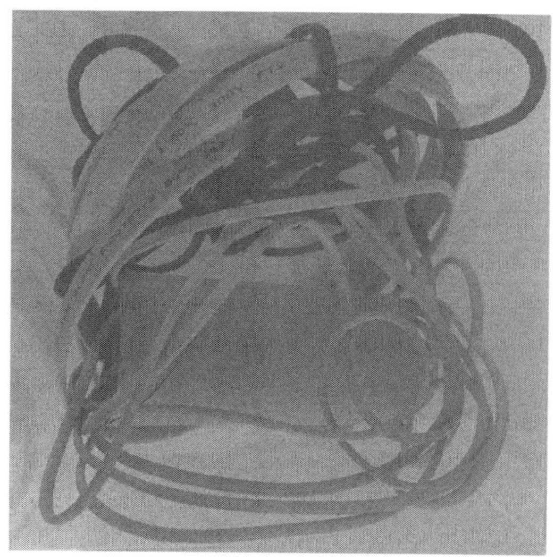

106)

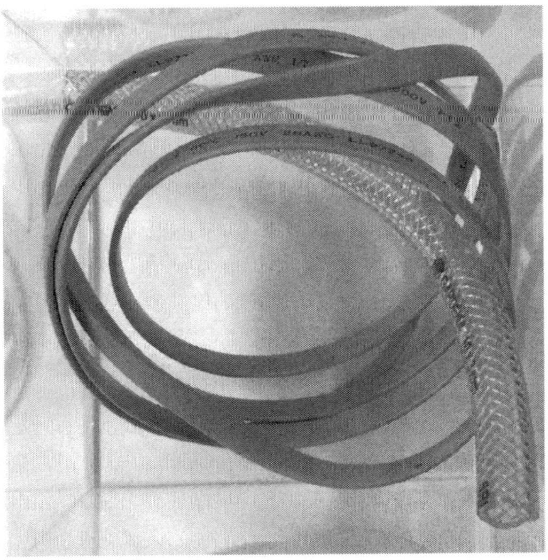

(A) : r
(B) : l
(C) : u
(D) : o
(E) : h

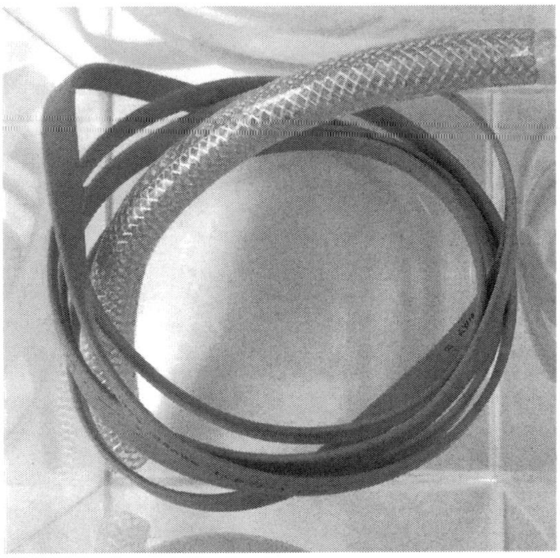

107)

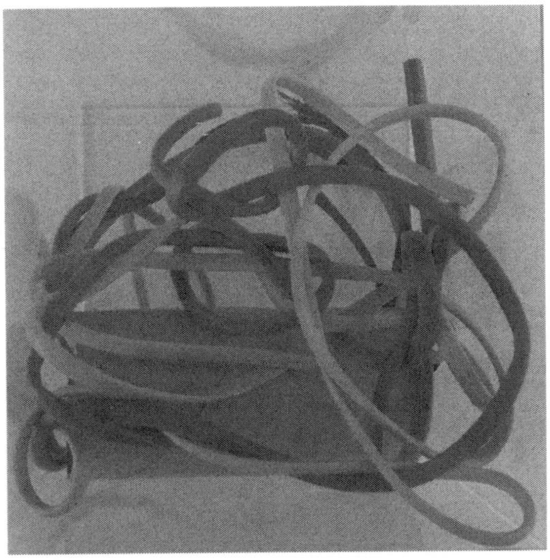

(A) : r
(B) : l
(C) : u
(D) : o
(E) : h

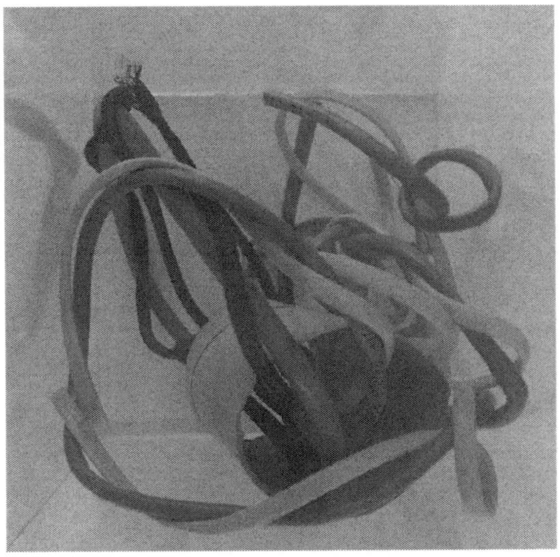

108)

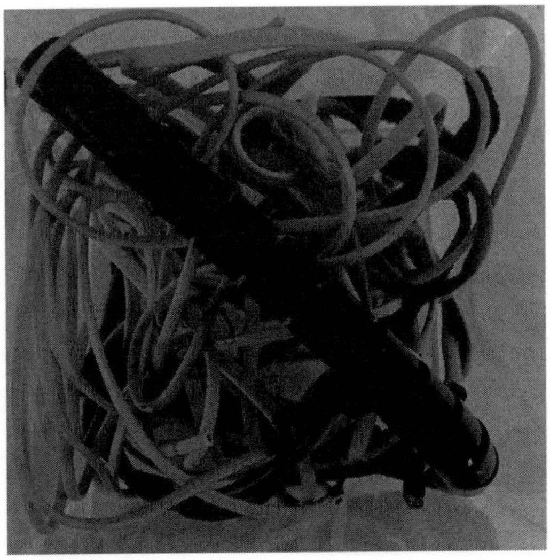

(A) : r
(B) : l
(C) : u
(D) : o
(E) : h

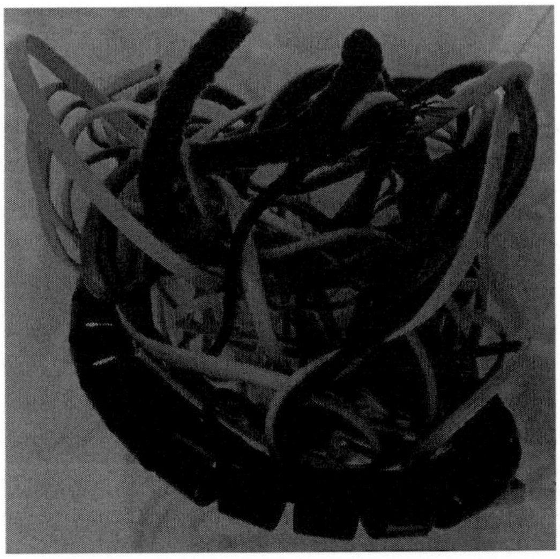

109)

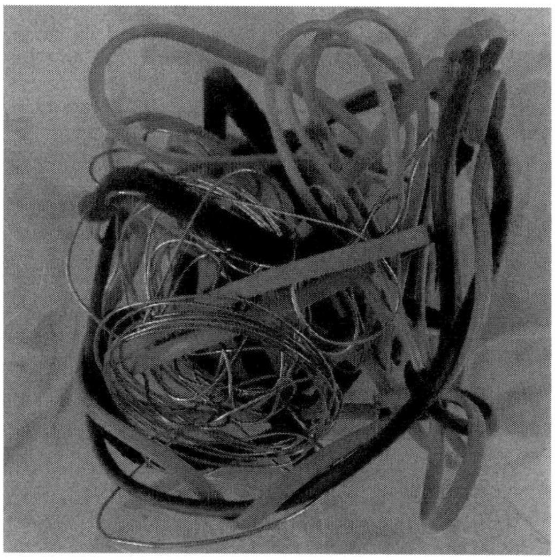

(A) : r
(B) : l
(C) : u
(D) : o
(E) : h

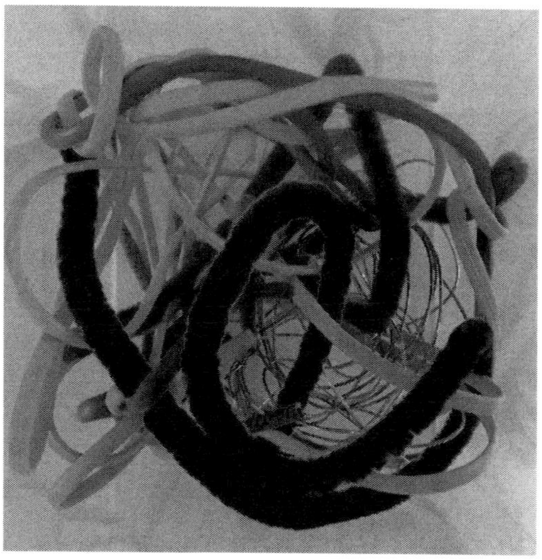

110)

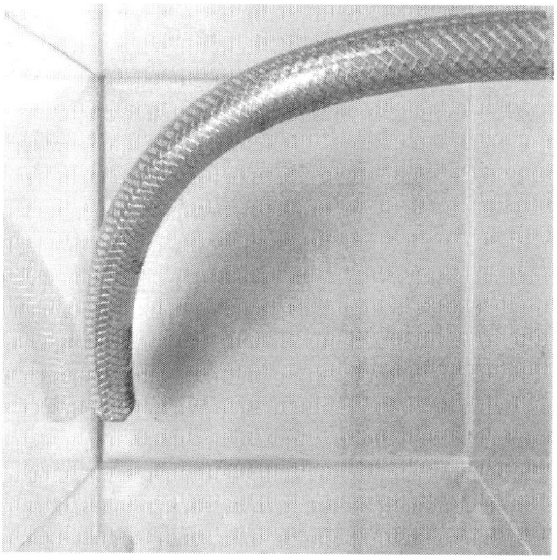

(A) : r
(B) : l
(C) : u
(D) : o
(E) : h

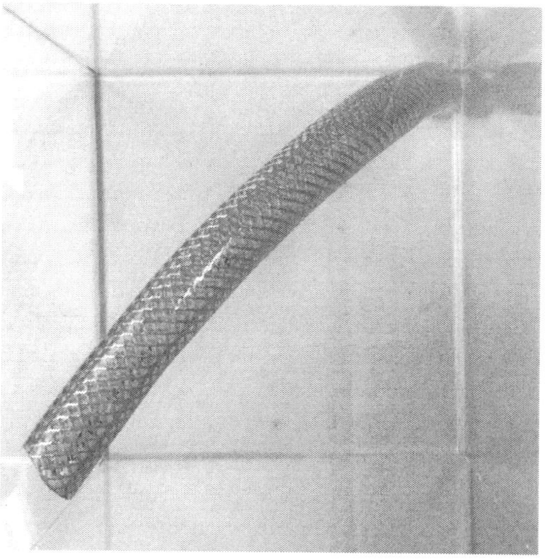

111)

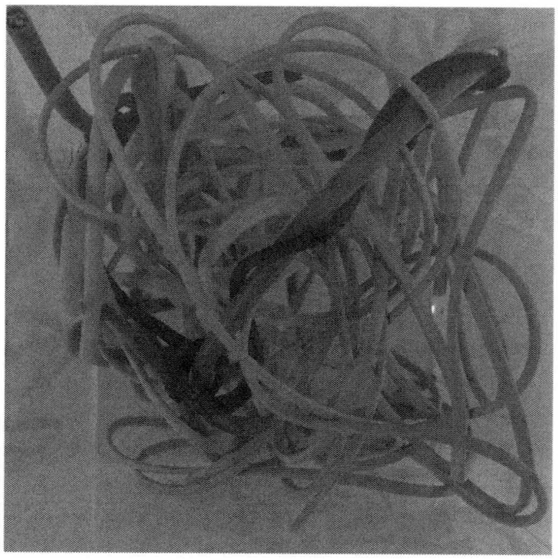

(A) : r
(B) : l
(C) : u
(D) : o
(E) : h

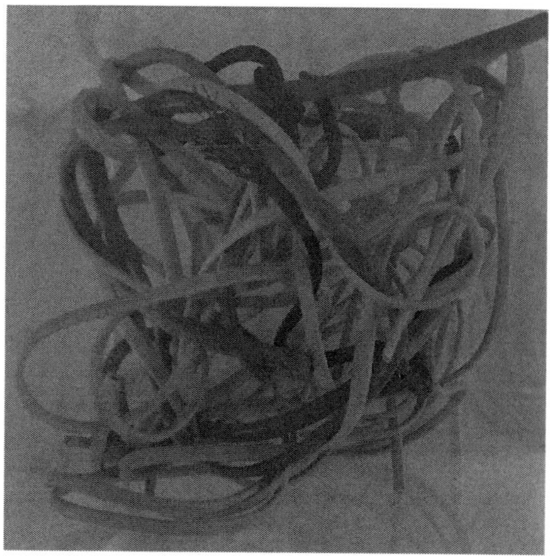

112)

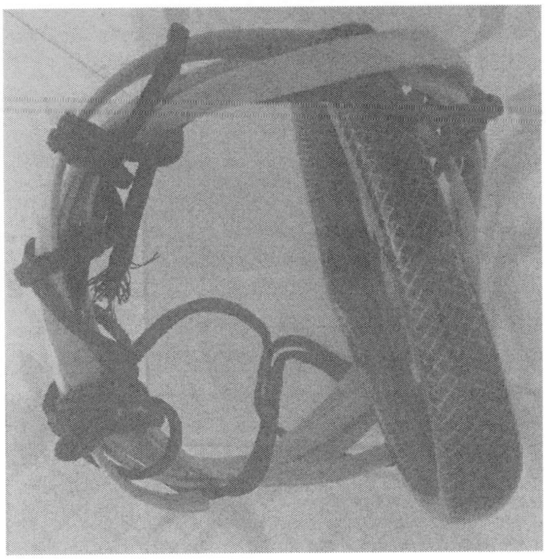

(A) : r
(B) : l
(C) : u
(D) : o
(E) : h

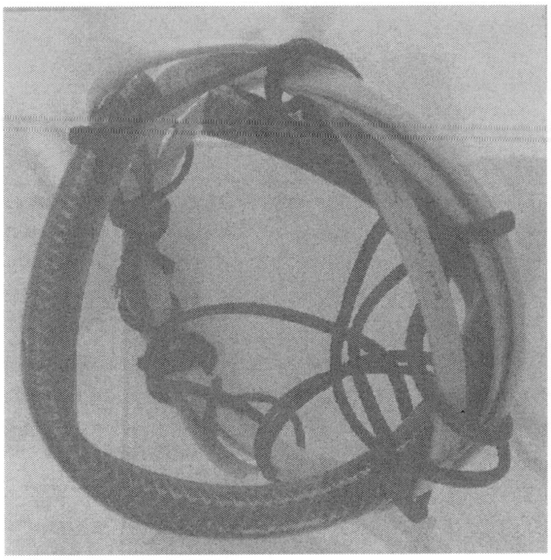

113)

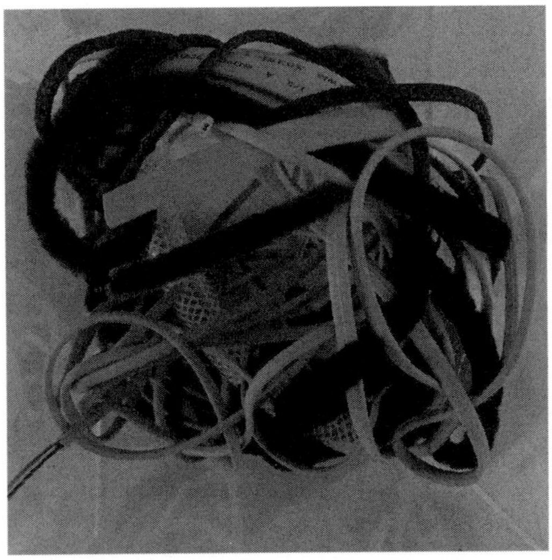

(A) : r
(B) : l
(C) : u
(D) : o
(E) : h

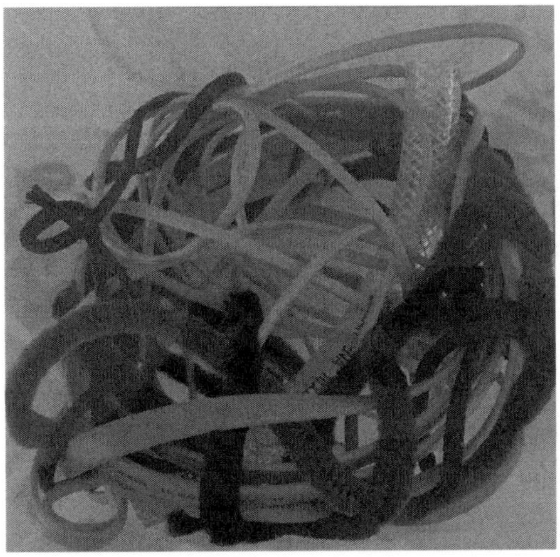

114)

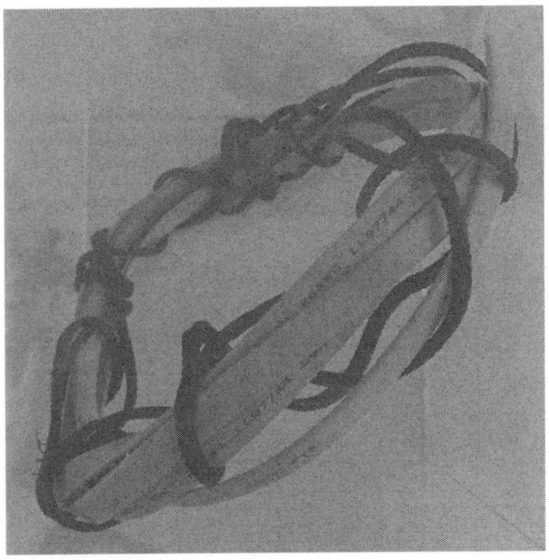

(A) : r
(B) : l
(C) : u
(D) : o
(E) : h

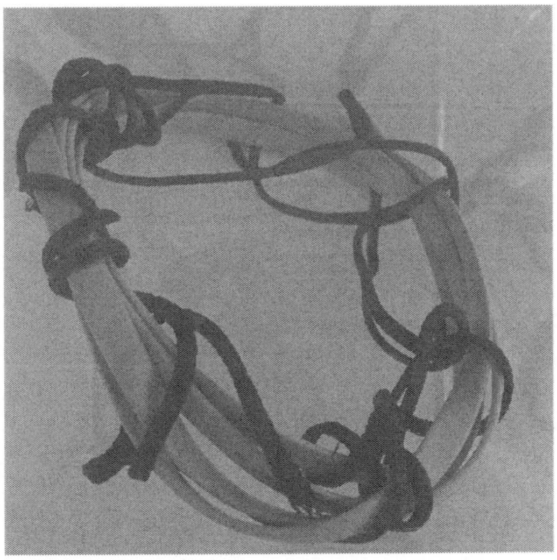

115)

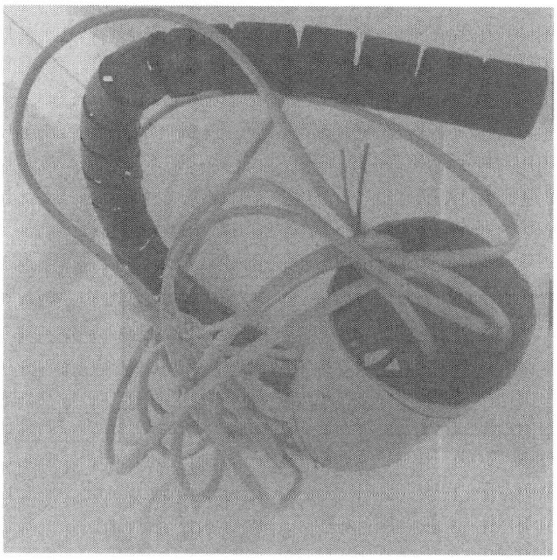

(A) : r
(B) : l
(C) : u
(D) : o
(E) : h

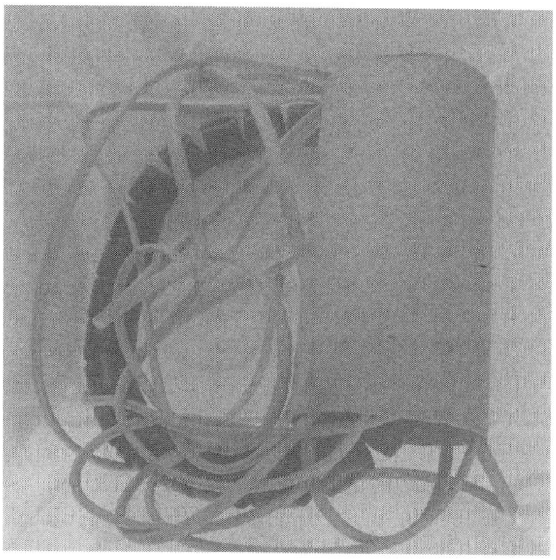

116)

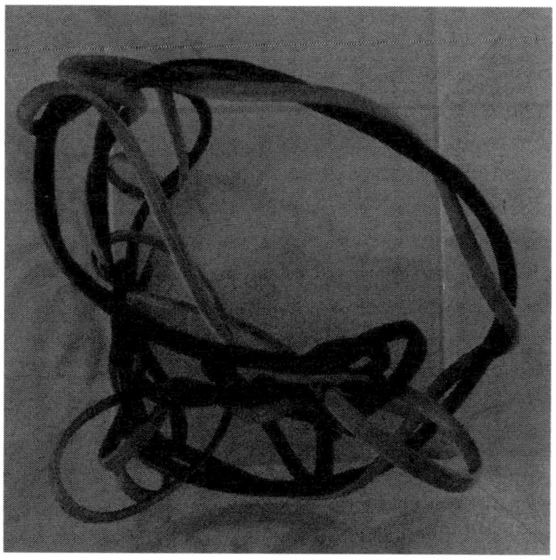

(A) : r
(B) : l
(C) : u
(D) : o
(E) : h

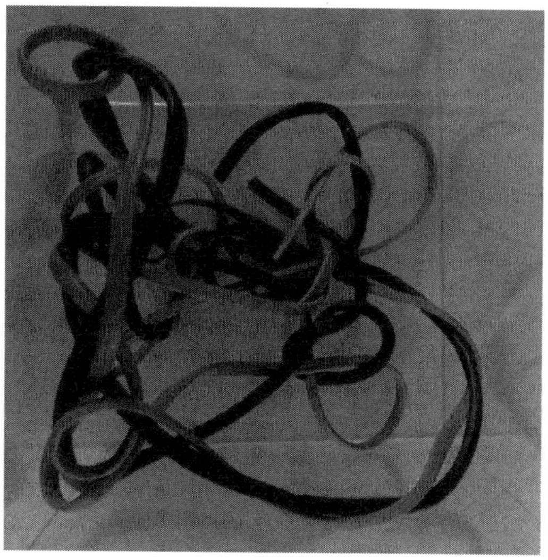

117)

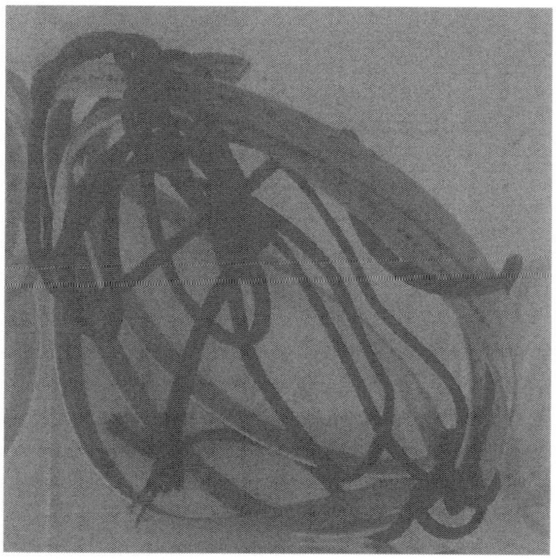

(A) : r
(B) : l
(C) : u
(D) : o
(E) : h

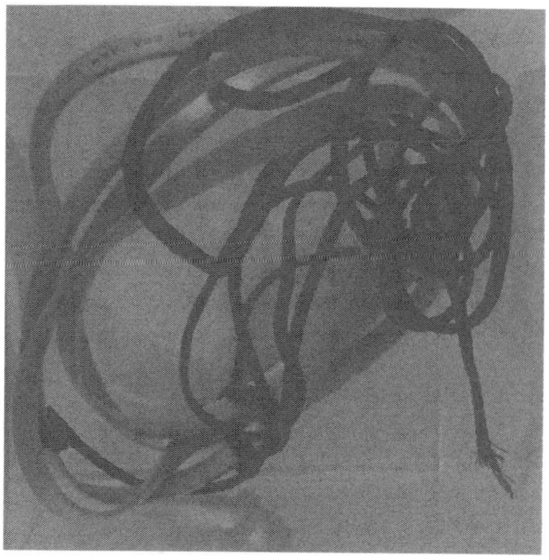

118)

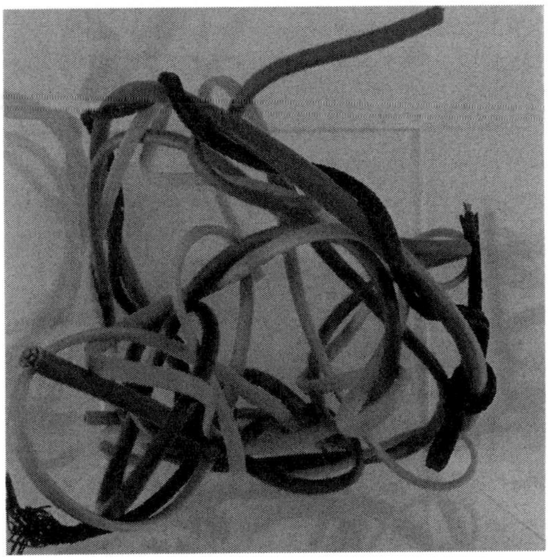

(A) : r
(B) : l
(C) : u
(D) : o
(E) : h

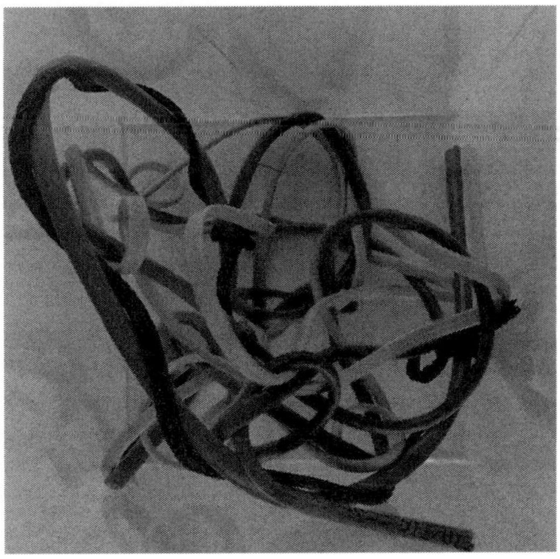

119)

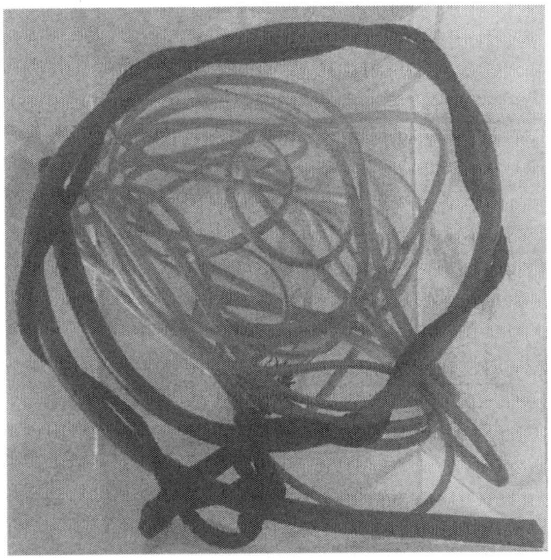

(A) : r
(B) : l
(C) : u
(D) : o
(E) : h

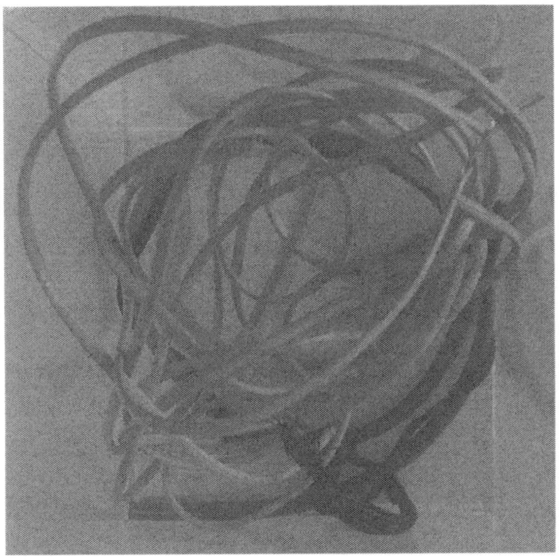

120)

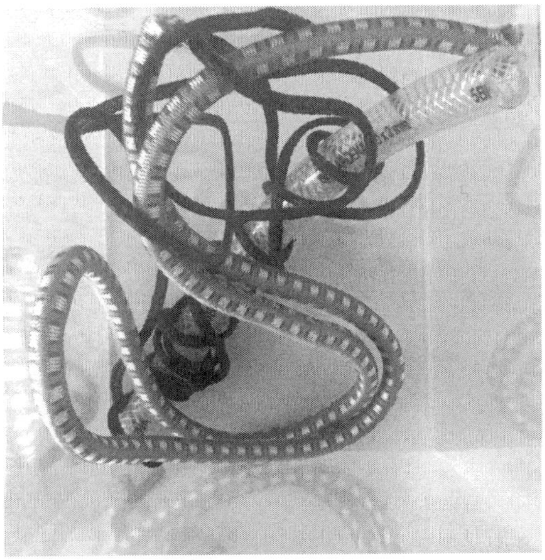

(A) : r
(B) : l
(C) : u
(D) : o
(E) : h

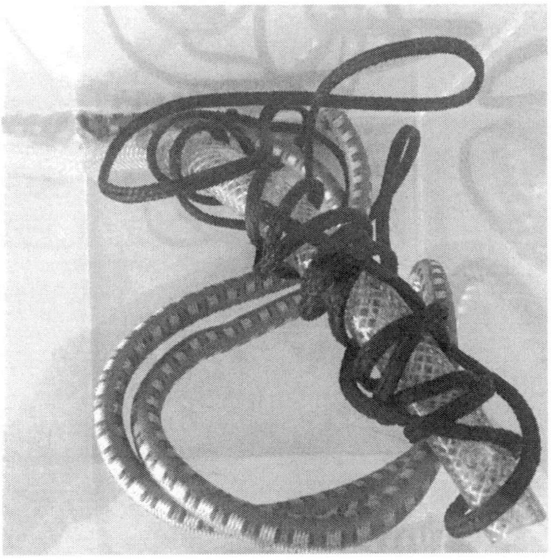

STOP Nicht weiterblättern.

Untertest 6 — Bearbeitungszeit: 15 Minuten

121)

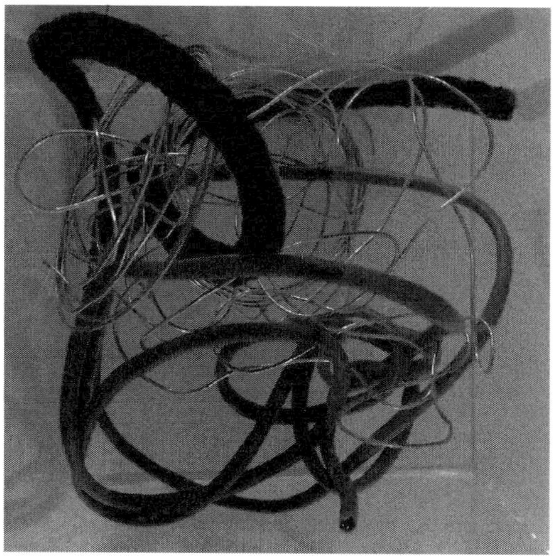

(A) : r
(B) : l
(C) : u
(D) : o
(E) : h

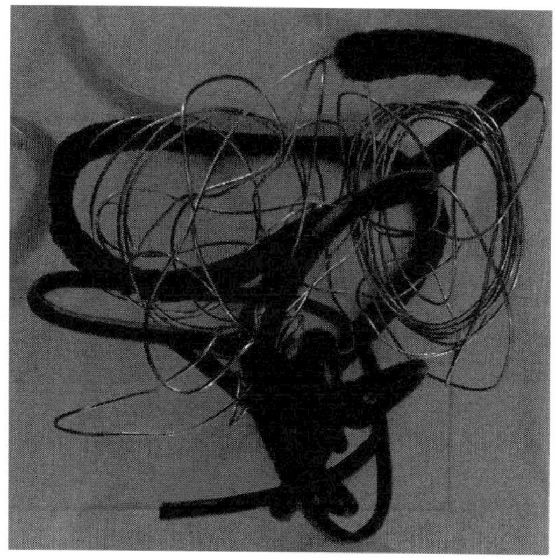

122)

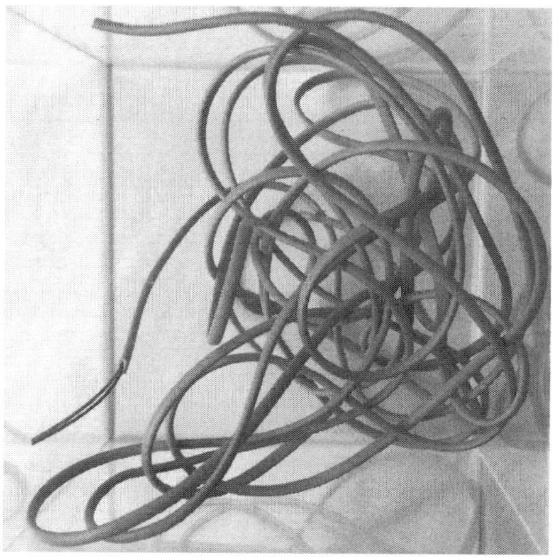

(A) : r
(B) : l
(C) : u
(D) : o
(E) : h

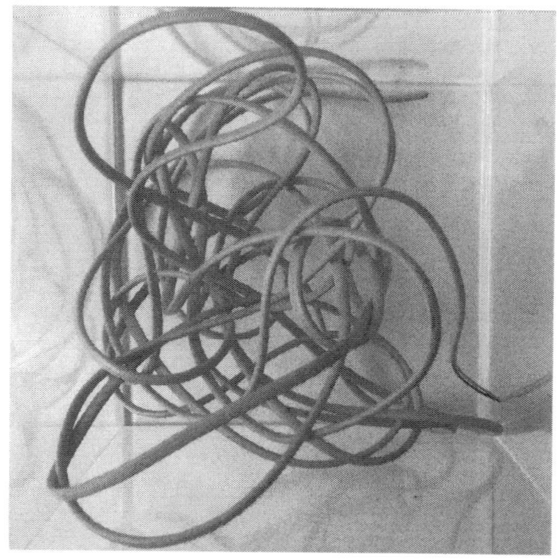

123)

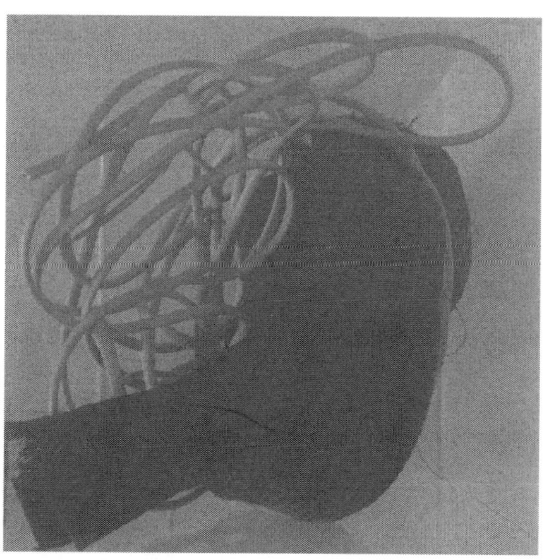

(A) : r
(B) : l
(C) : u
(D) : o
(E) : h

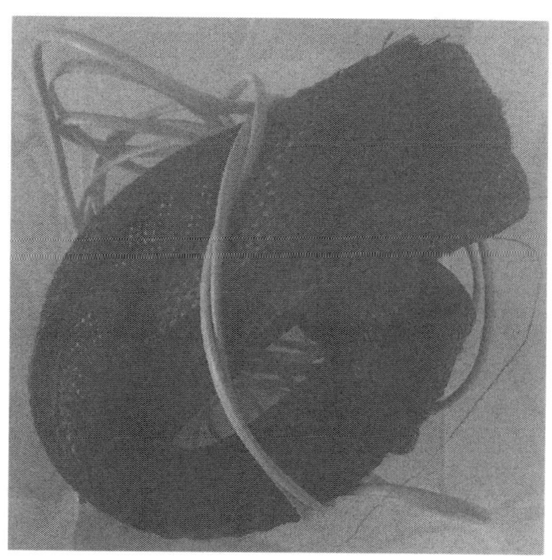

124)

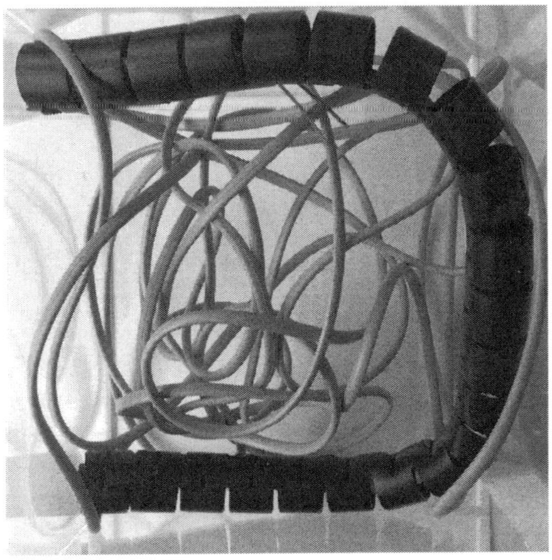

(A) : r
(B) : l
(C) : u
(D) : o
(E) : h

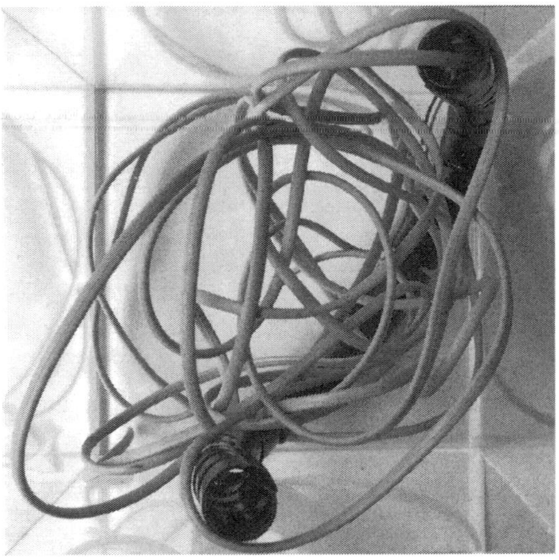

125)

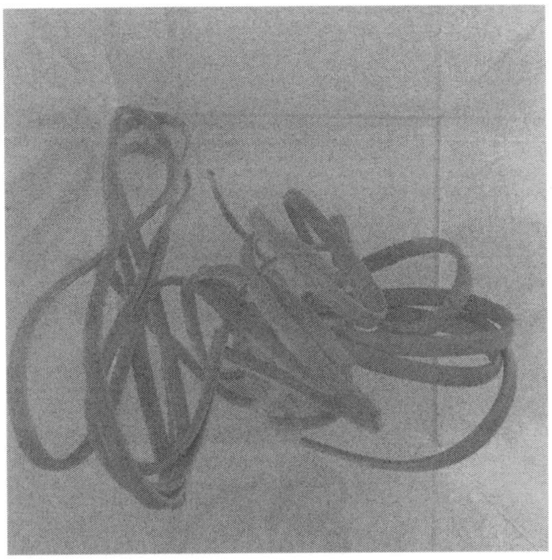

(A) : r
(B) : l
(C) : u
(D) : o
(E) : h

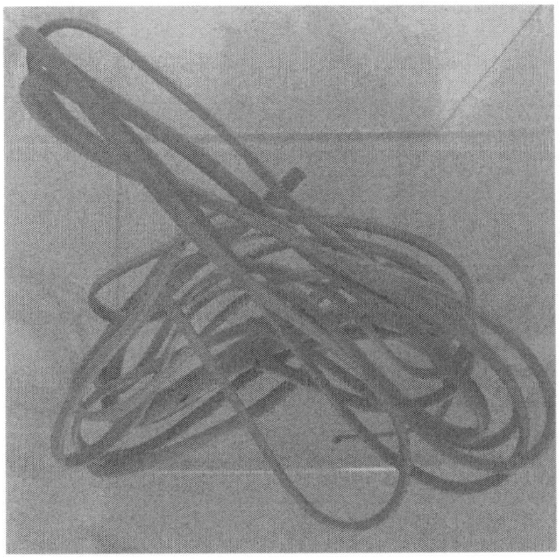

126)

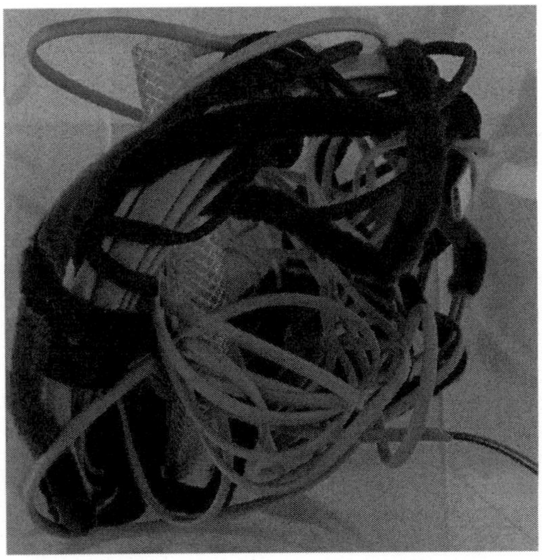

(A) : r
(B) : l
(C) : u
(D) : o
(E) : h

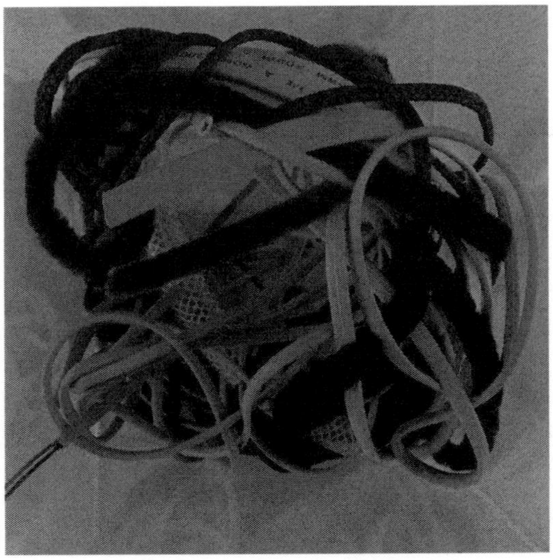

127)

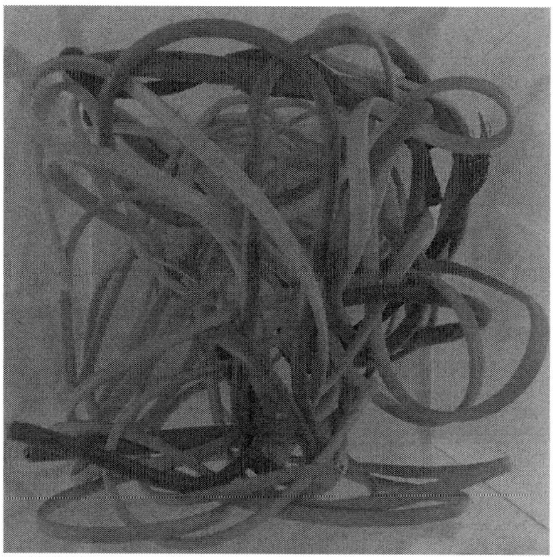

(A) : r
(B) : l
(C) : u
(D) : o
(E) : h

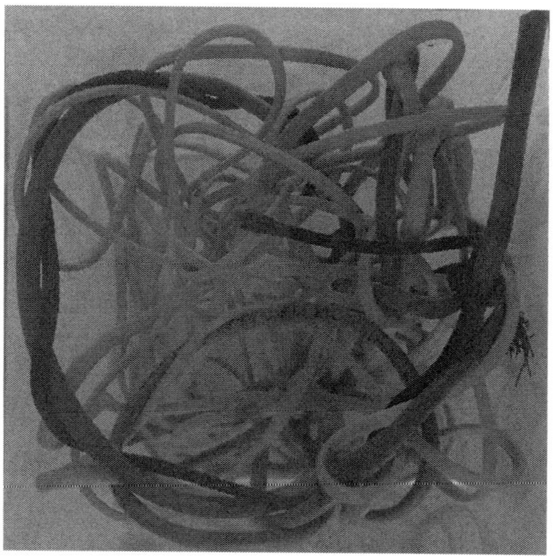

128)

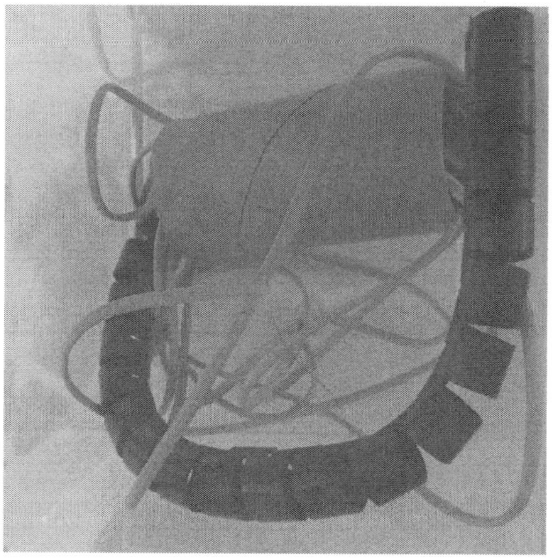

(A) : r
(B) : l
(C) : u
(D) : o
(E) : h

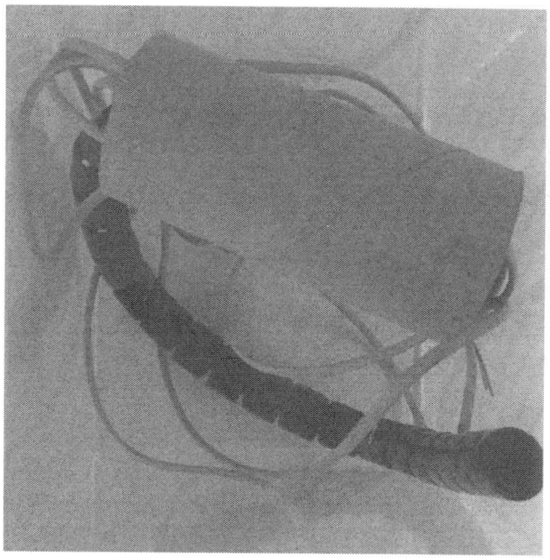

129)

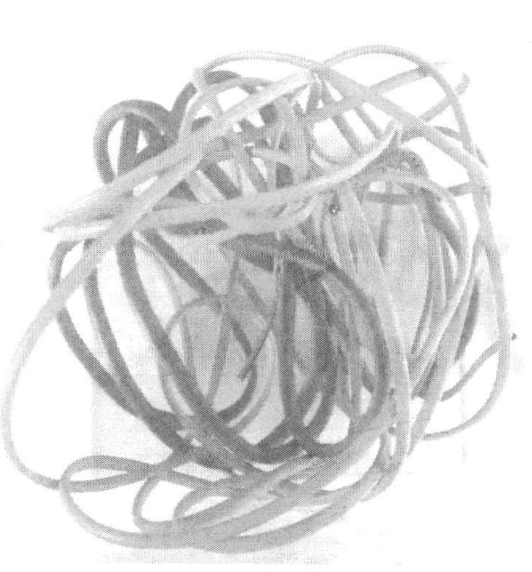

(A) : r
(B) : l
(C) : u
(D) : o
(E) : h

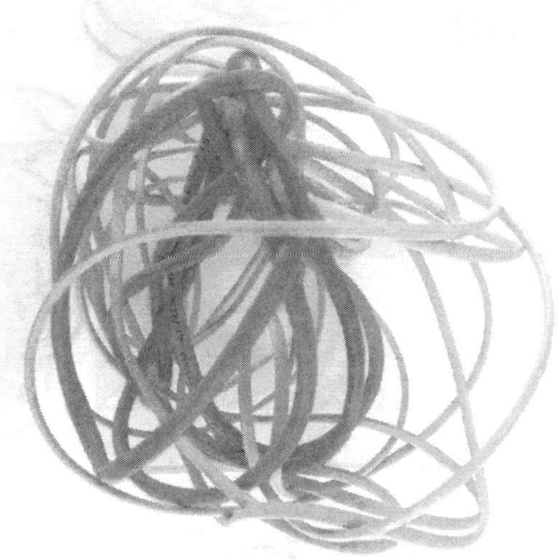

130)

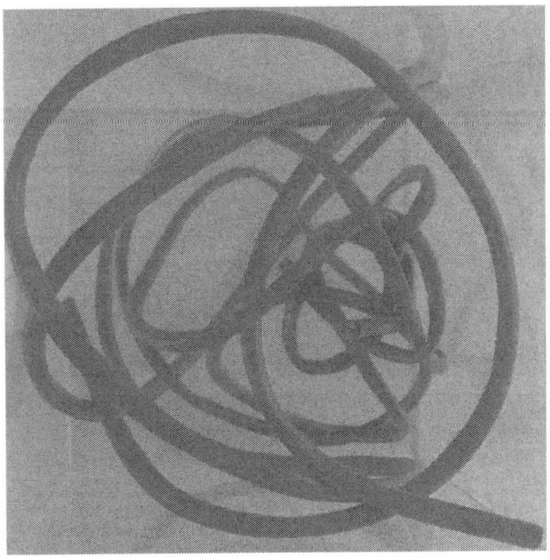

(A) : r
(B) : l
(C) : u
(D) : o
(E) : h

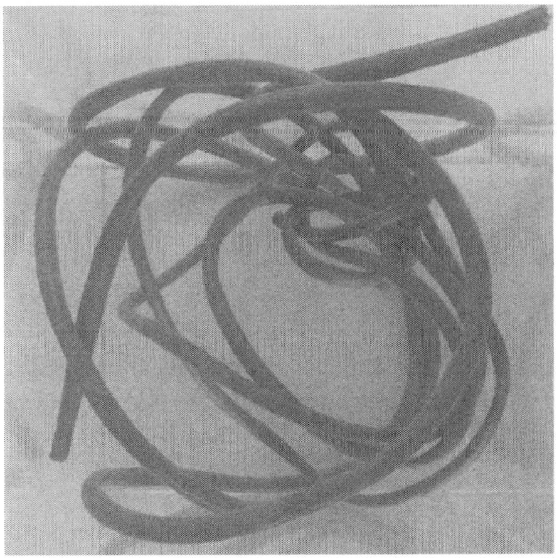

131)

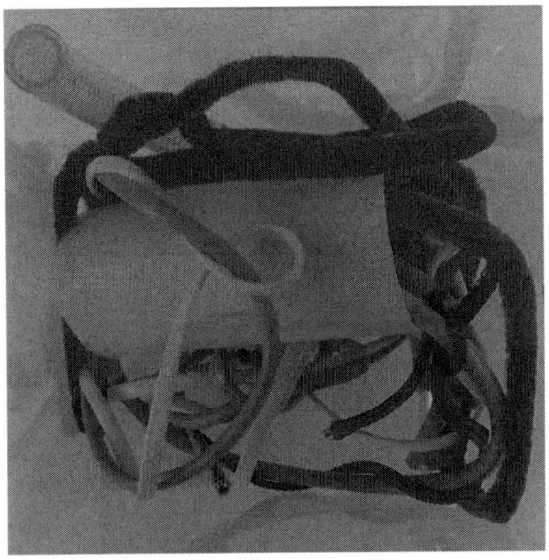

(A) : r
(B) : l
(C) : u
(D) : o
(E) : h

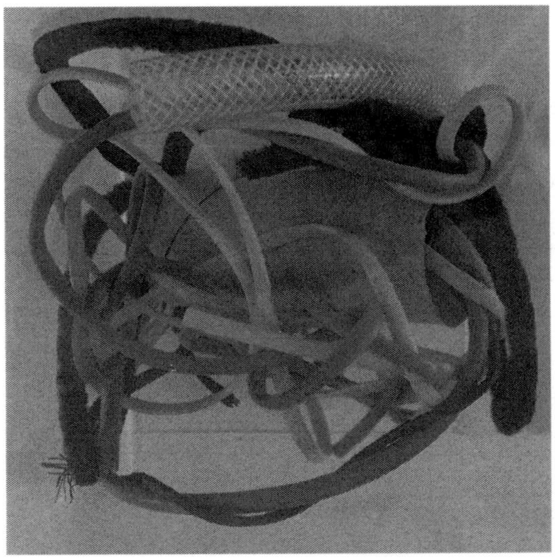

132)

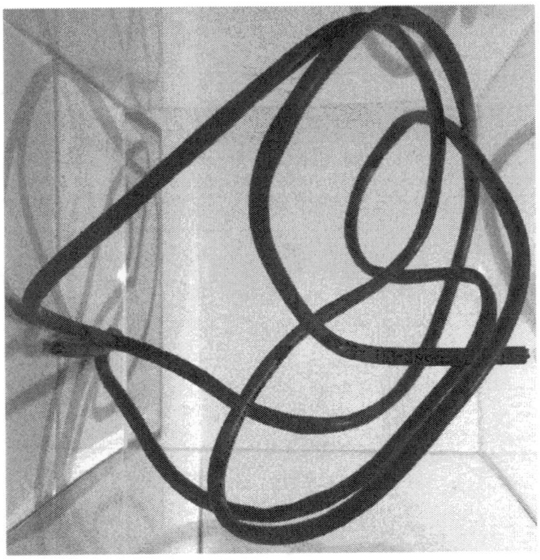

(A) : r
(B) : l
(C) : u
(D) : o
(E) : h

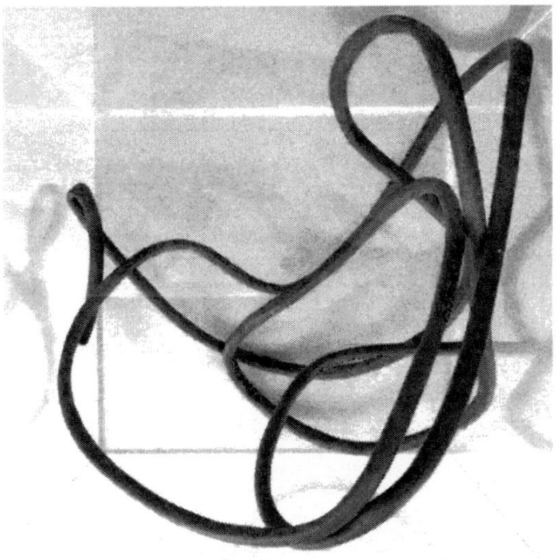

133)

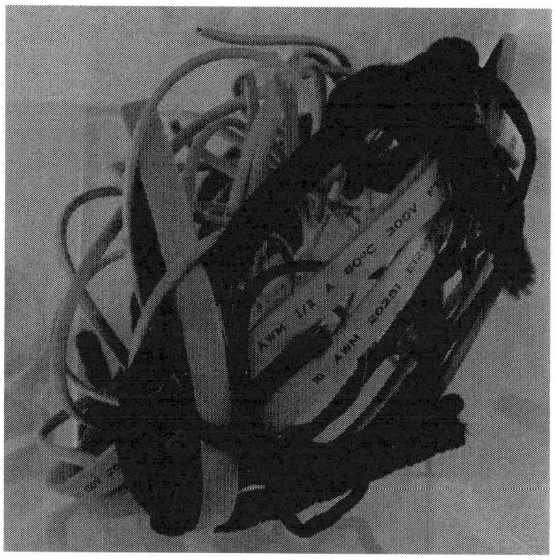

(A) : r
(B) : l
(C) : u
(D) : o
(E) : h

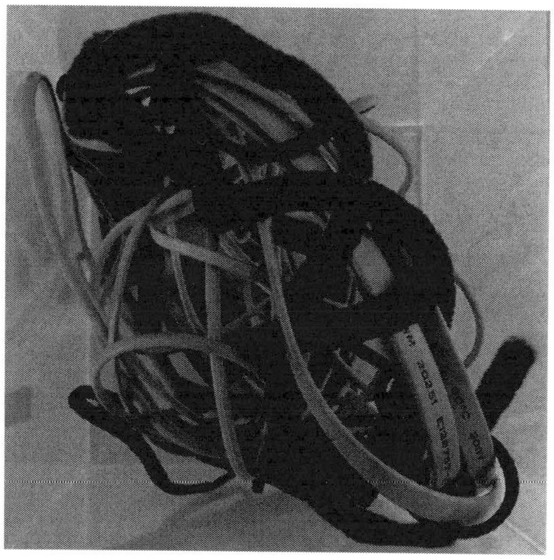

134)

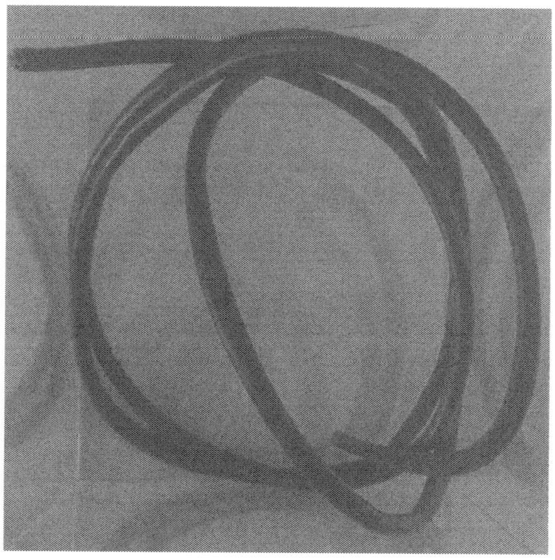

(A) : r
(B) : l
(C) : u
(D) : o
(E) : h

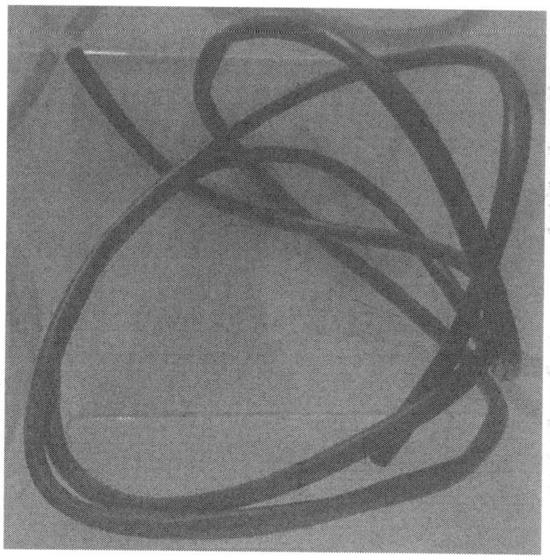

135)

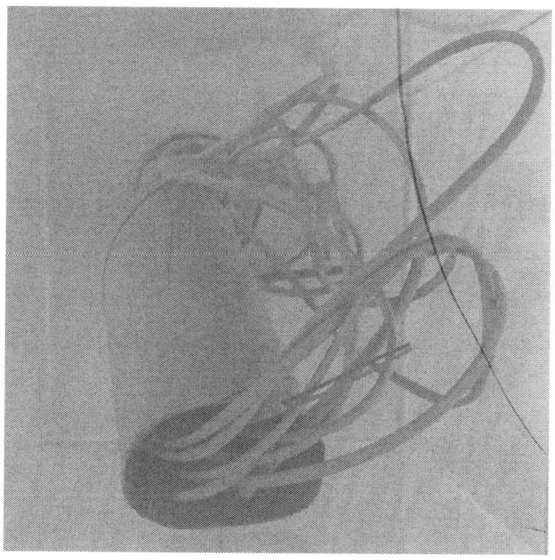

(A) : r
(B) : l
(C) : u
(D) : o
(E) : h

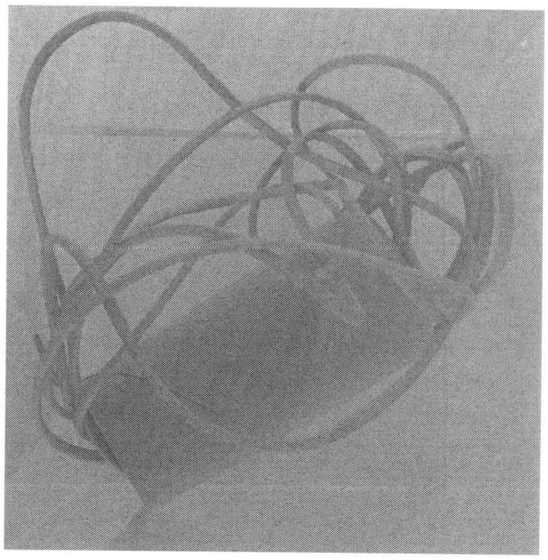

136)

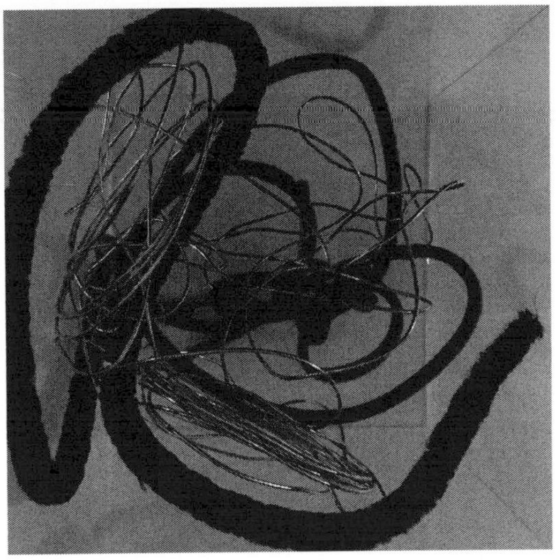

(A) : r
(B) : l
(C) : u
(D) : o
(E) : h

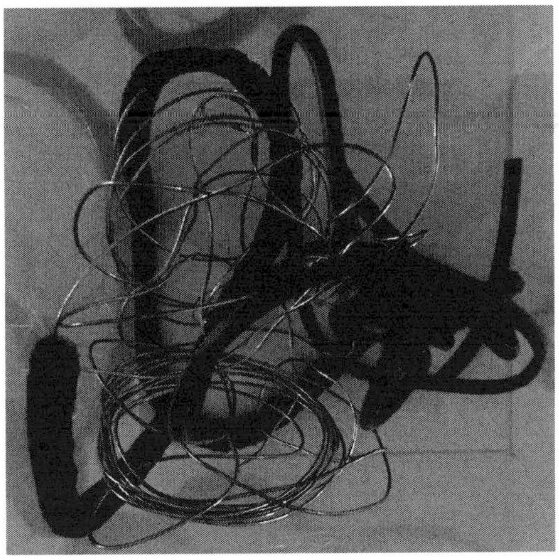

137)

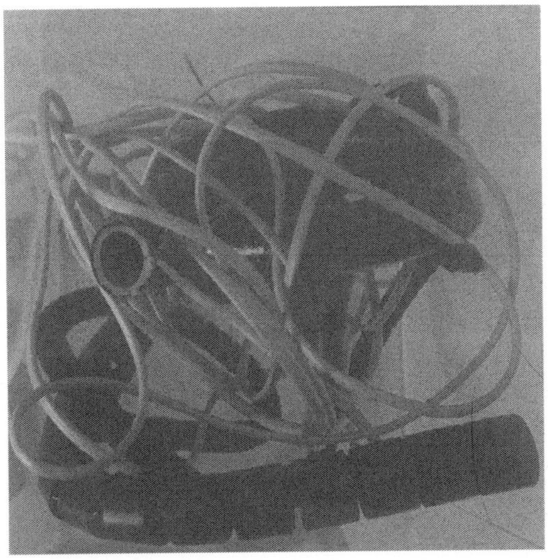

(A) : r
(B) : l
(C) : u
(D) : o
(E) : h

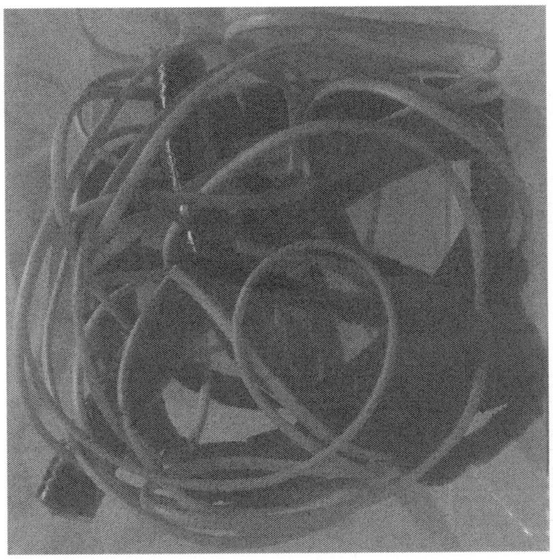

138)

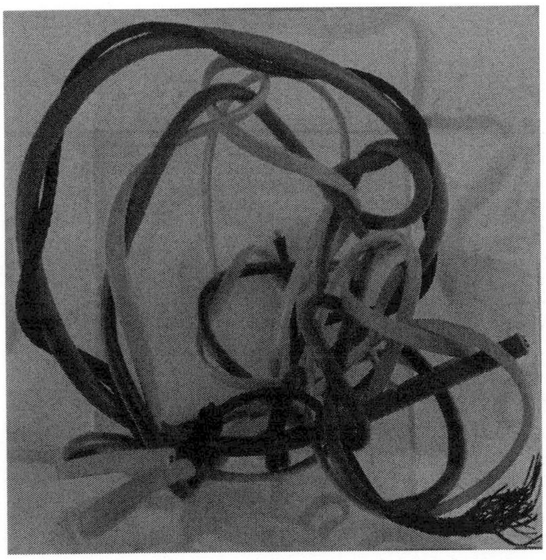

(A) : r
(B) : l
(C) : u
(D) : o
(E) : h

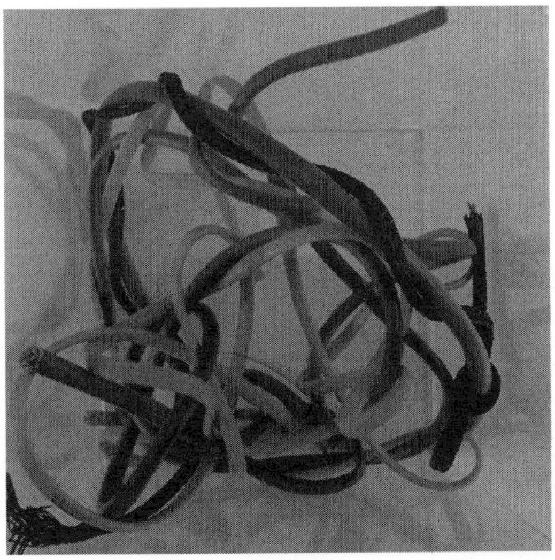

139)

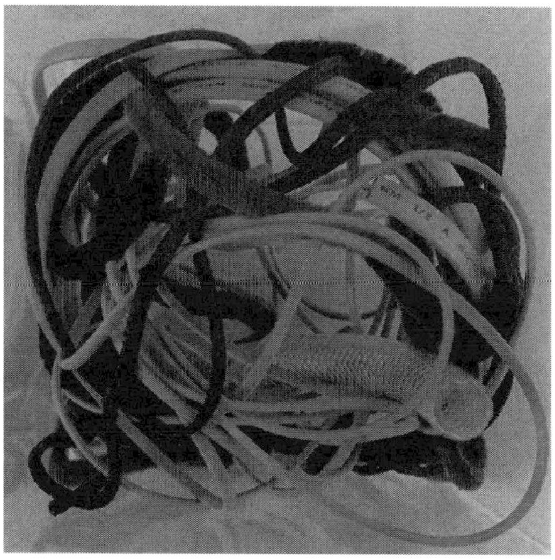

(A) : r
(B) : l
(C) : u
(D) : o
(E) : h

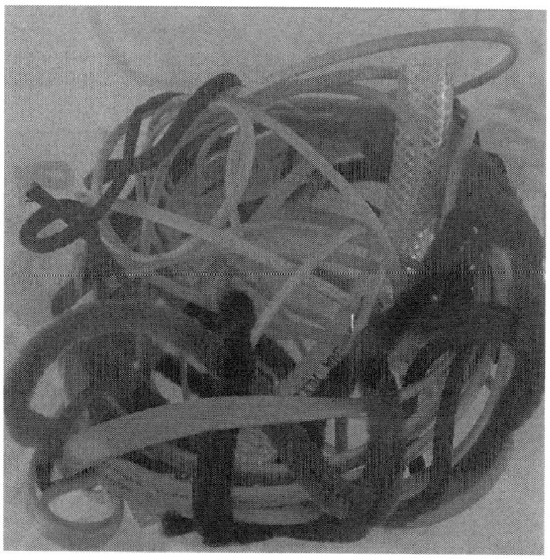

140)

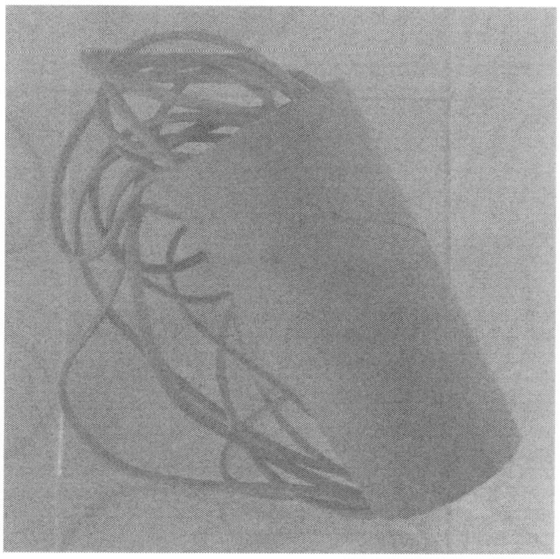

(A) : r
(B) : l
(C) : u
(D) : o
(E) : h

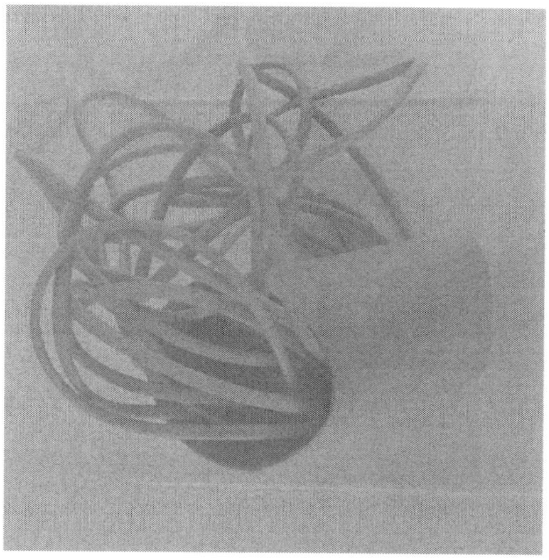

141)

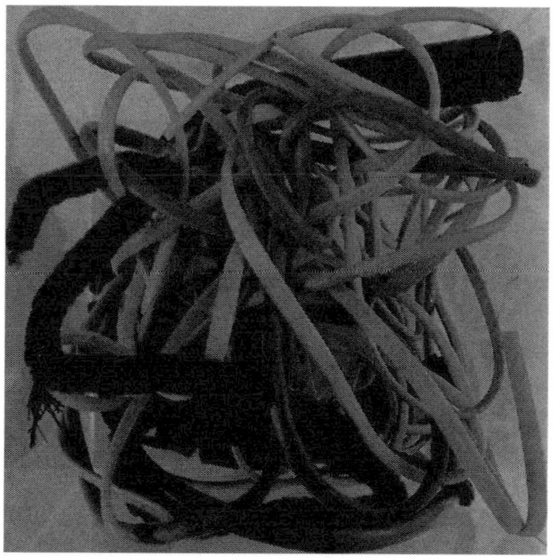

(A) : r
(B) : l
(C) : u
(D) : o
(E) : h

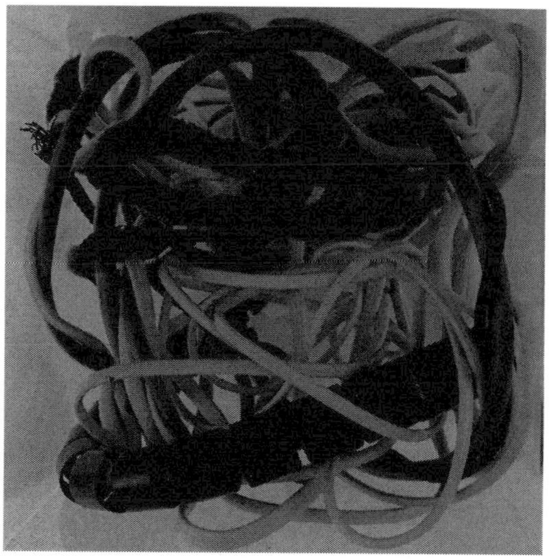

142)

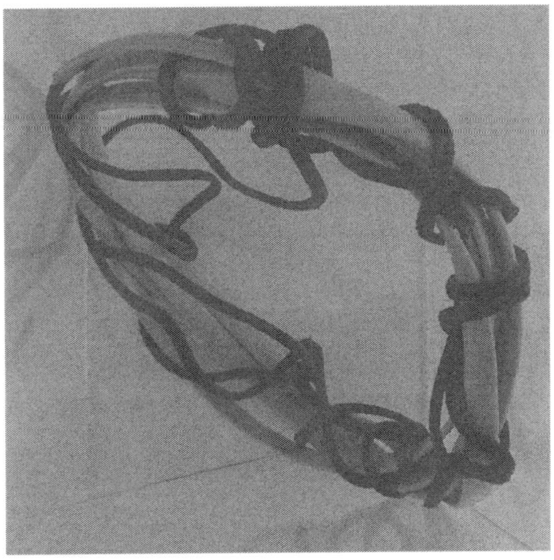

(A) : r
(B) : l
(C) : u
(D) : o
(E) : h

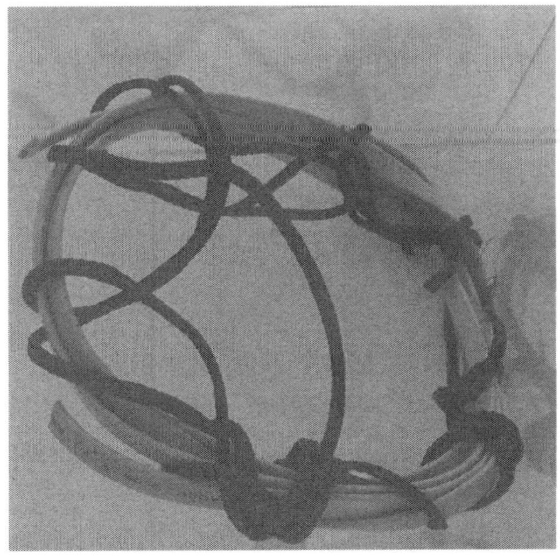

143)

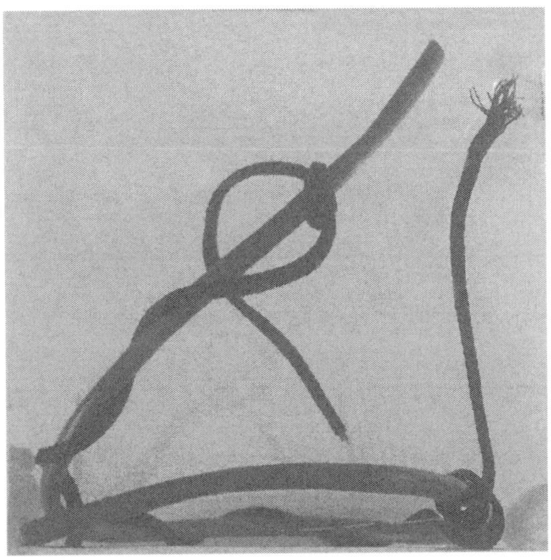

(A) : r
(B) : l
(C) : u
(D) : o
(E) : h

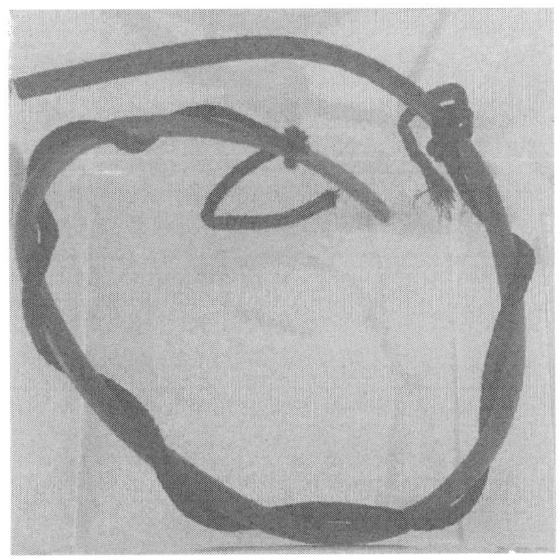

144)

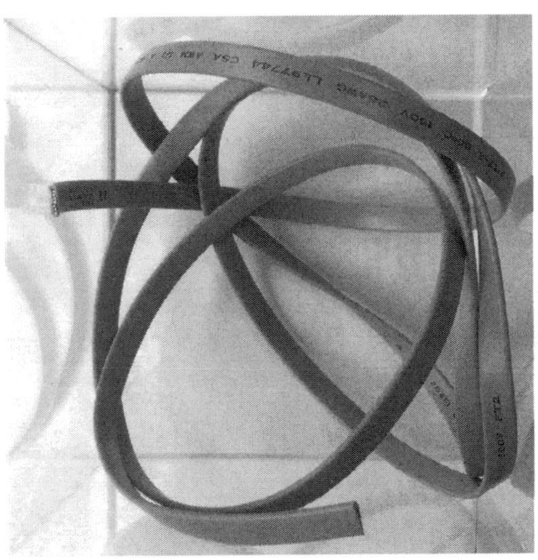

(A) : r
(B) : l
(C) : u
(D) : o
(E) : h

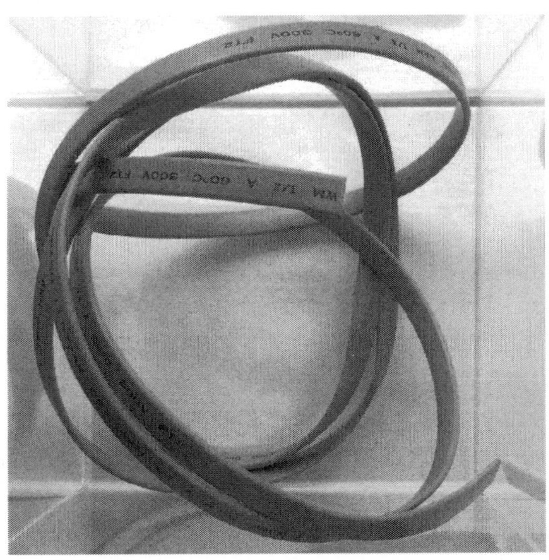

STOP **Nicht weiterblättern.**

145)

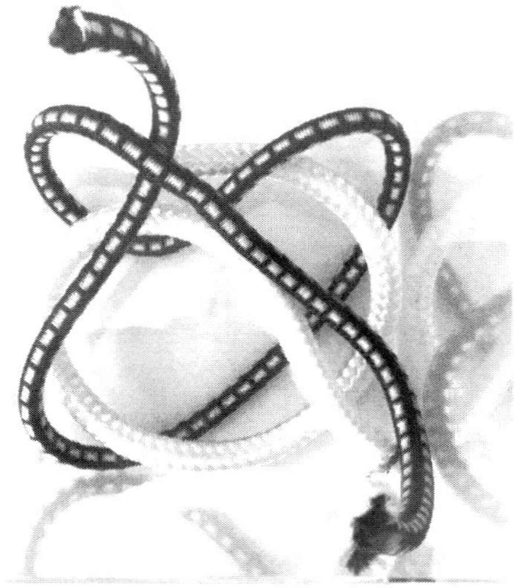

(A) : r
(B) : l
(C) : u
(D) : o
(E) : h

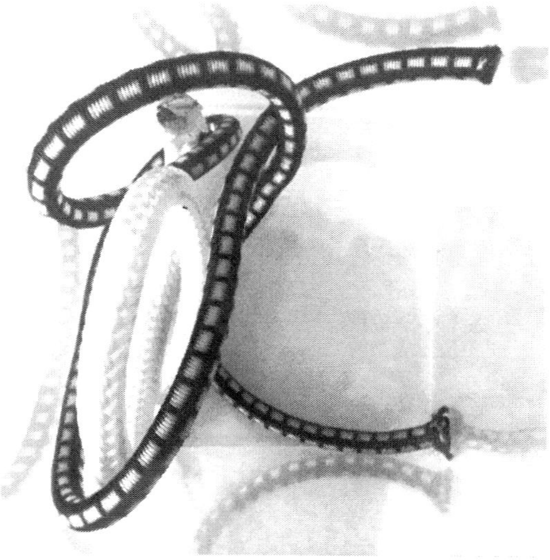

146)

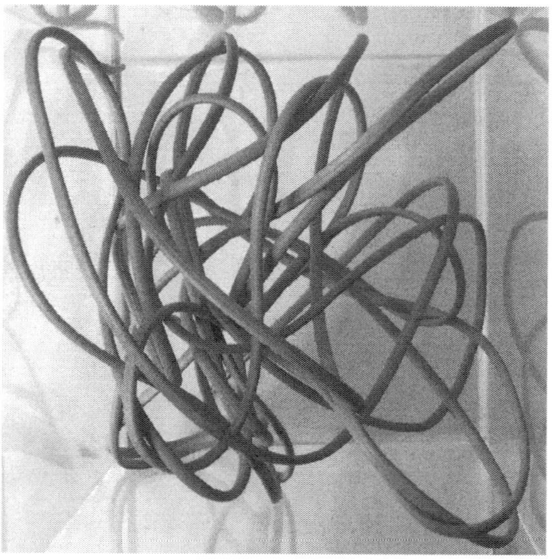

(A) : r
(B) : l
(C) : u
(D) : o
(E) : h

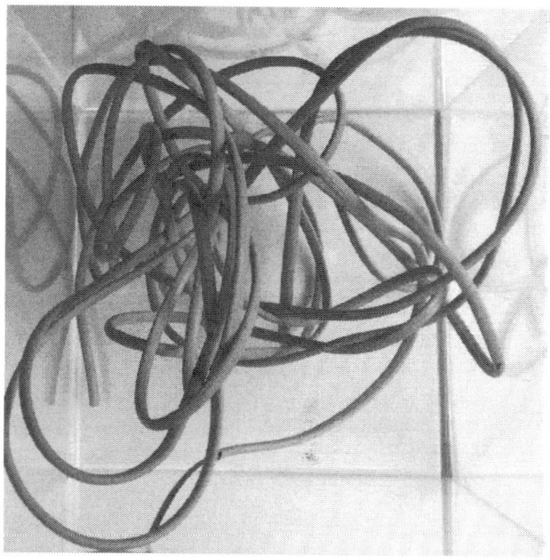

147)

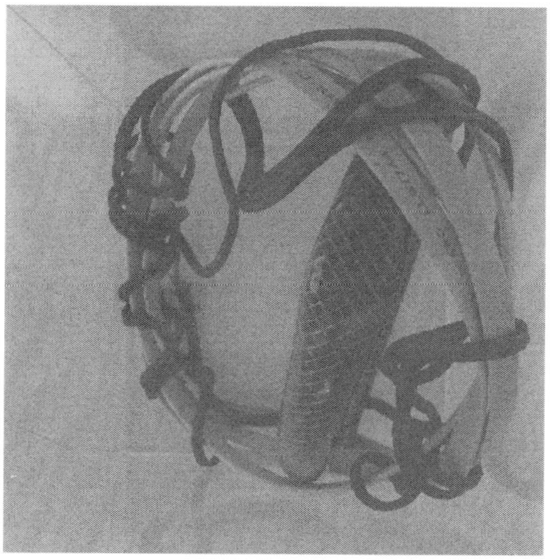

(A) : r
(B) : l
(C) : u
(D) : o
(E) : h

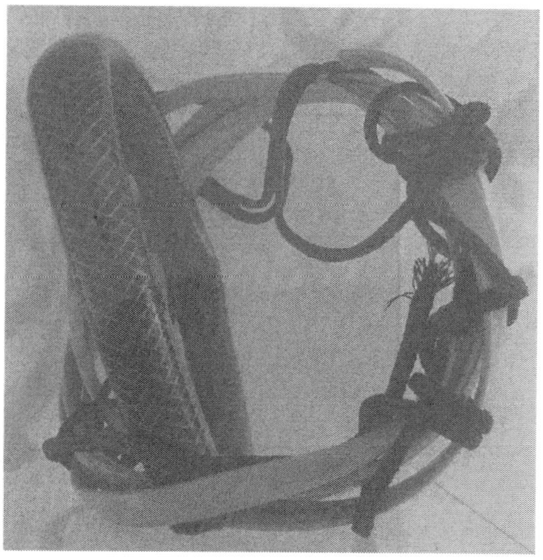

148)

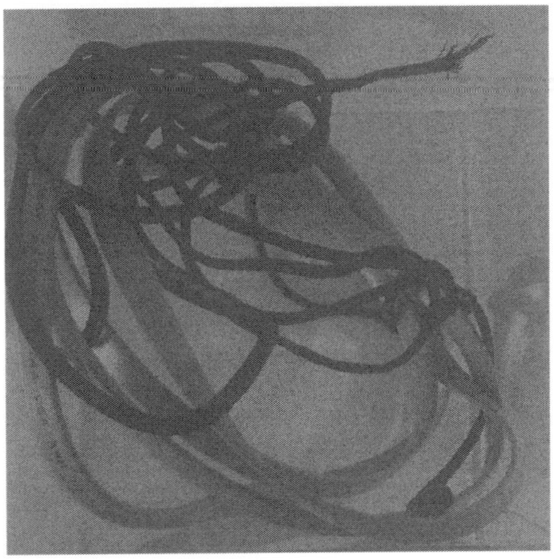

(A) : r
(B) : l
(C) : u
(D) : o
(E) : h

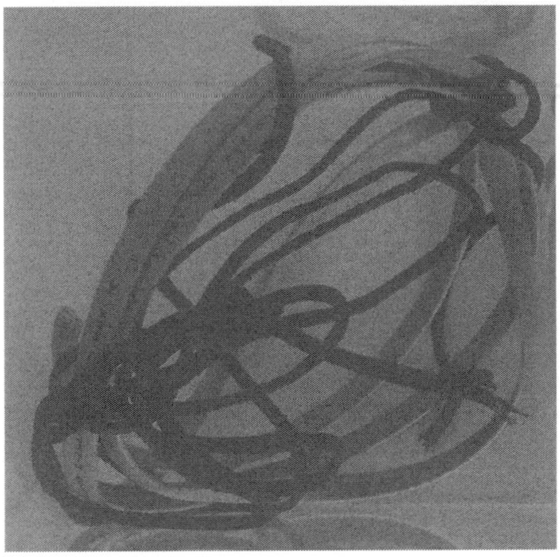

149)

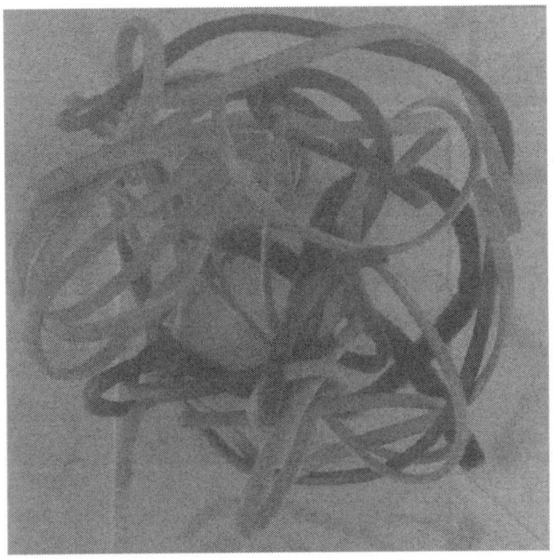

(A) : r
(B) : l
(C) : u
(D) : o
(E) : h

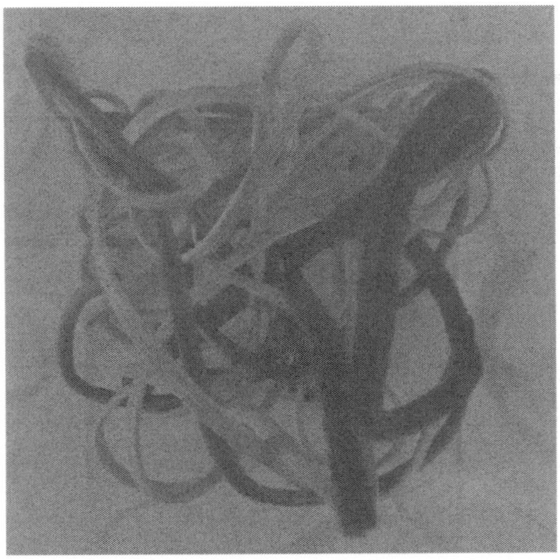

150)

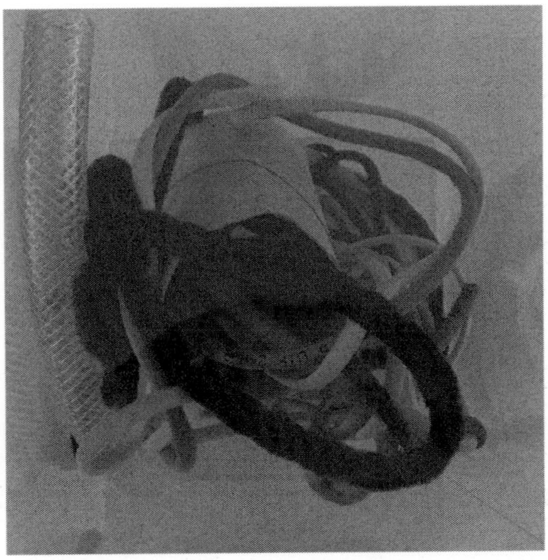

(A) : r
(B) : l
(C) : u
(D) : o
(E) : h

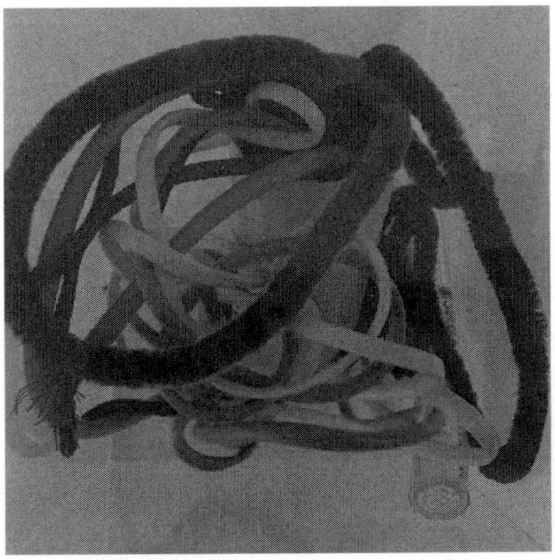

151)

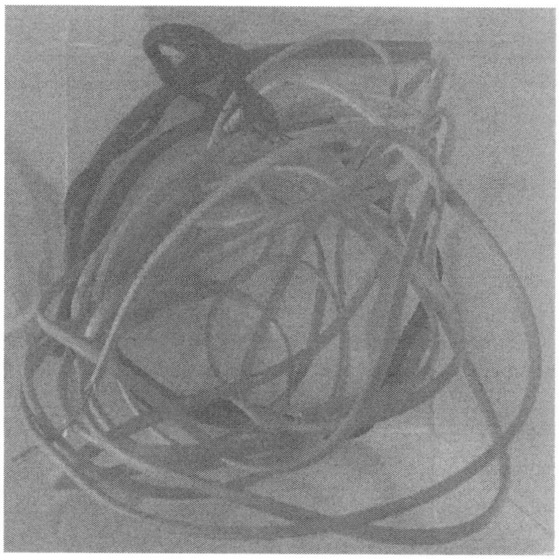

(A) : r
(B) : l
(C) : u
(D) : o
(E) : h

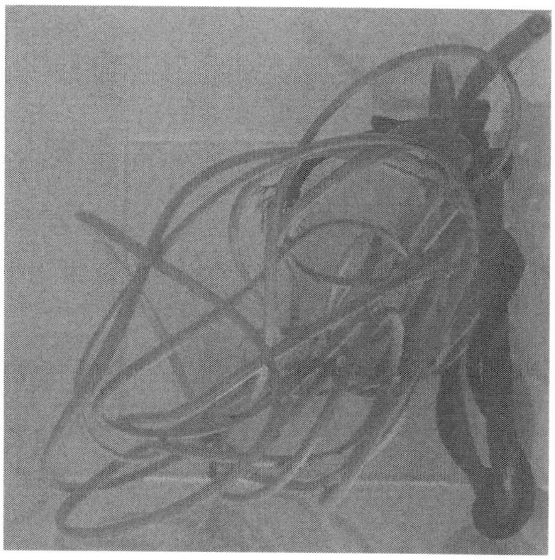

152)

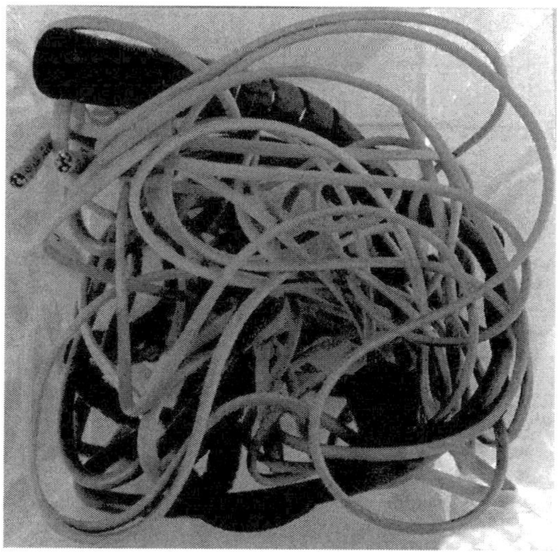

(A) : r
(B) : l
(C) : u
(D) : o
(E) : h

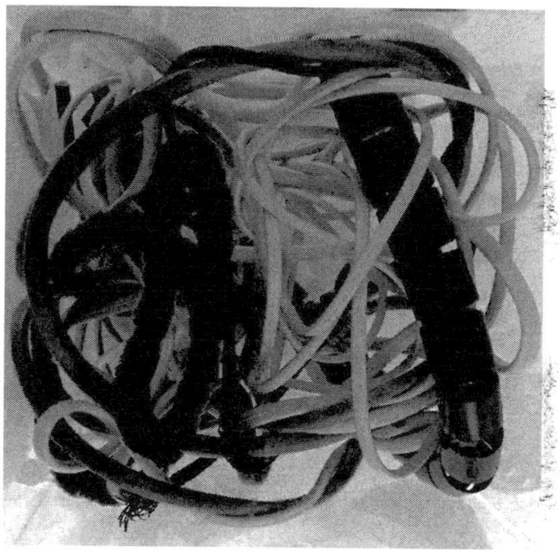

153)

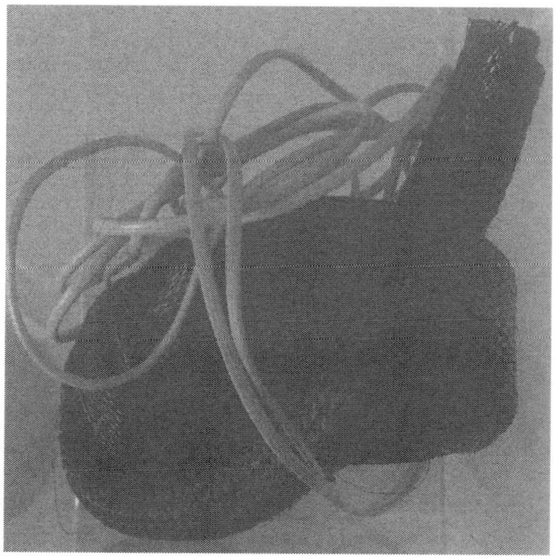

(A) : r
(B) : l
(C) : u
(D) : o
(E) : h

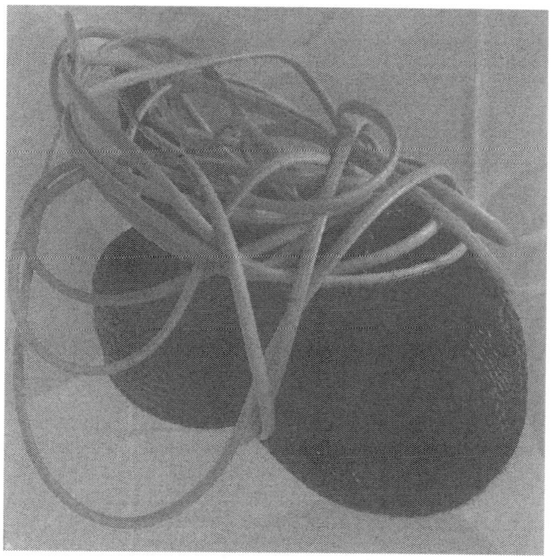

154)

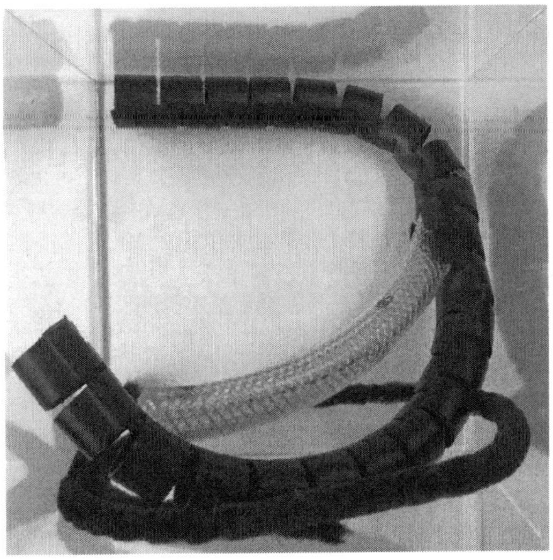

(A) : r
(B) : l
(C) : u
(D) : o
(E) : h

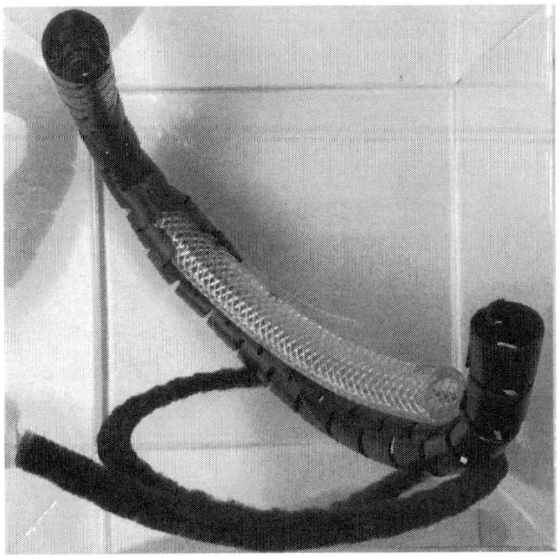

155)

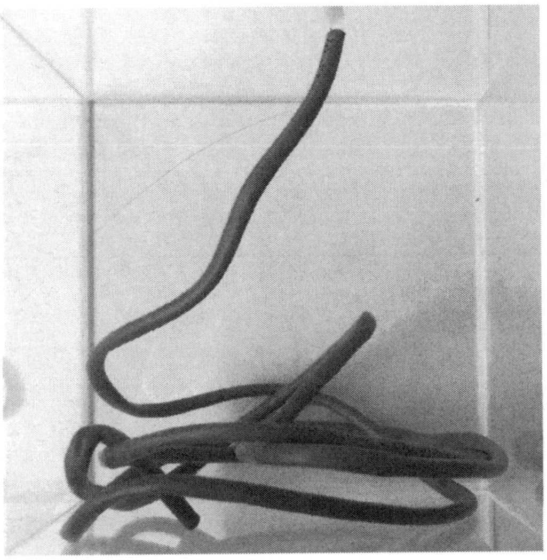

(A) : r
(B) : l
(C) : u
(D) : o
(E) : h

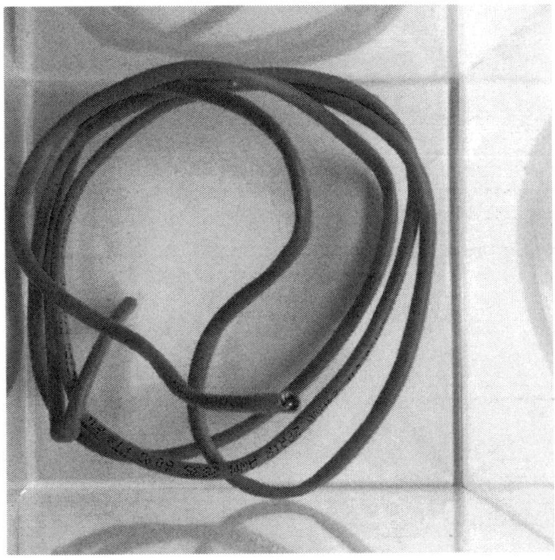

156)

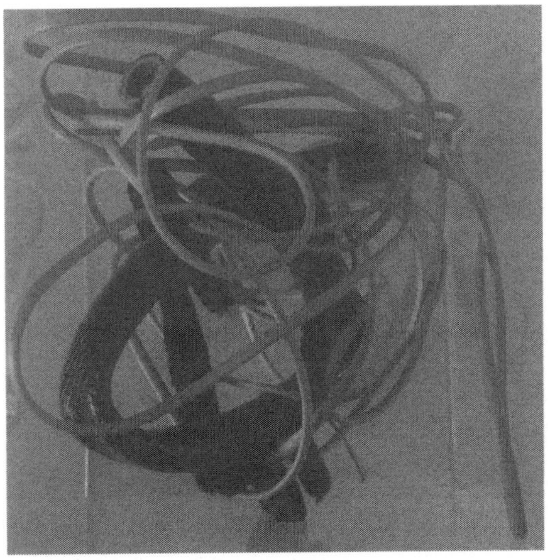

(A) : r
(B) : l
(C) : u
(D) : o
(E) : h

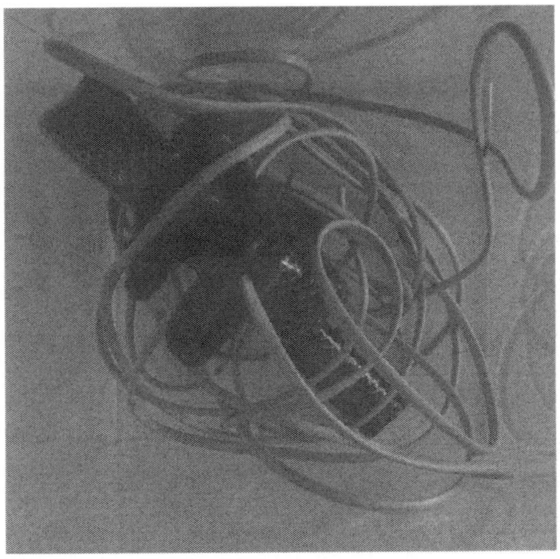

157)

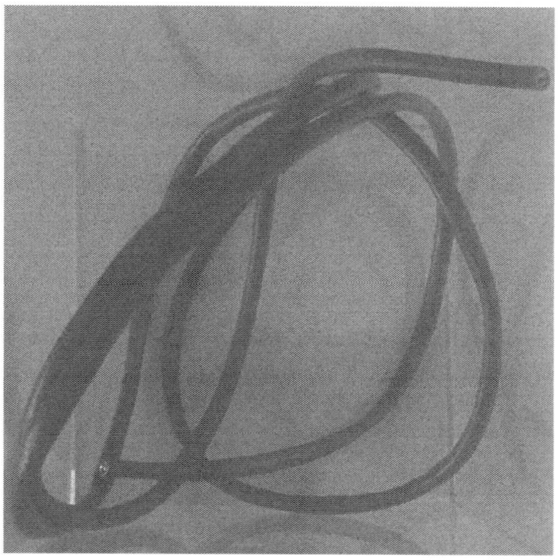

(A) : r
(B) : l
(C) : u
(D) : o
(E) : h

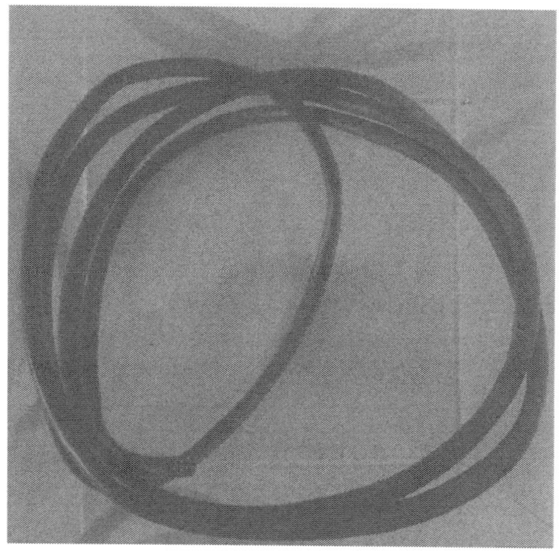

158)

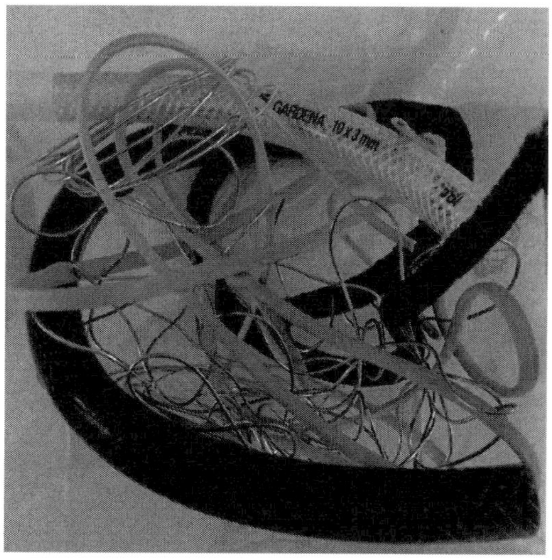

(A) : r
(B) : l
(C) : u
(D) : o
(E) : h

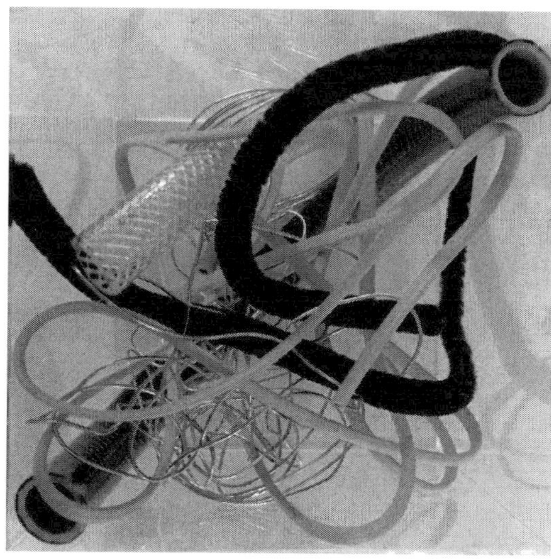

159)

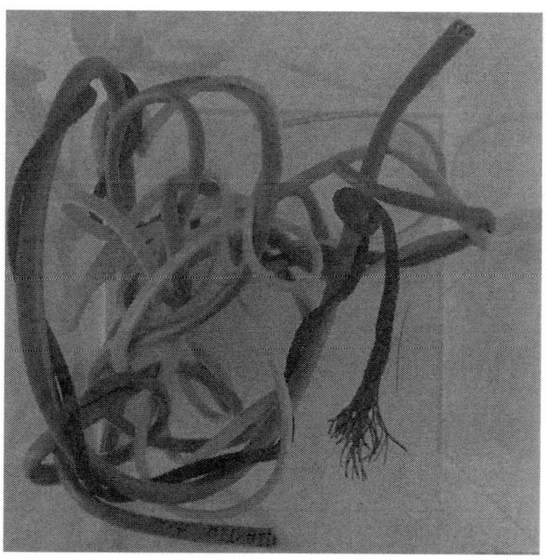

(A) : r
(B) : l
(C) : u
(D) : o
(E) : h

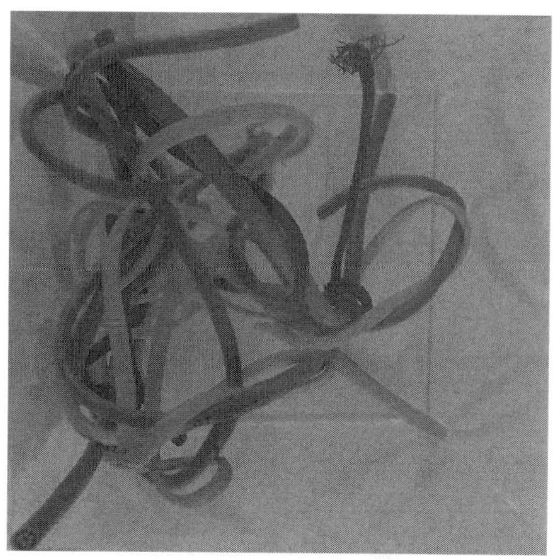

160)

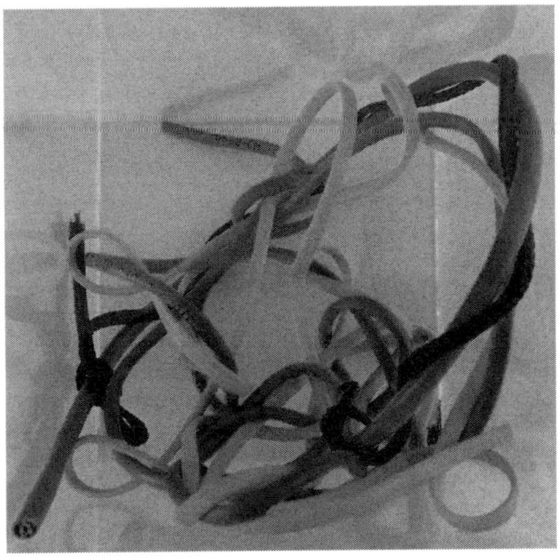

(A) : r
(B) : l
(C) : u
(D) : o
(E) : h

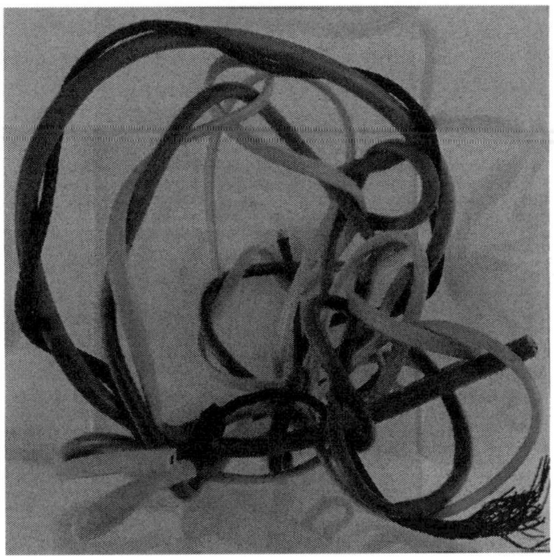

161)

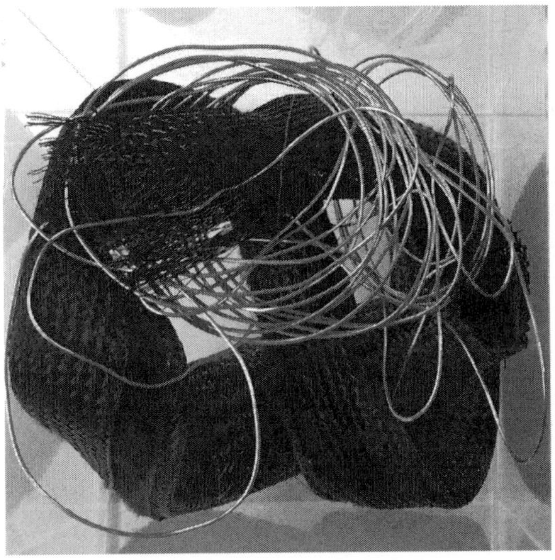

(A) : r
(B) : l
(C) : u
(D) : o
(E) : h

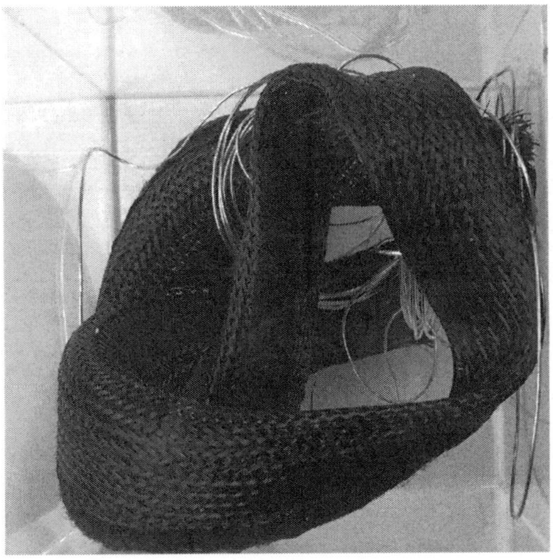

162)

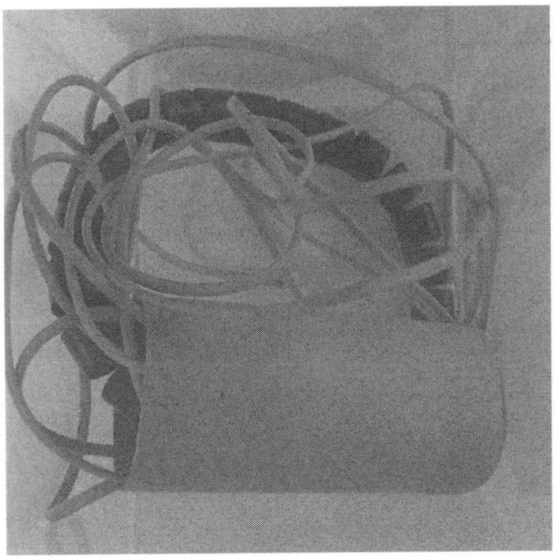

(A) : r
(B) : l
(C) : u
(D) : o
(E) : h

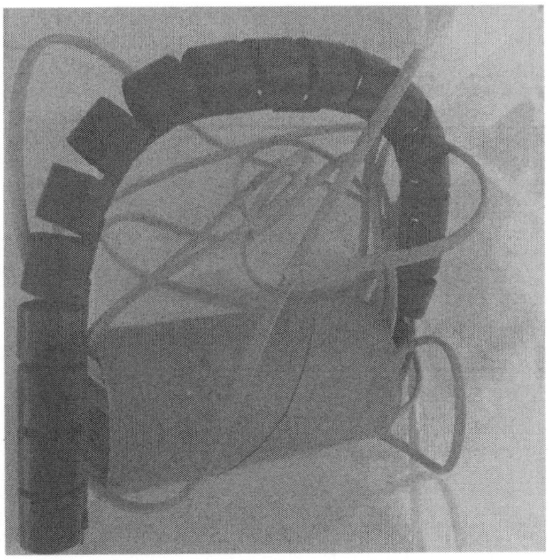

163)

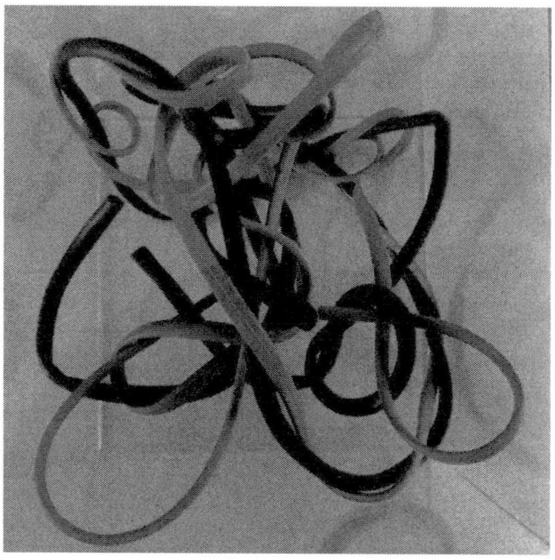

(A) : r
(B) : l
(C) : u
(D) : o
(E) : h

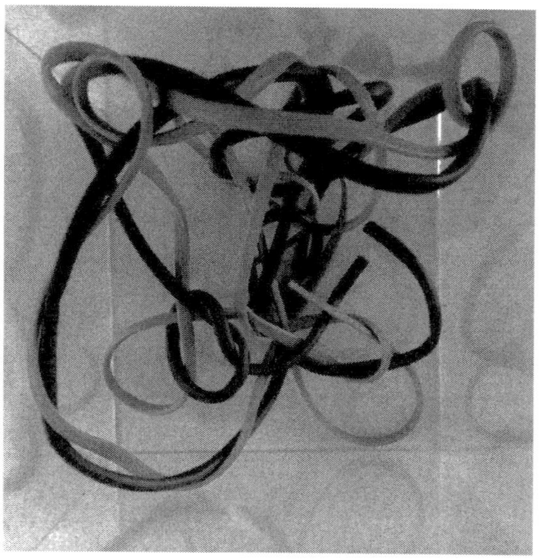

164)

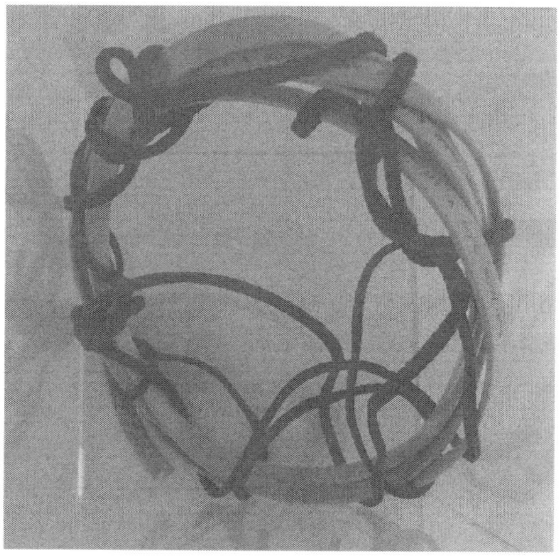

(A) : r
(B) : l
(C) : u
(D) : o
(E) : h

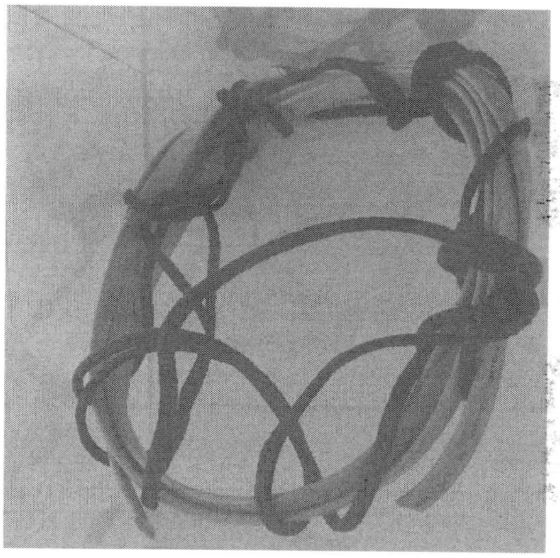

165)

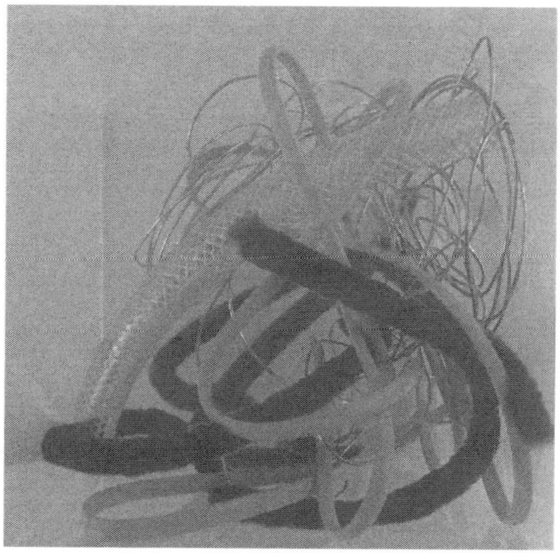

(A) : r
(B) : l
(C) : u
(D) : o
(E) : h

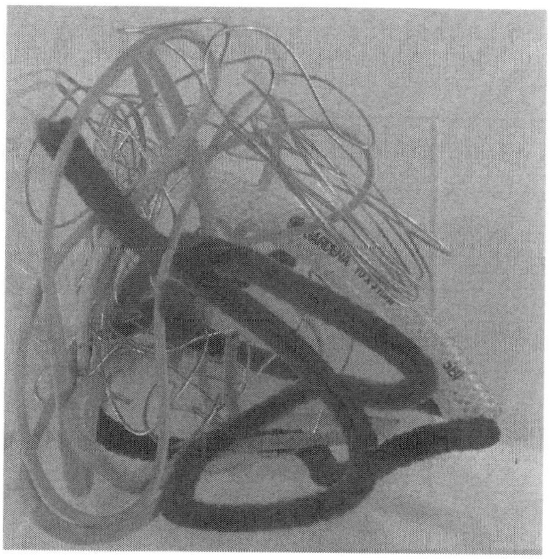

166)

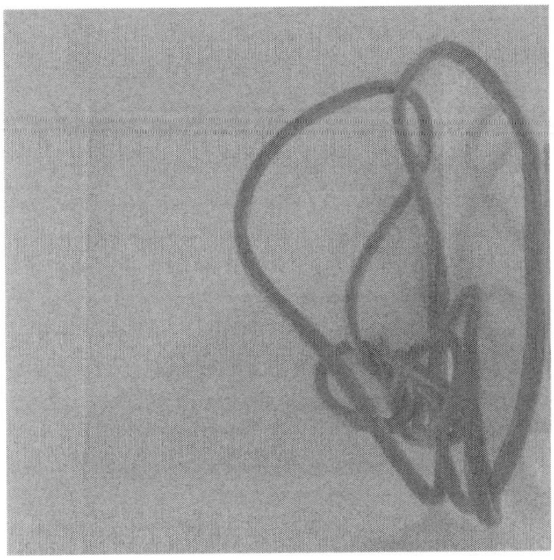

(A) : r
(B) : l
(C) : u
(D) : o
(E) : h

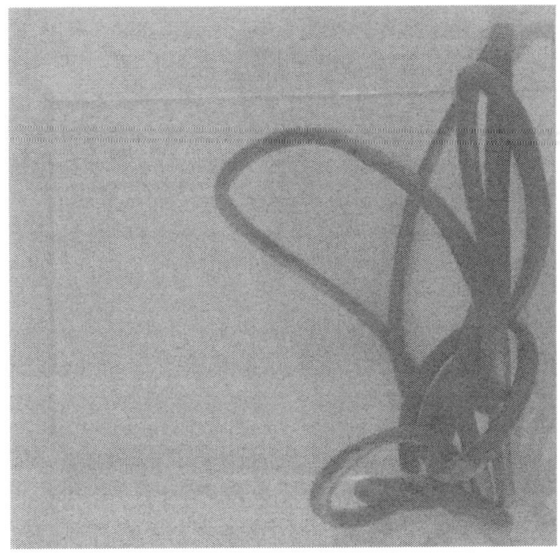

167)

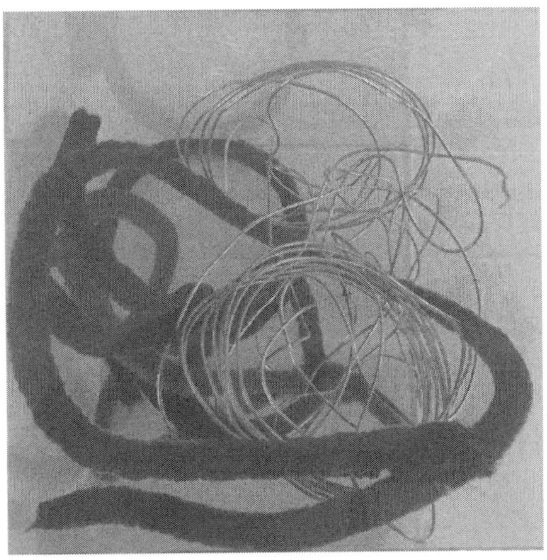

(A) : r
(B) : l
(C) : u
(D) : o
(E) : h

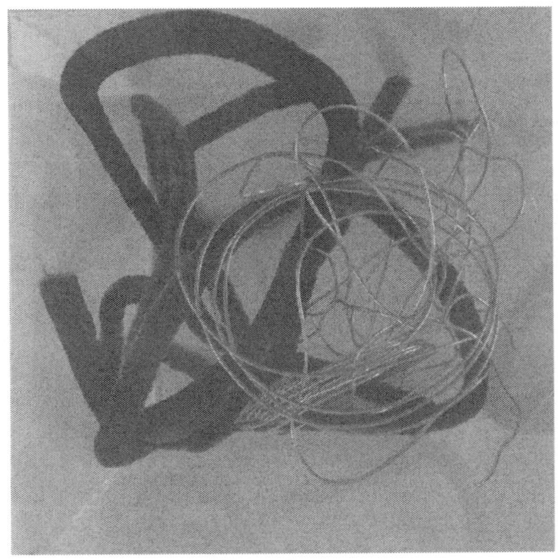

168)

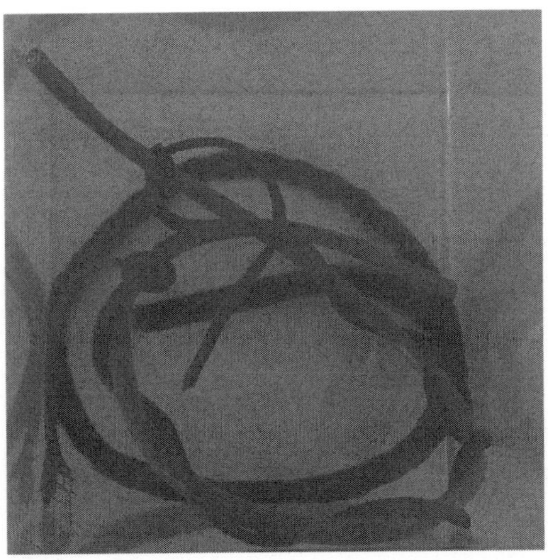

(A) : r
(B) : l
(C) : u
(D) : o
(E) : h

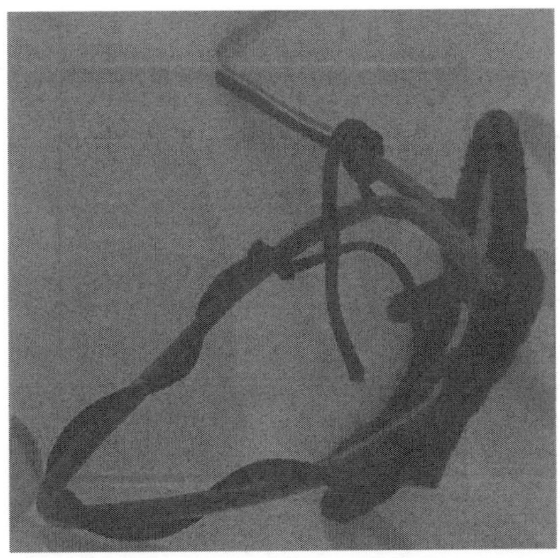

STOP Nicht weiterblättern.

Untertest 8 — Bearbeitungszeit: 15 Minuten

169)

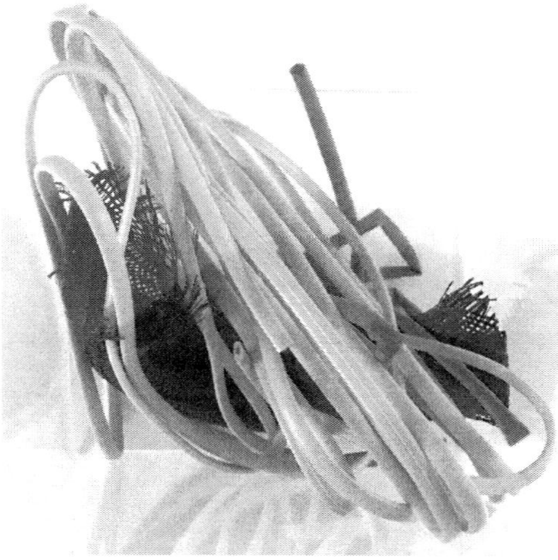

(A) : r
(B) : l
(C) : u
(D) : o
(E) : h

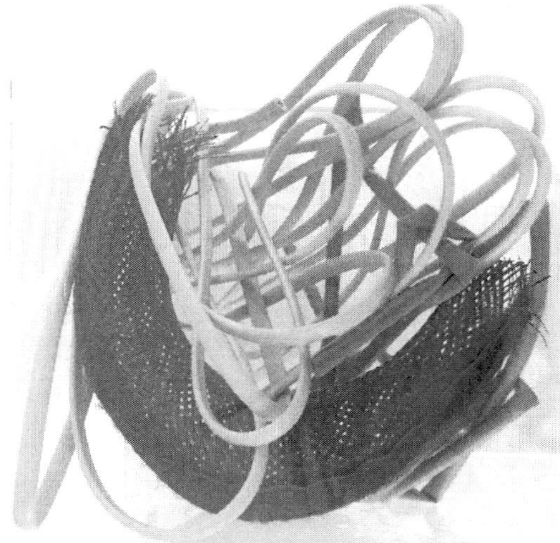

170)

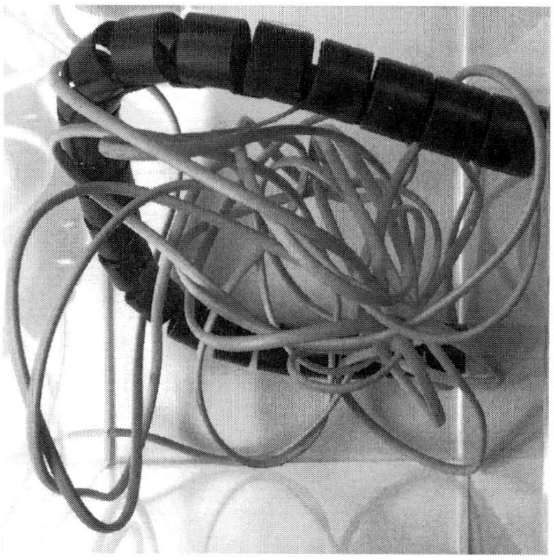

(A) : r
(B) : l
(C) : u
(D) : o
(E) : h

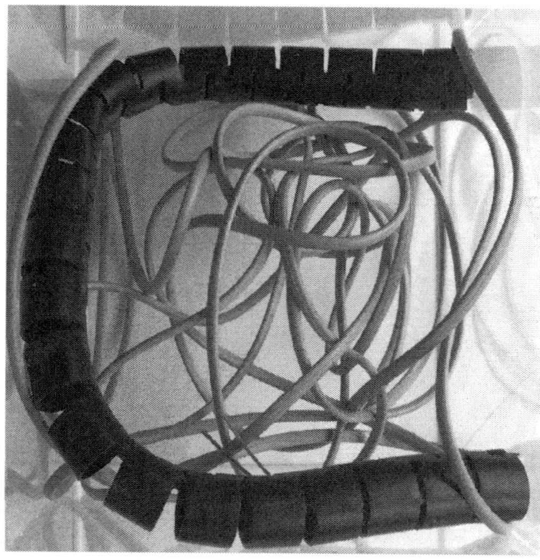

171)

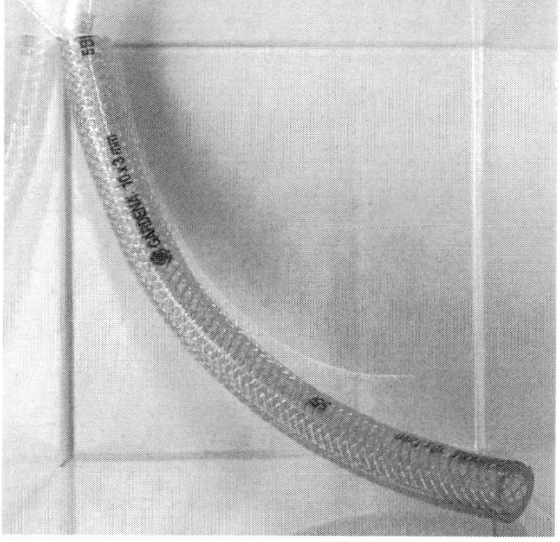

(A) : r
(B) : l
(C) : u
(D) : o
(E) : h

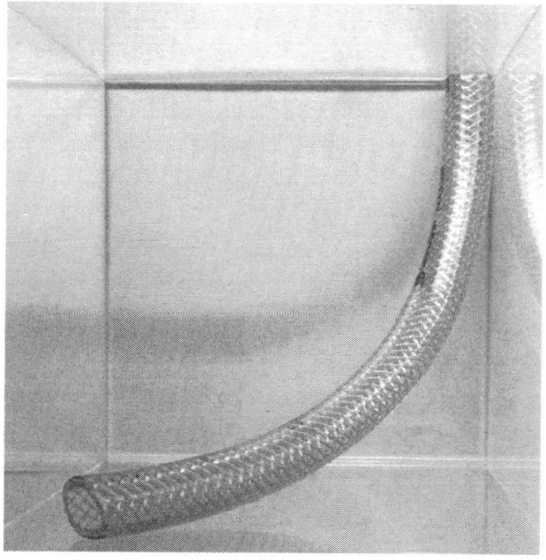

172)

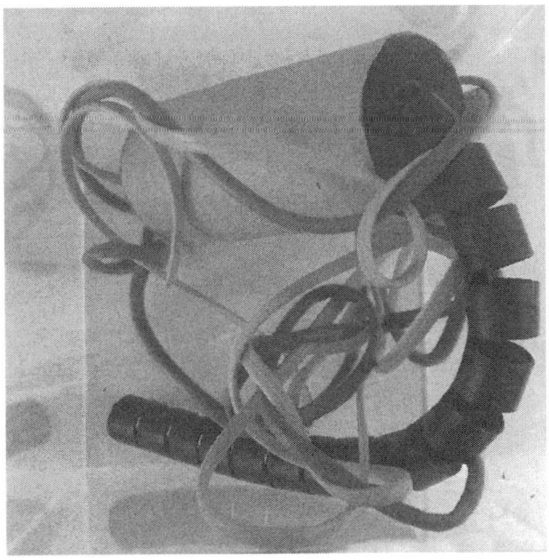

(A) : r
(B) : l
(C) : u
(D) : o
(E) : h

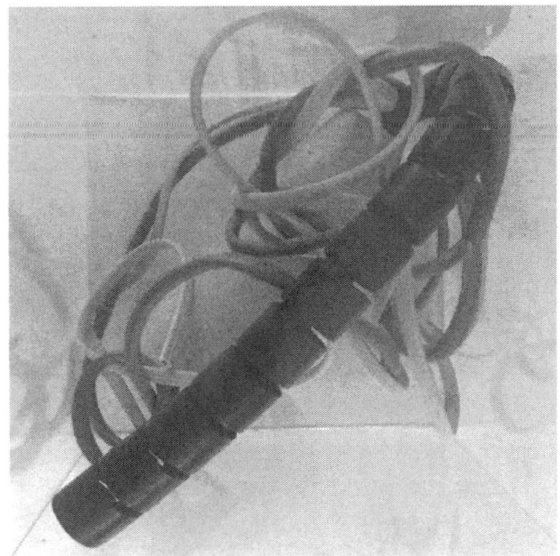

173)

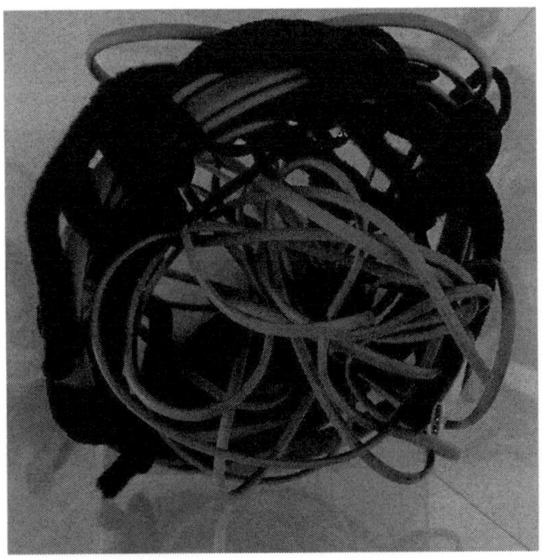

(A) : r
(B) : l
(C) : u
(D) : o
(E) : h

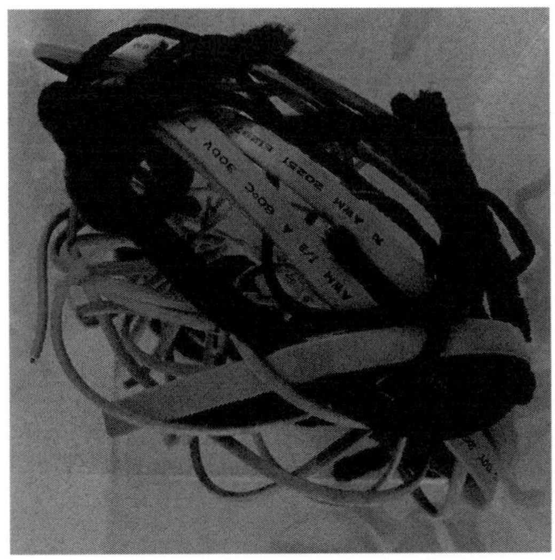

174)

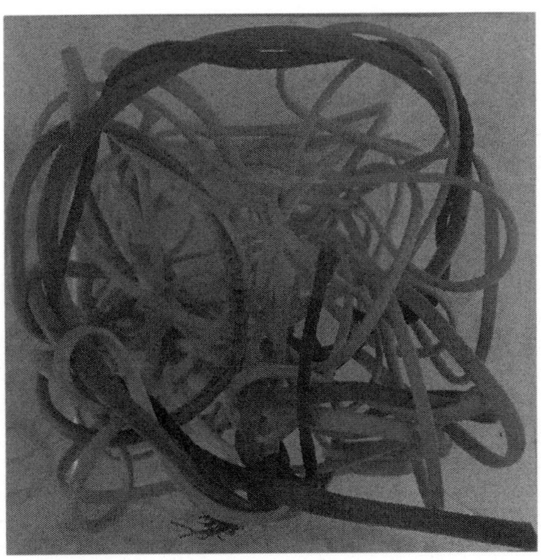

(A) : r
(B) : l
(C) : u
(D) : o
(E) : h

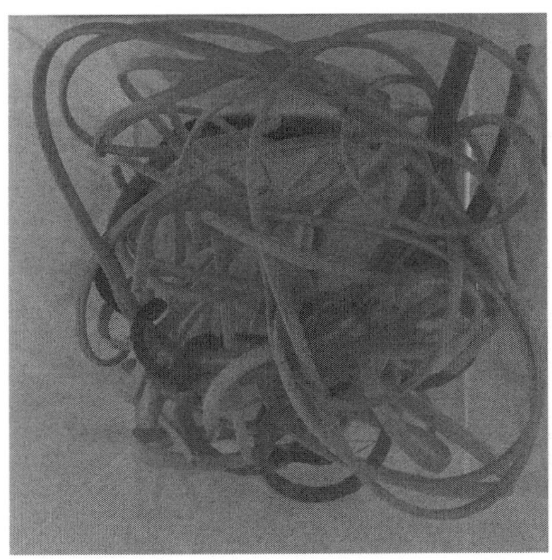

175)

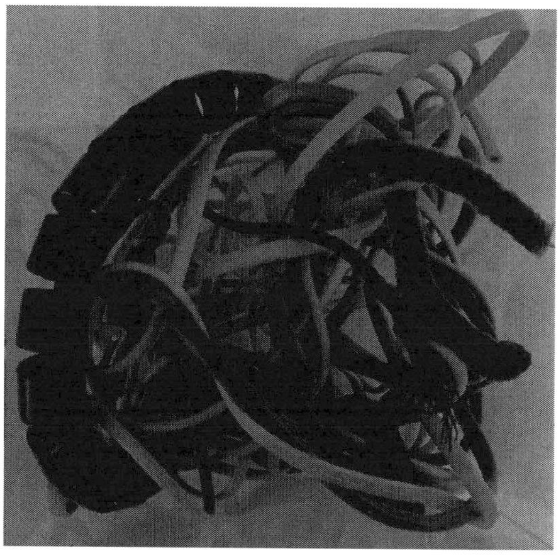

(A) : r
(B) : l
(C) : u
(D) : o
(E) : h

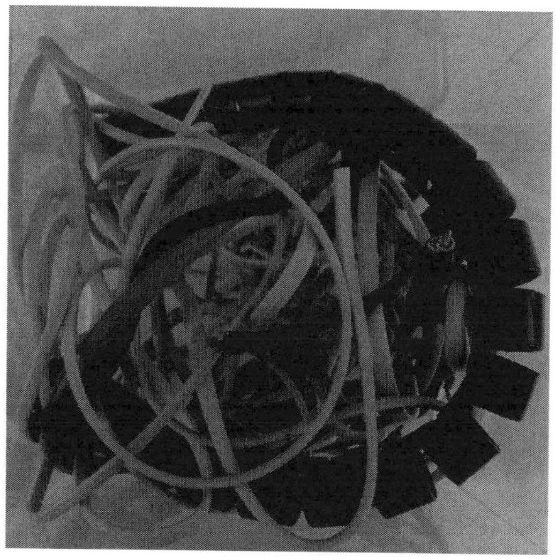

176)

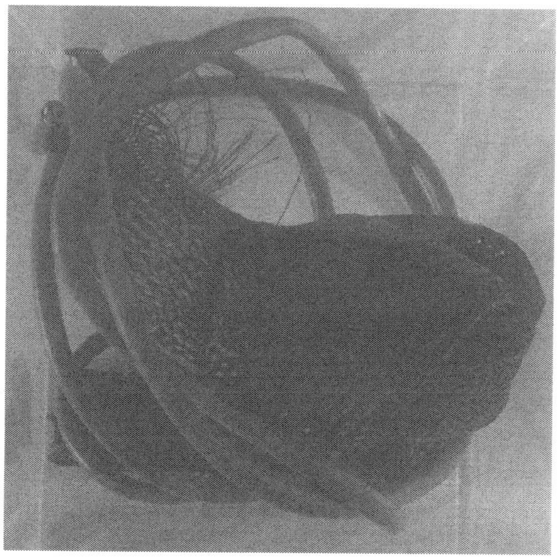

(A) : r
(B) : l
(C) : u
(D) : o
(E) : h

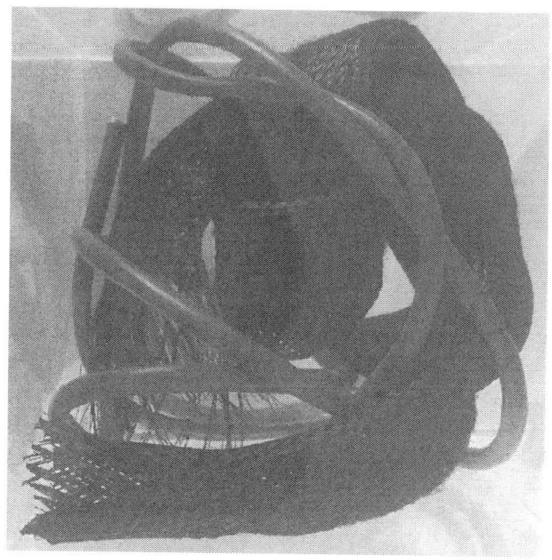

177)

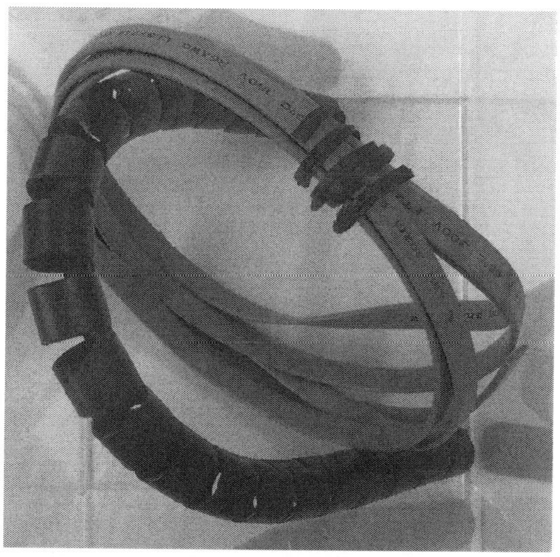

(A) : r
(B) : l
(C) : u
(D) : o
(E) : h

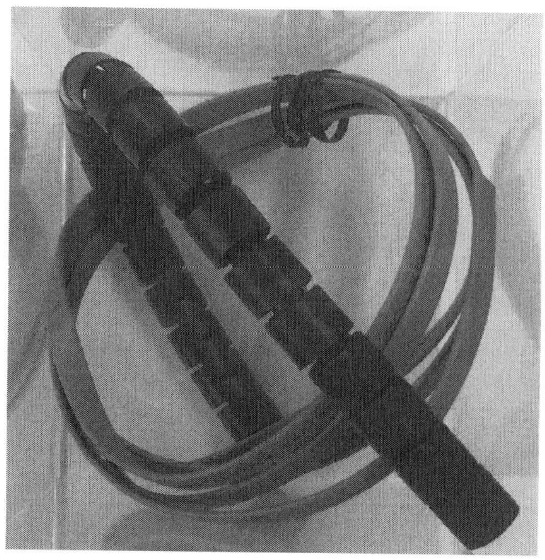

178)

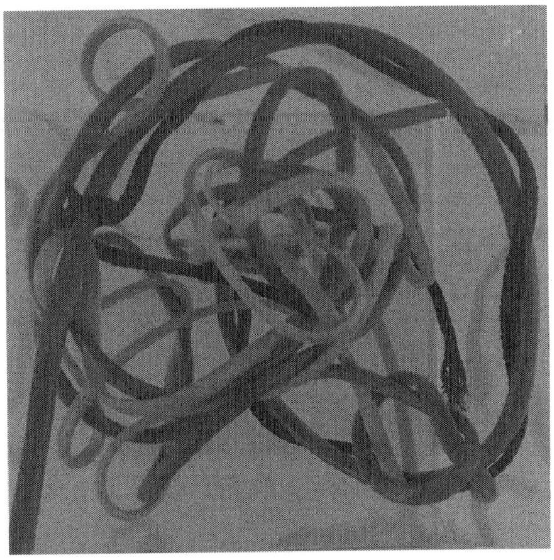

(A) : r
(B) : l
(C) : u
(D) : o
(E) : h

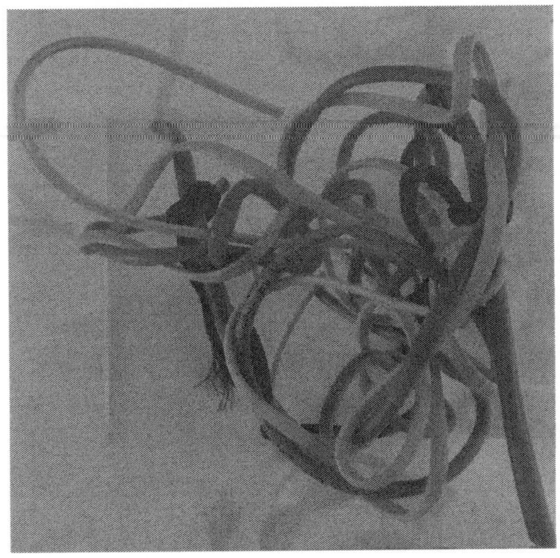

179)

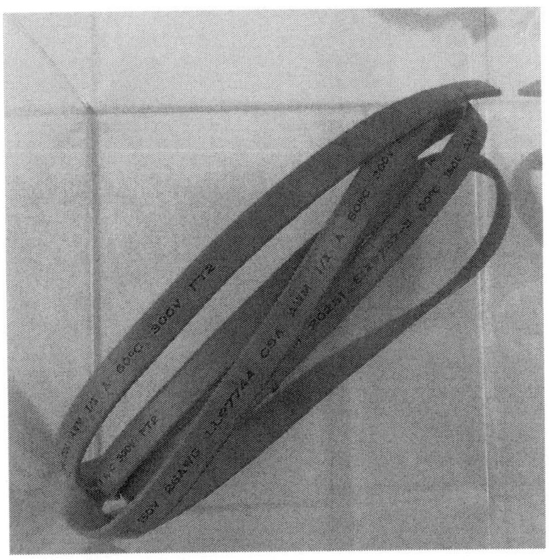

(A) : r
(B) : l
(C) : u
(D) : o
(E) : h

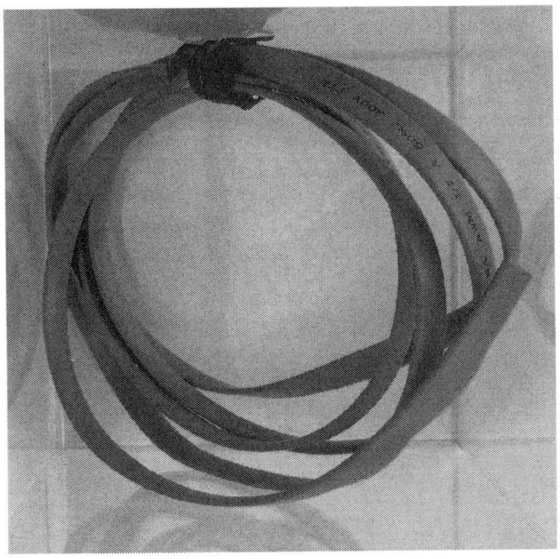

180)

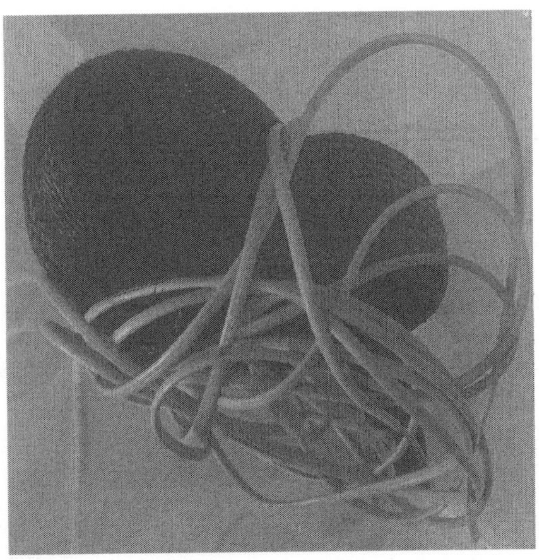

(A) : r
(B) : l
(C) : u
(D) : o
(E) : h

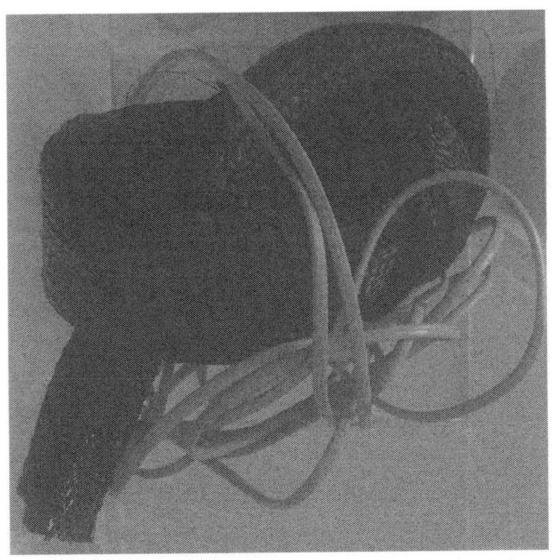

181)

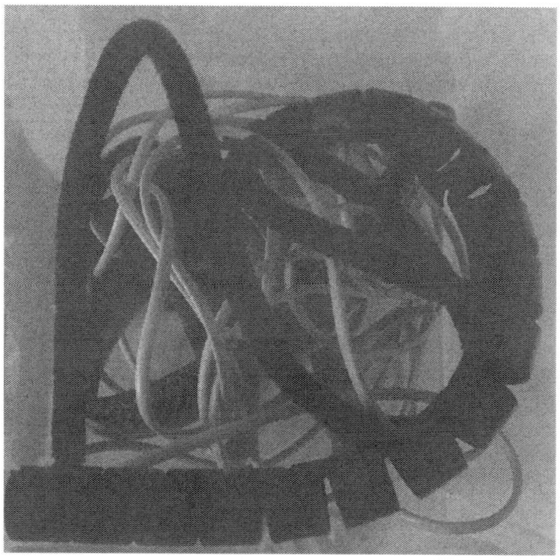

(A) : r
(B) : l
(C) : u
(D) : o
(E) : h

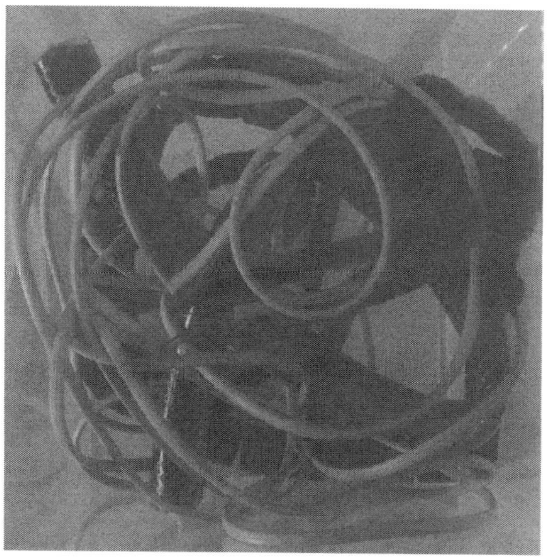

182)

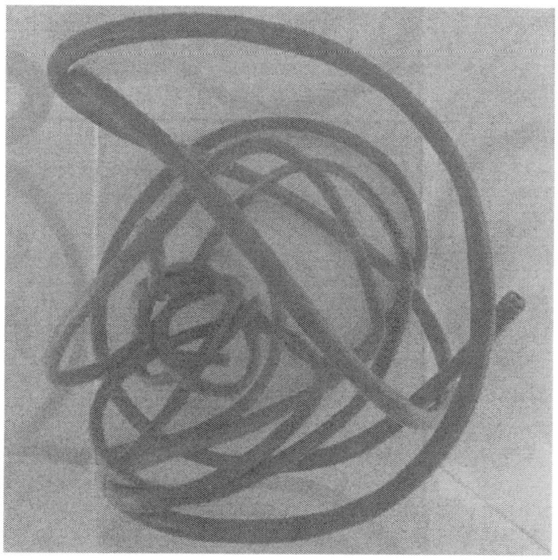

(A) : r
(B) : l
(C) : u
(D) : o
(E) : h

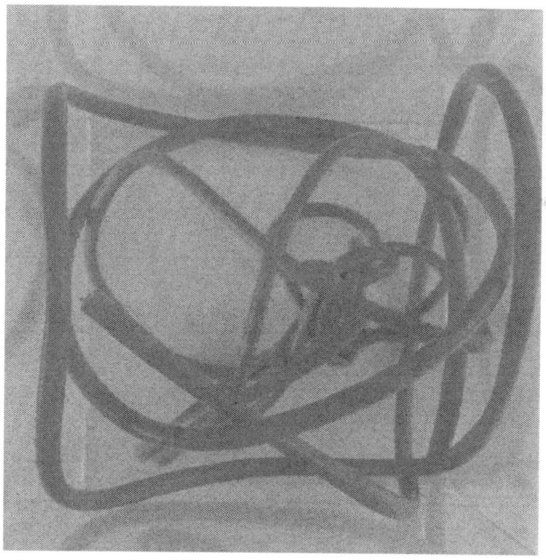

183)

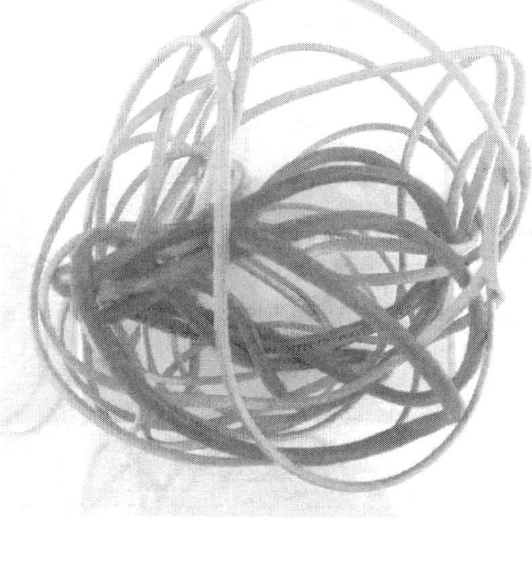

(A) : r
(B) : l
(C) : u
(D) : o
(E) : h

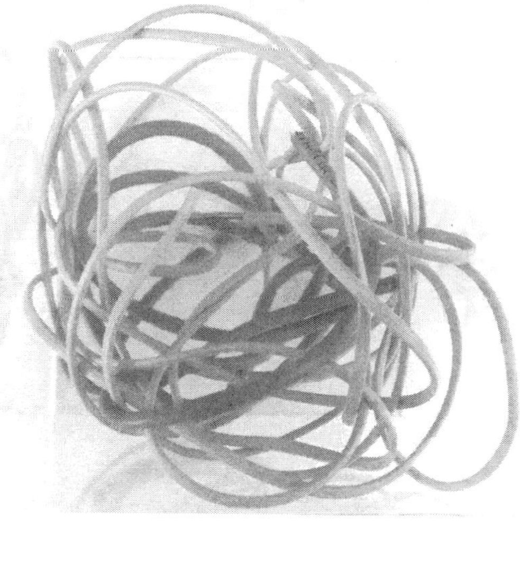

184)

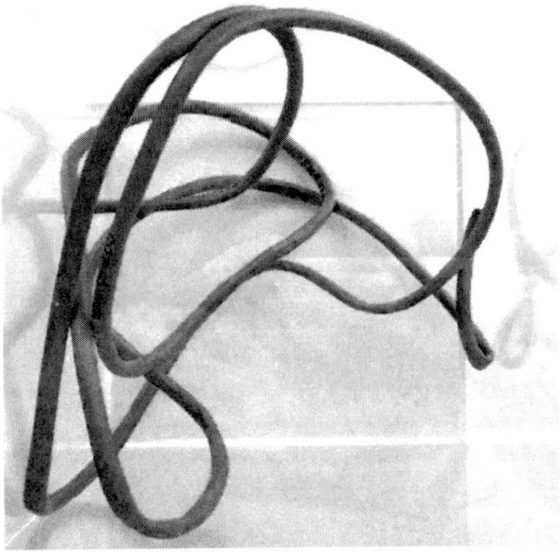

(A) : r
(B) : l
(C) : u
(D) : o
(E) : h

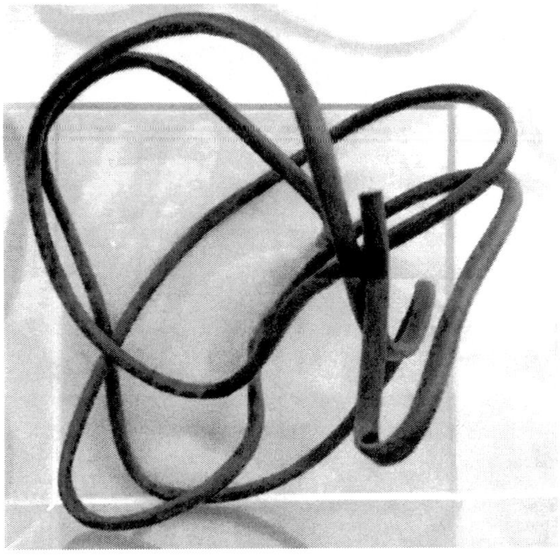

185)

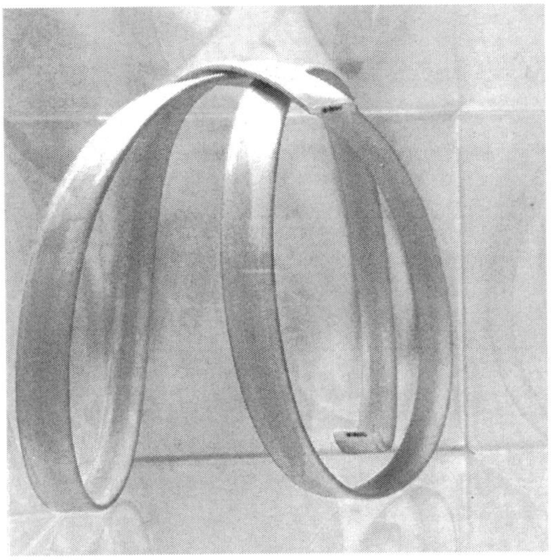

(A) : r
(B) : l
(C) : u
(D) : o
(E) : h

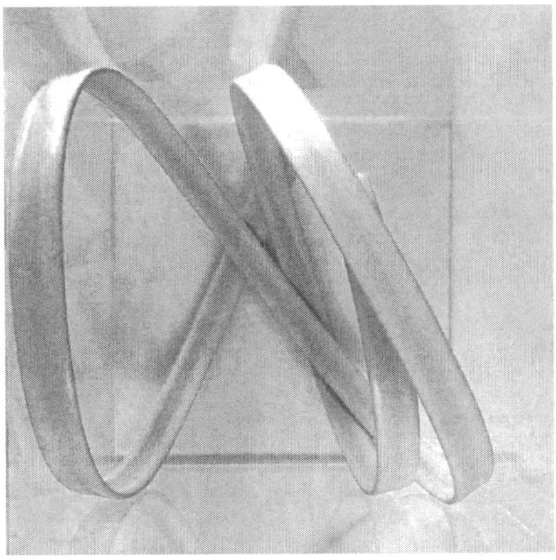

186)

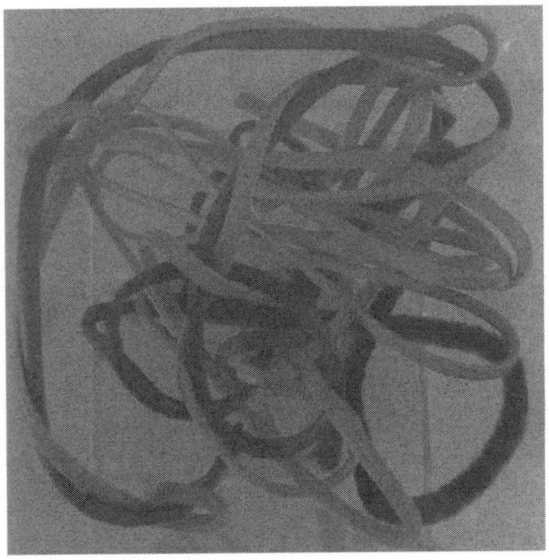

(A) : r
(B) : l
(C) : u
(D) : o
(E) : h

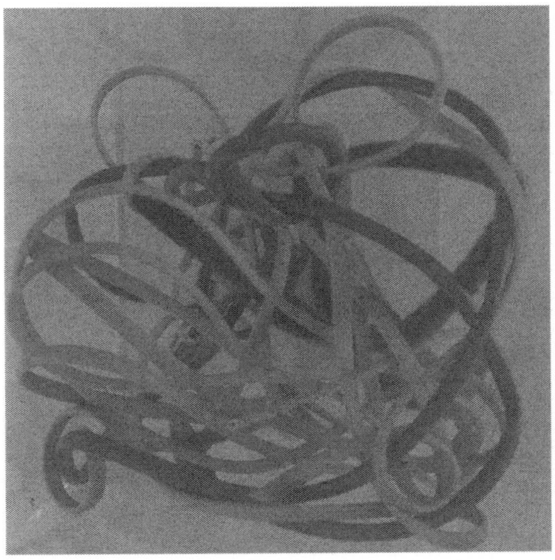

187)

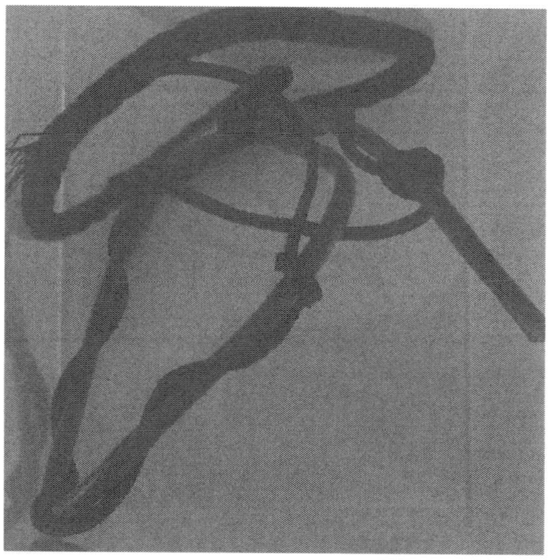

(A) : r
(B) : l
(C) : u
(D) : o
(E) : h

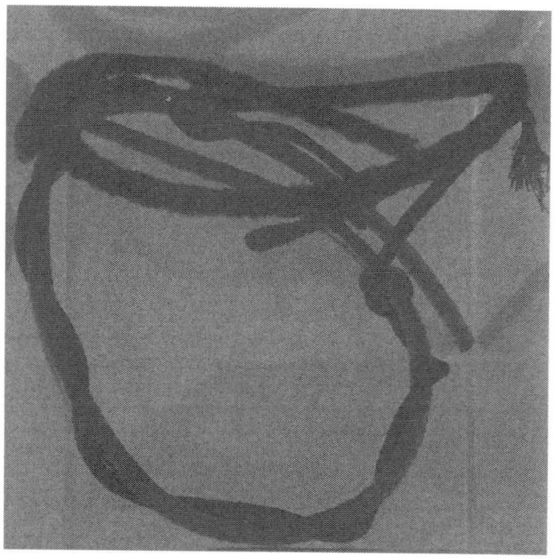

188)

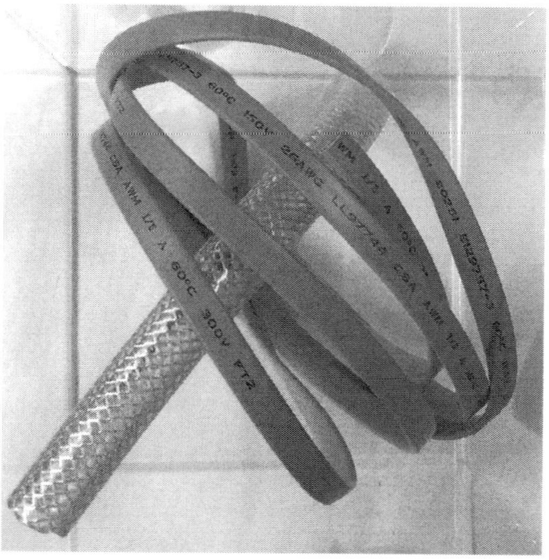

(A) : r
(B) : l
(C) : u
(D) : o
(E) : h

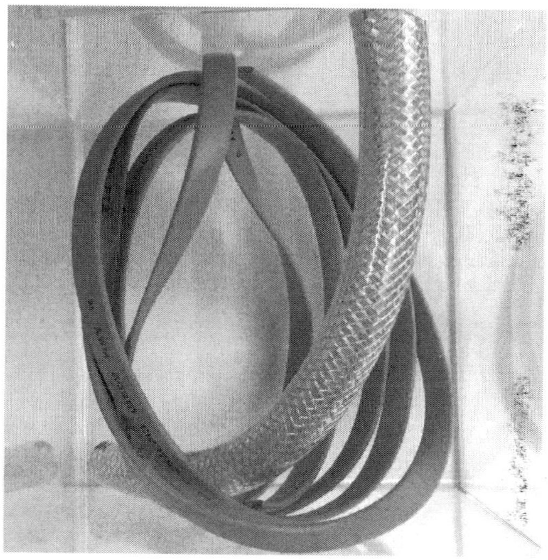

189)

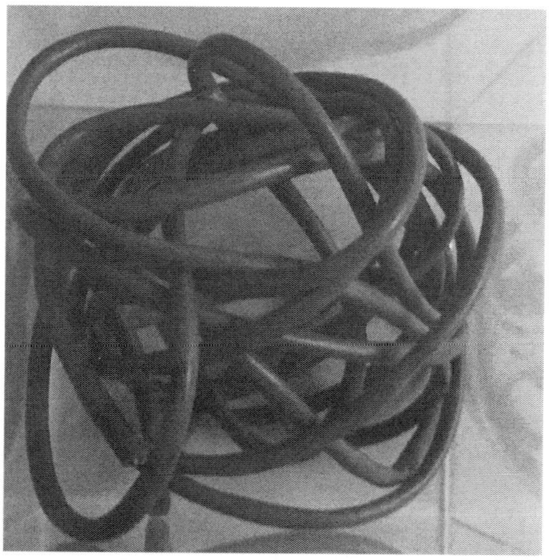

(A) : r
(B) : l
(C) : u
(D) : o
(E) : h

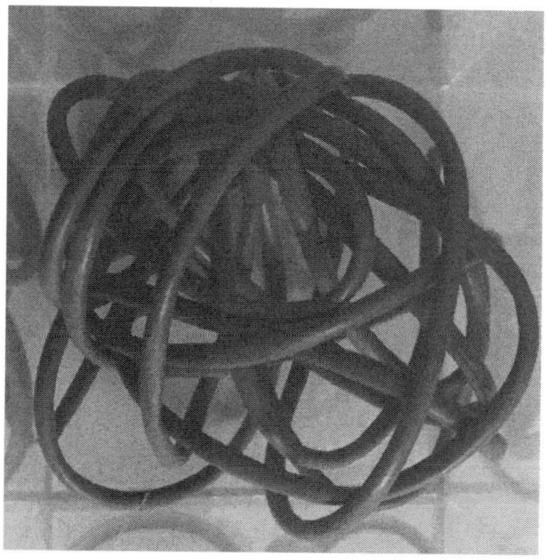

190)

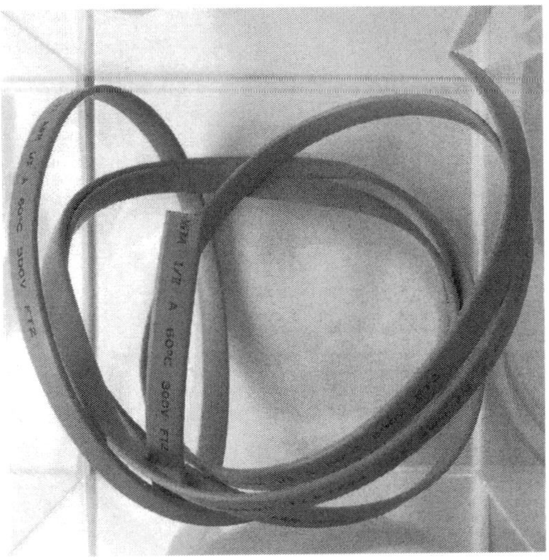

(A) : r
(B) : l
(C) : u
(D) : o
(E) : h

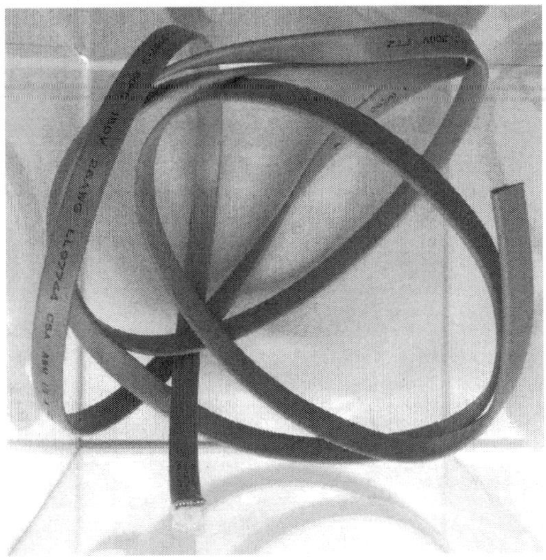

191)

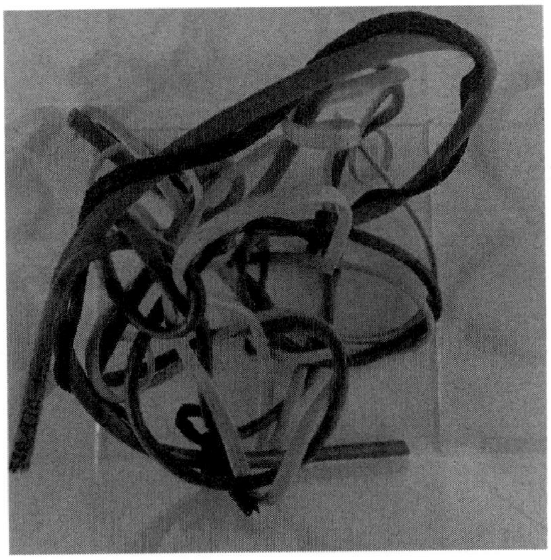

(A) : r
(B) : l
(C) : u
(D) : o
(E) : h

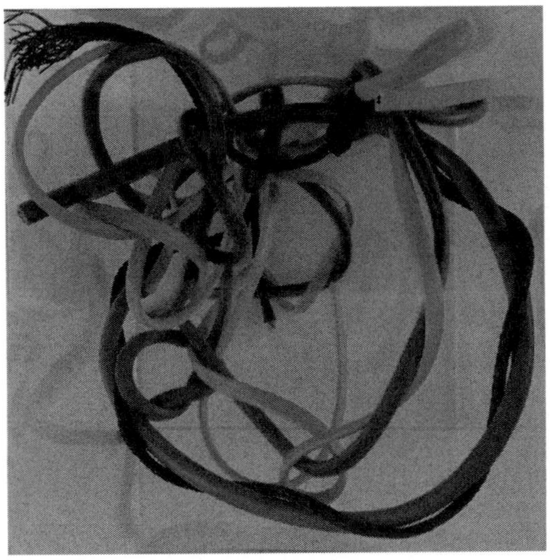

192)

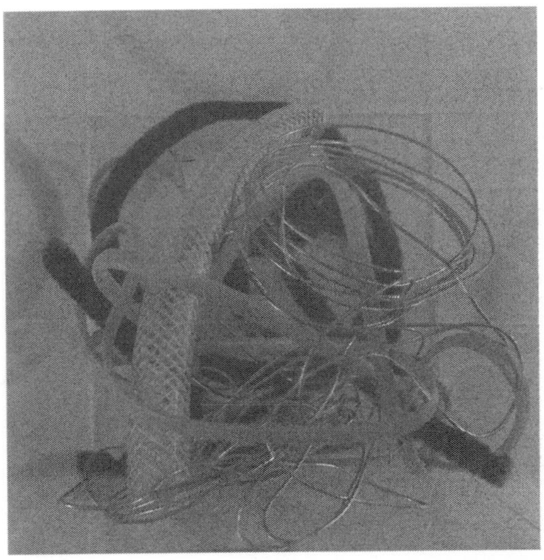

(A) : r
(B) : l
(C) : u
(D) : o
(E) : h

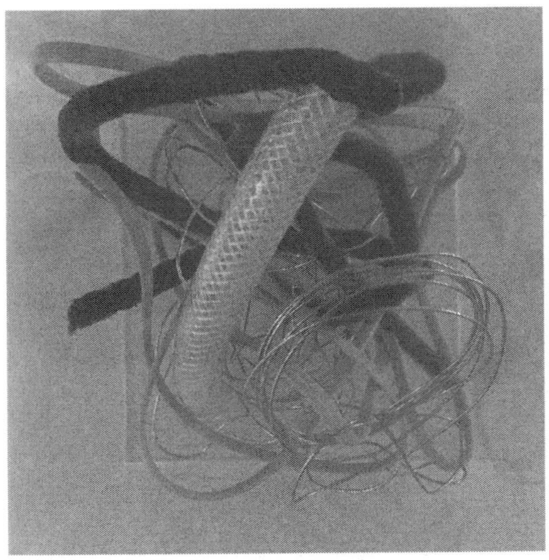

STOP Nicht weiterblättern.

Untertest 9 — Bearbeitungszeit: 15 Minuten

193)

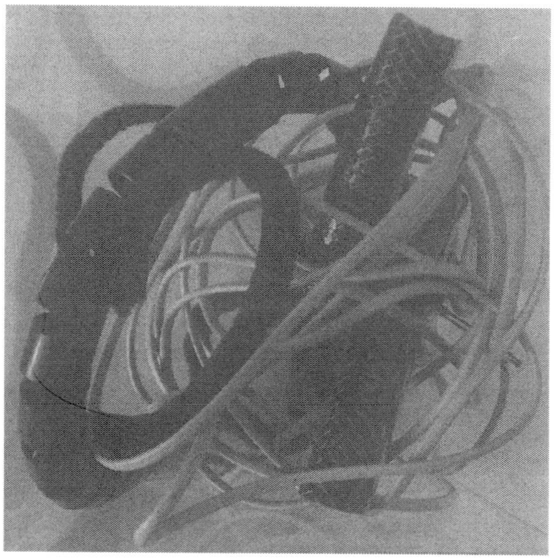

(A) : r
(B) : l
(C) : u
(D) : o
(E) : h

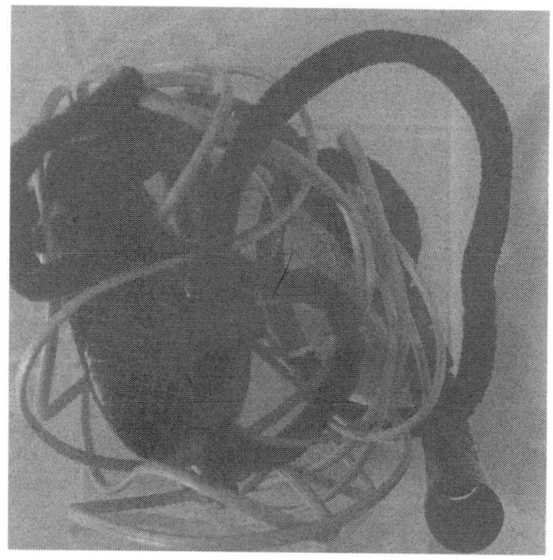

194)

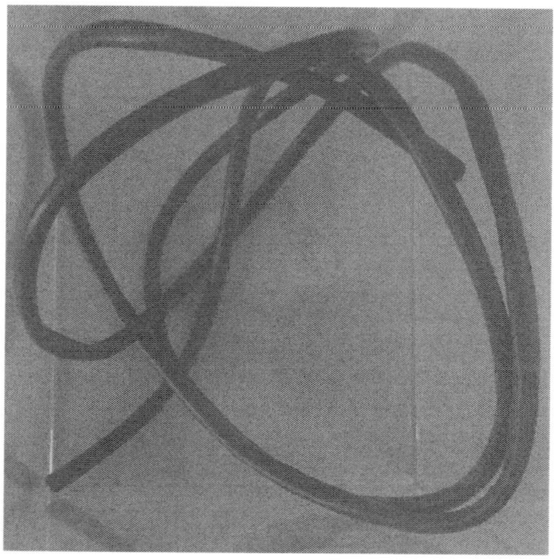

(A) : r
(B) : l
(C) : u
(D) : o
(E) : h

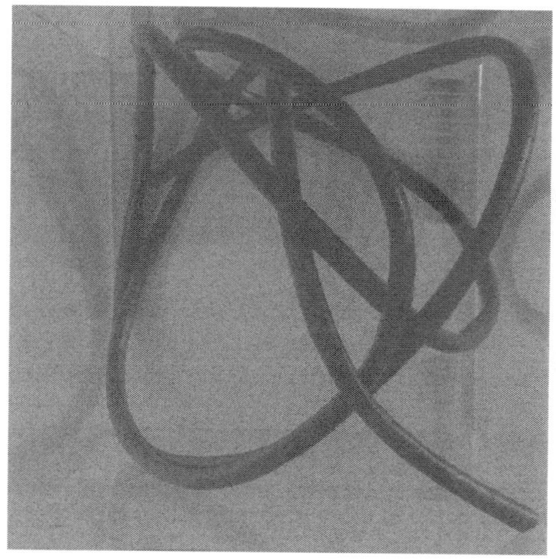

195)

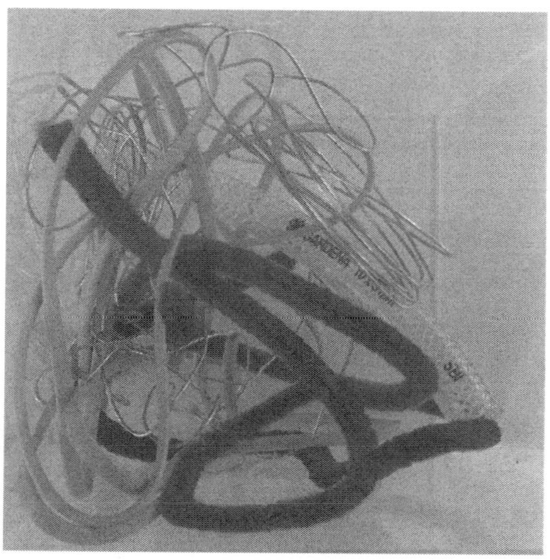

(A) : r
(B) : l
(C) : u
(D) : o
(E) : h

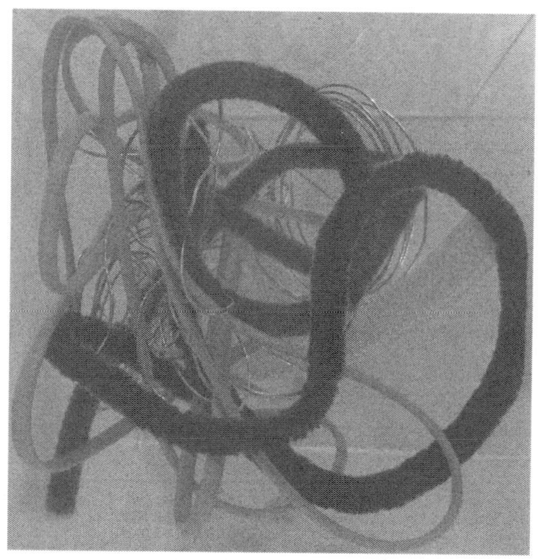

196)

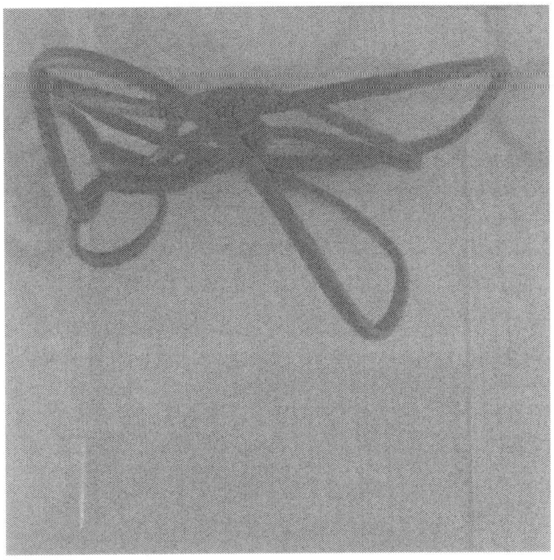

(A) : r
(B) : l
(C) : u
(D) : o
(E) : h

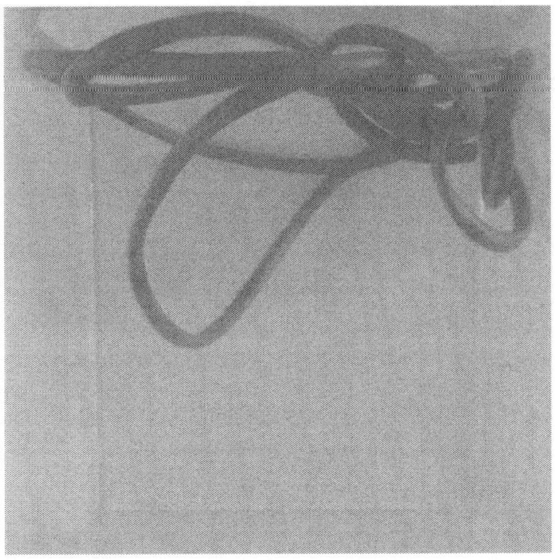

197)

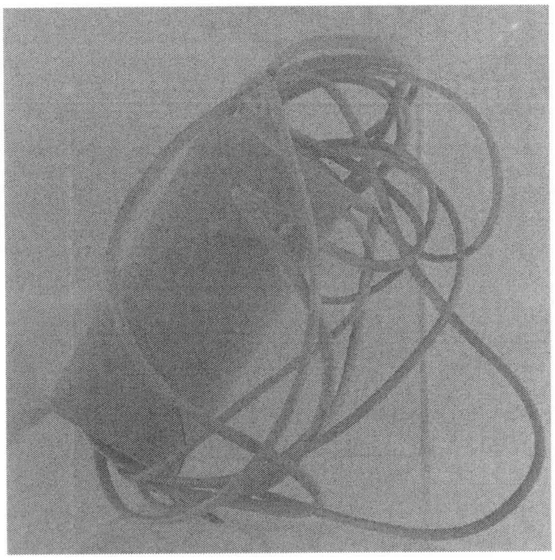

(A) : r
(B) : l
(C) : u
(D) : o
(E) : h

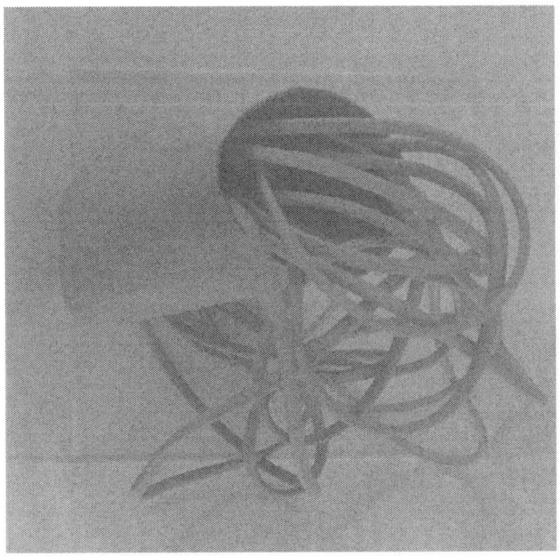

198)

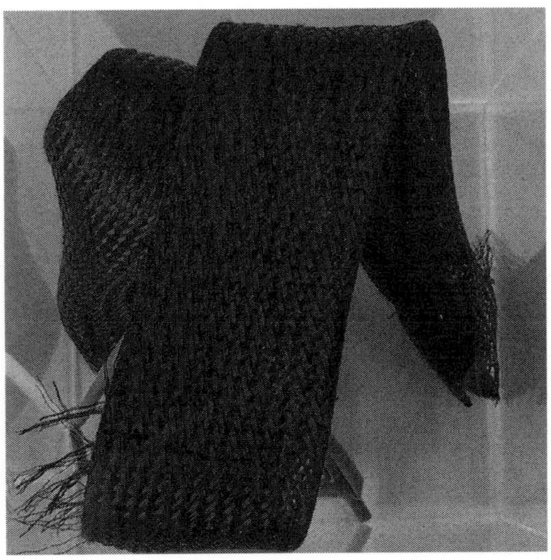

(A) : r
(B) : l
(C) : u
(D) : o
(E) : h

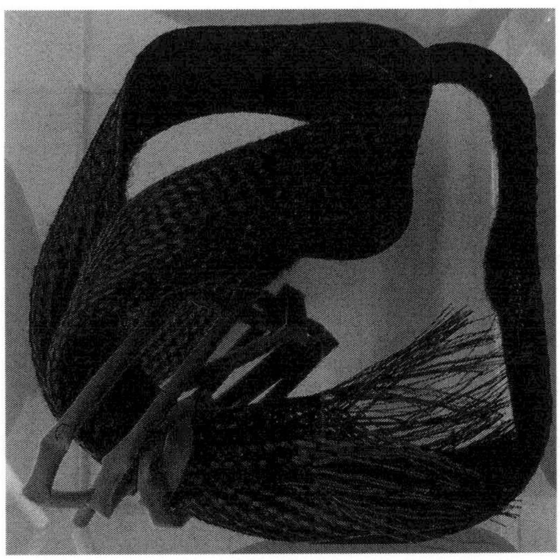

199)

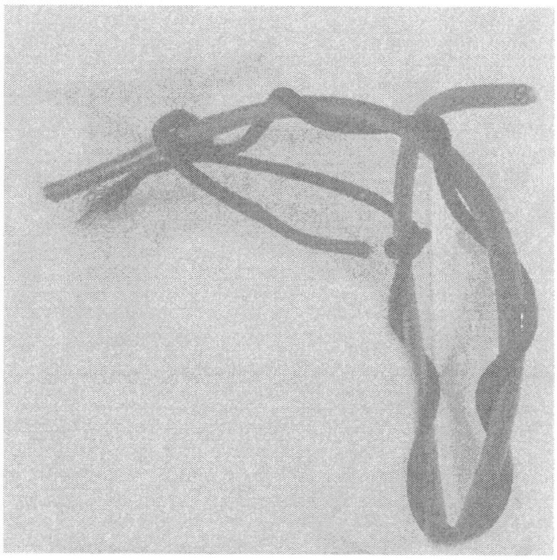

(A) : r
(B) : l
(C) : u
(D) : o
(E) : h

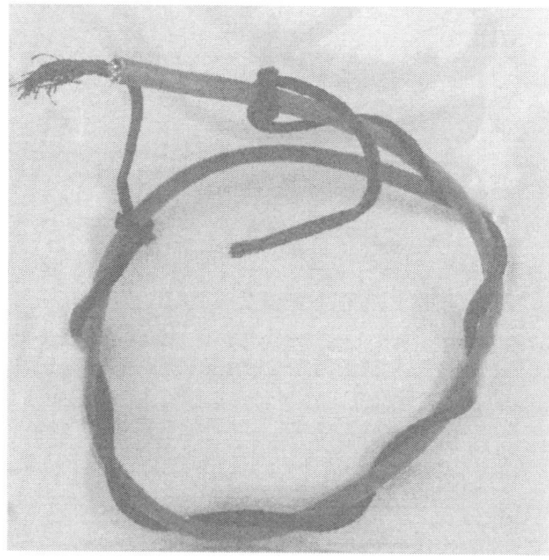

200)

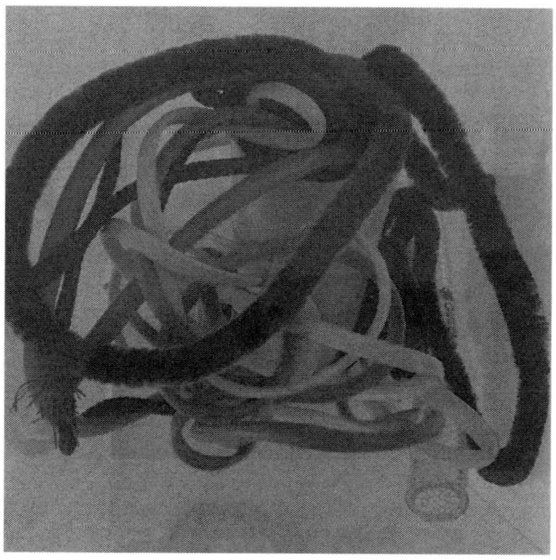

(A) : r
(B) : l
(C) : u
(D) : o
(E) : h

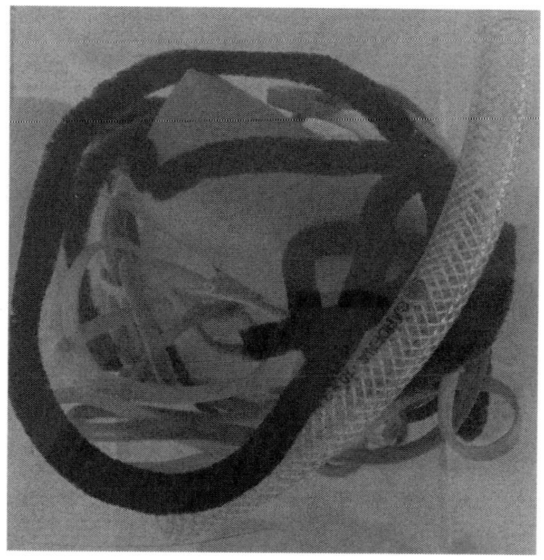

201)

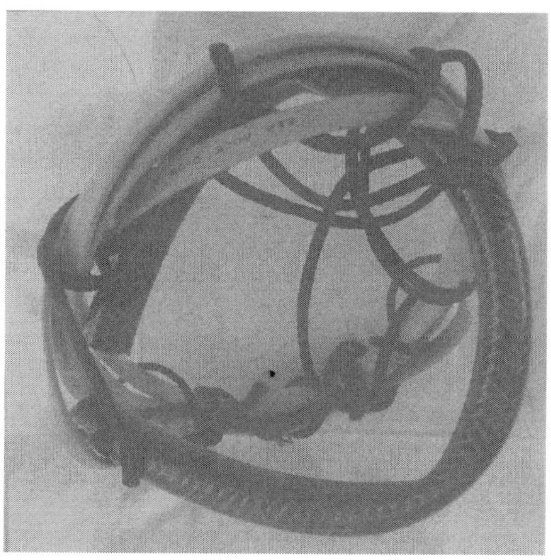

(A) : r
(B) : l
(C) : u
(D) : o
(E) : h

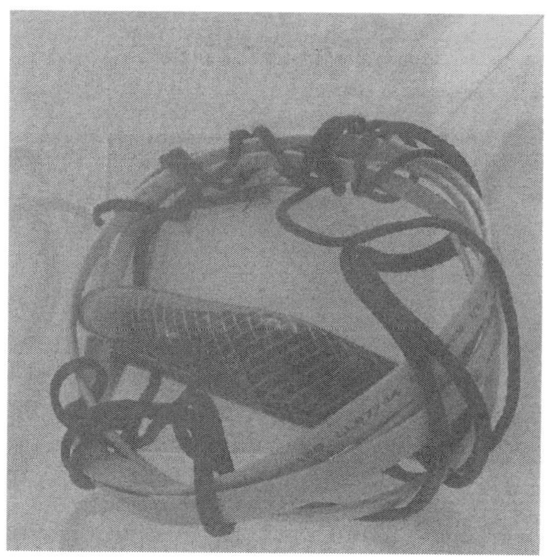

202)

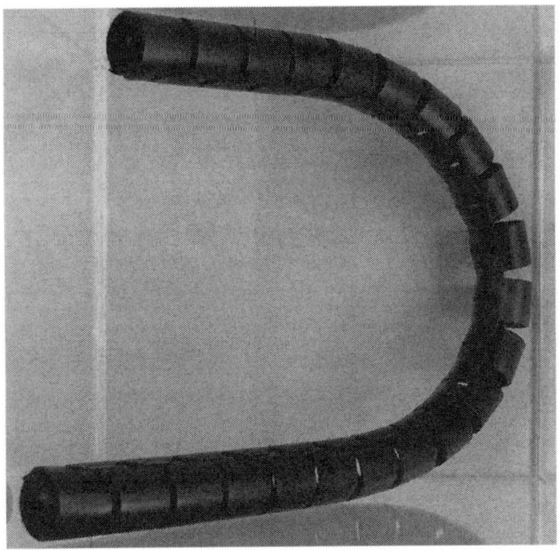

(A) : r
(B) : l
(C) : u
(D) : o
(E) : h

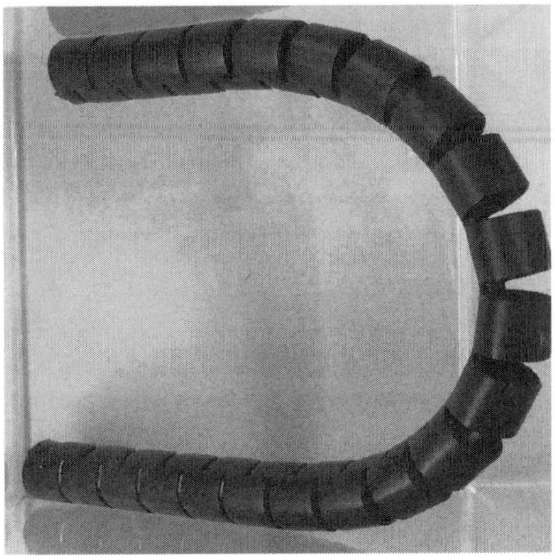

203)

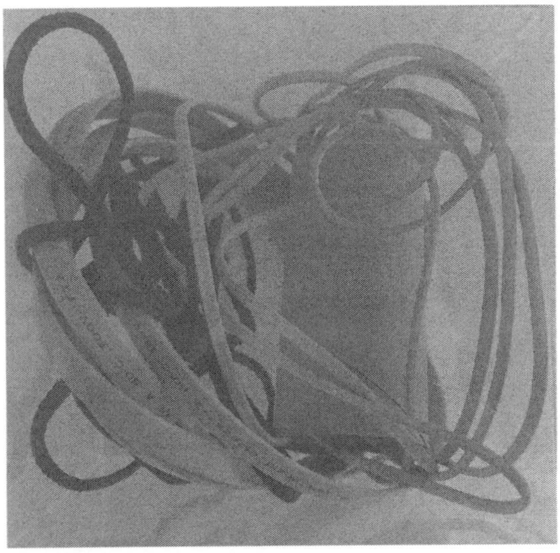

(A) : r
(B) : l
(C) : u
(D) : o
(E) : h

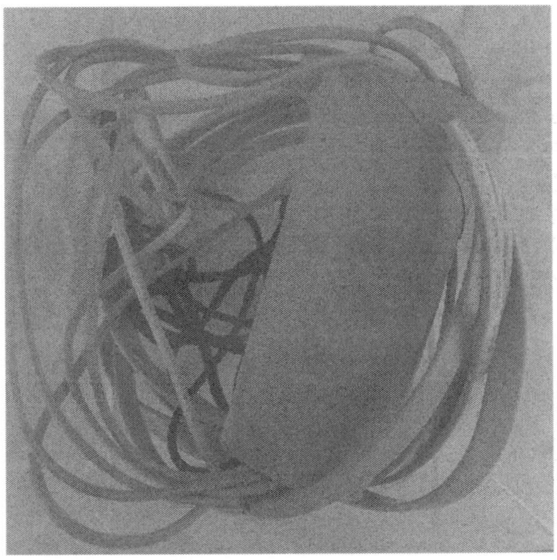

204)

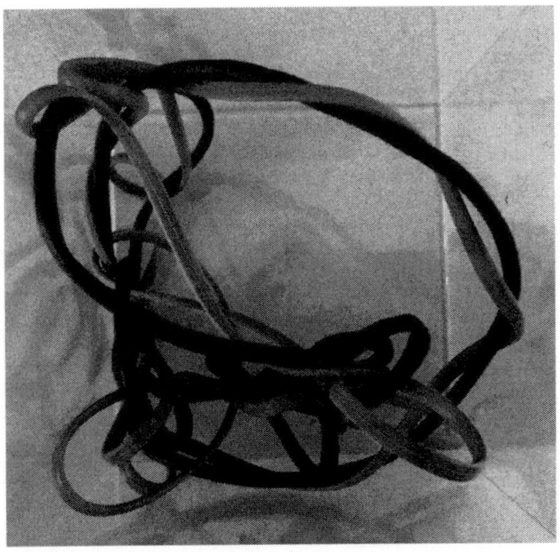

(A) : r
(B) : l
(C) : u
(D) : o
(E) : h

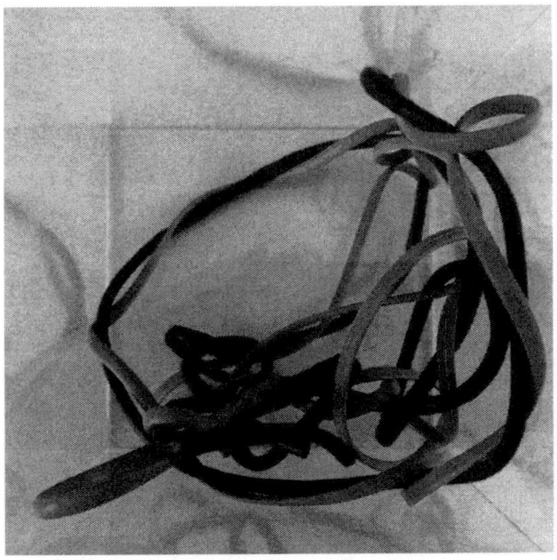

205)

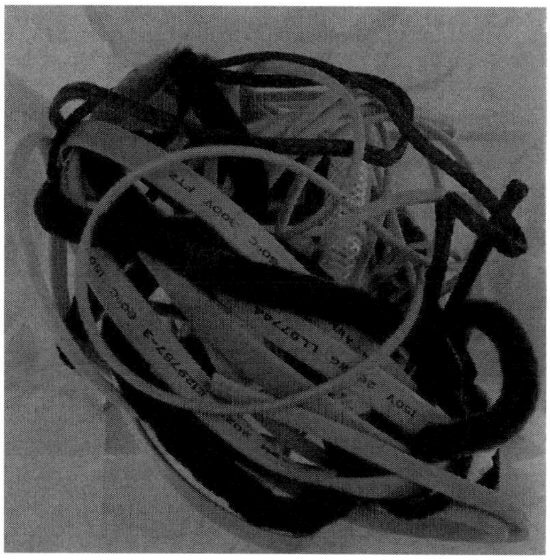

(A) : r
(B) : l
(C) : u
(D) : o
(E) : h

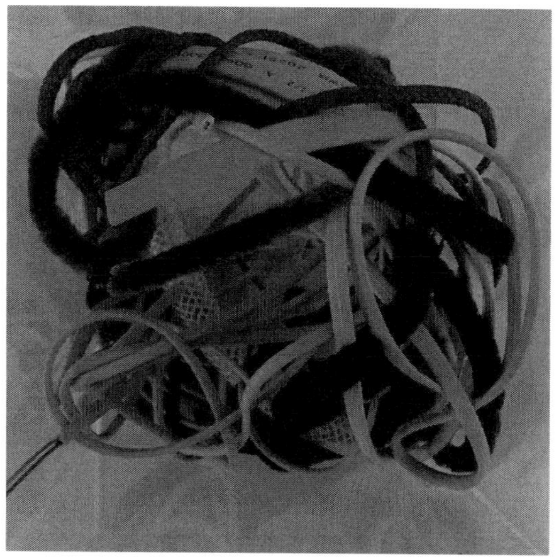

206)

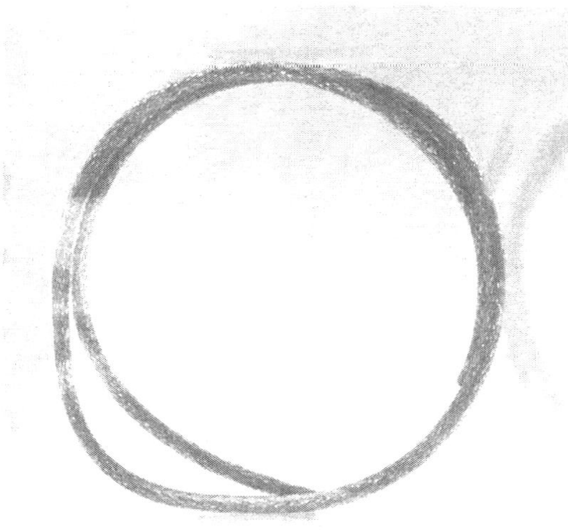

(A) : r
(B) : l
(C) : u
(D) : o
(E) : h

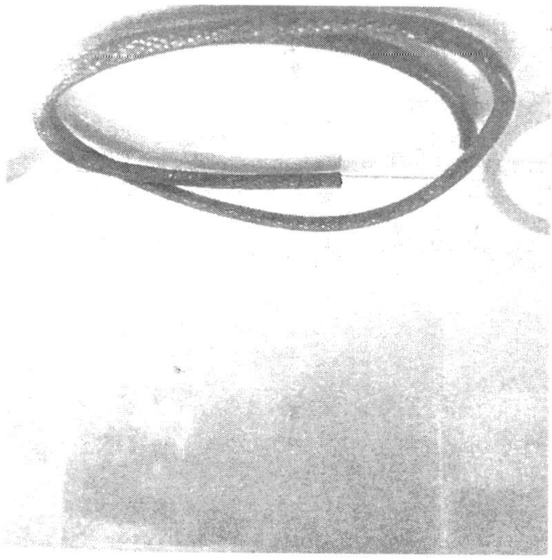

207)

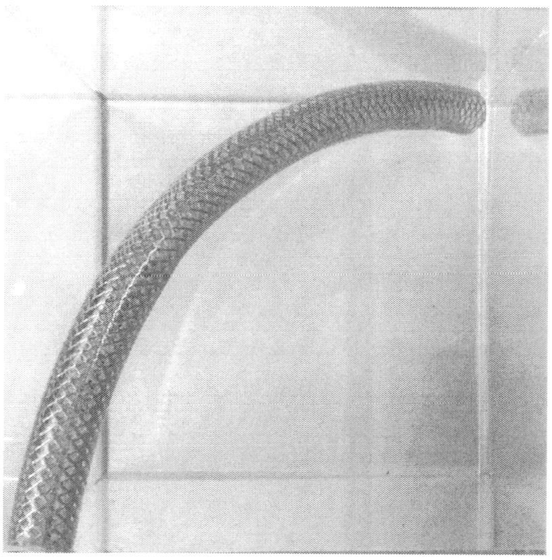

(A) : r
(B) : l
(C) : u
(D) : o
(E) : h

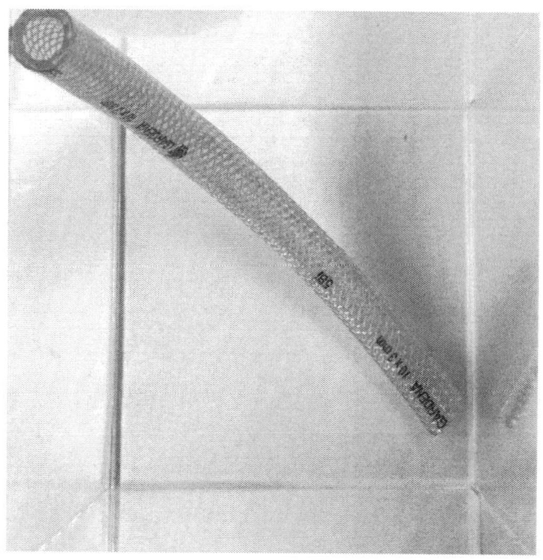

208)

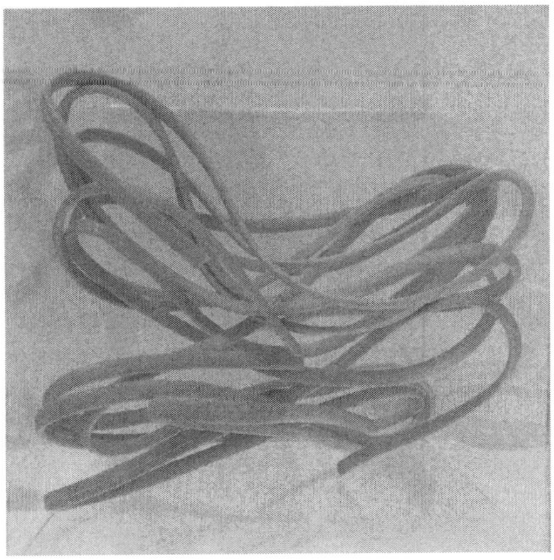

(A) : r
(B) : l
(C) : u
(D) : o
(E) : h

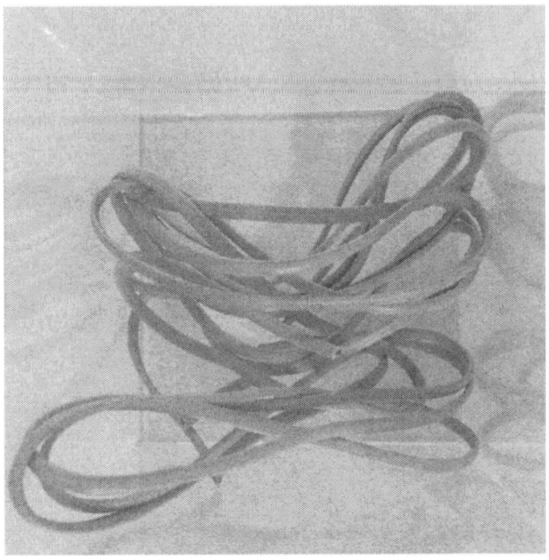

209)

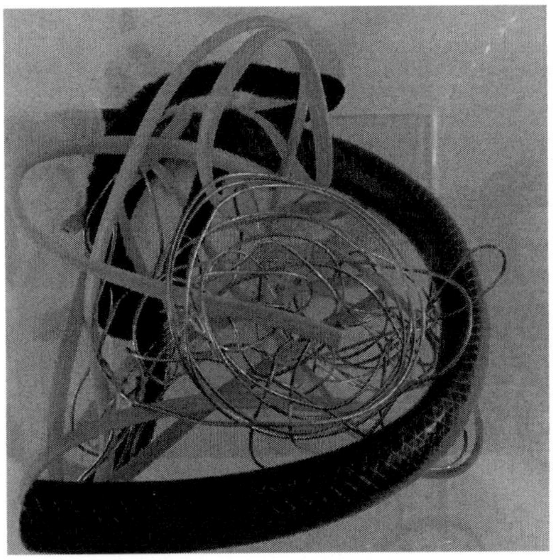

(A) : r
(B) : l
(C) : u
(D) : o
(E) : h

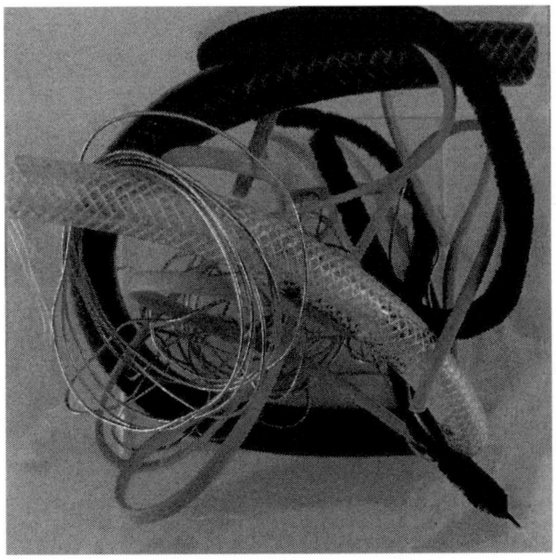

210)

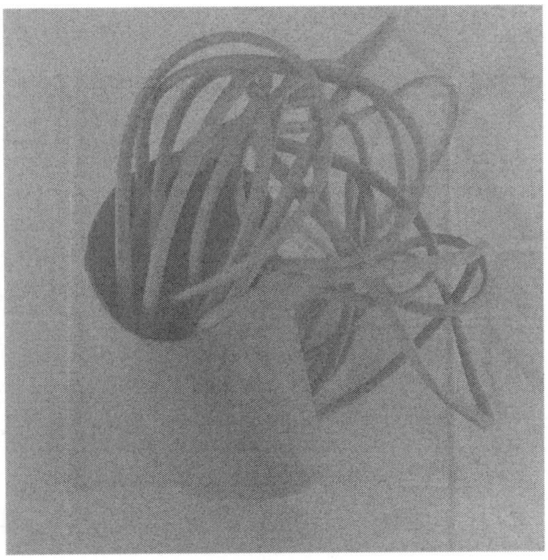

(A) : r
(B) : l
(C) : u
(D) : o
(E) : h

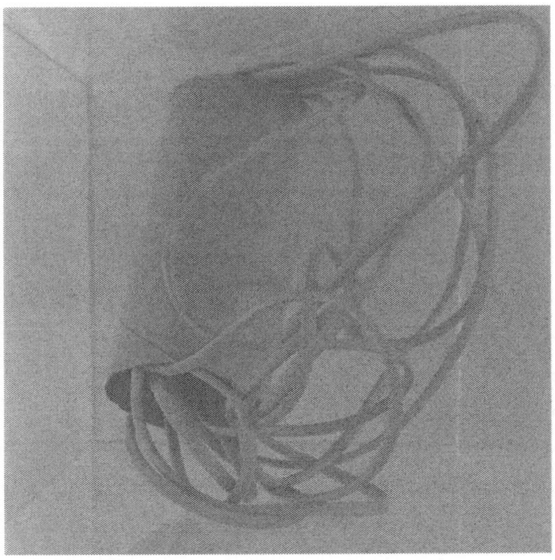

211)

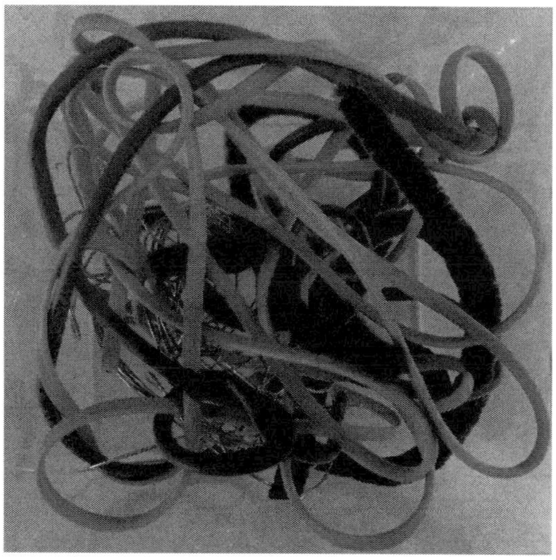

(A) : r
(B) : l
(C) : u
(D) : o
(E) : h

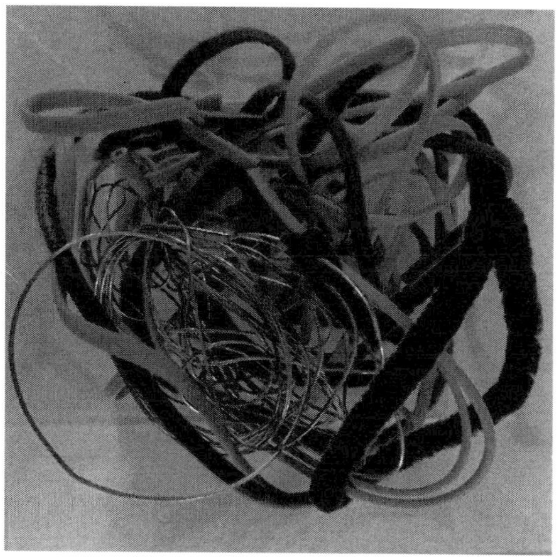

212)

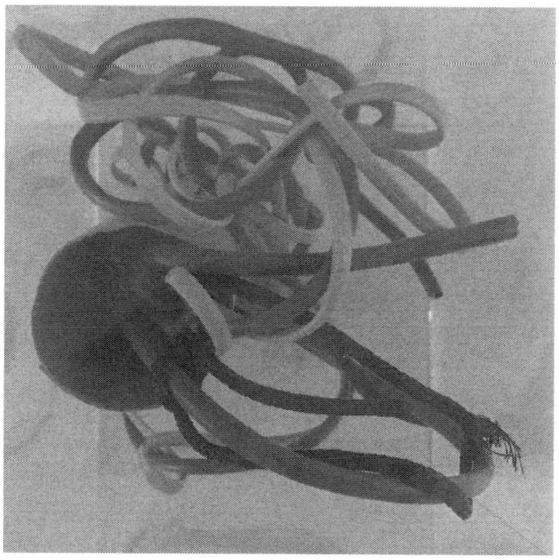

(A) : r
(B) : l
(C) : u
(D) : o
(E) : h

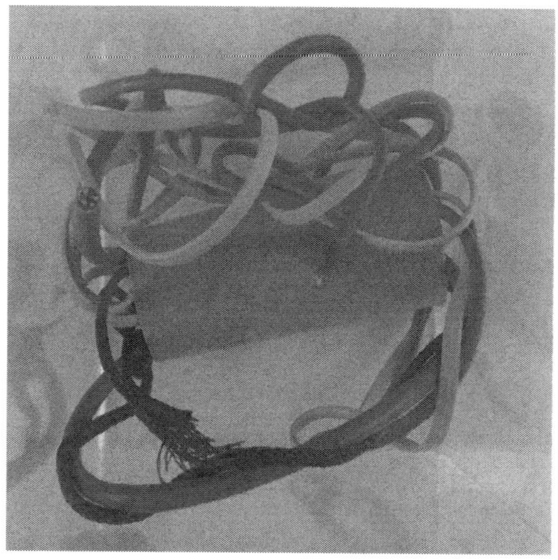

213)

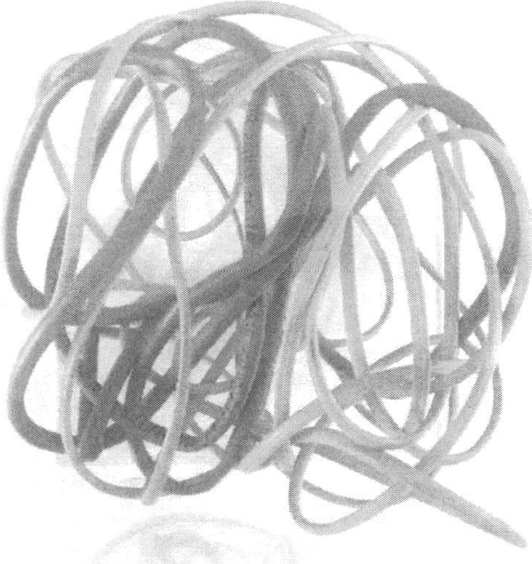

(A) : r
(B) : l
(C) : u
(D) : o
(E) : h

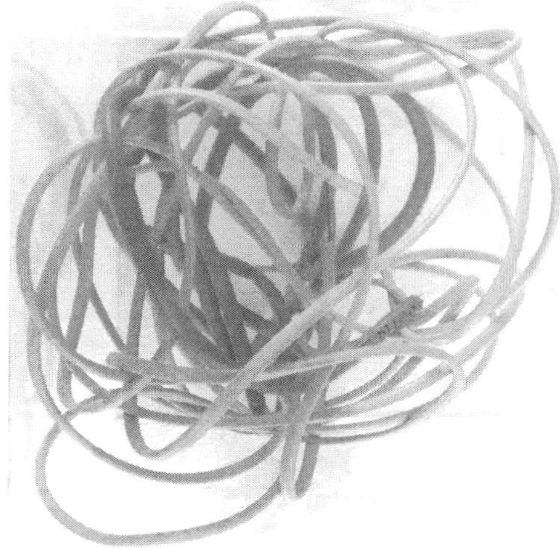

214)

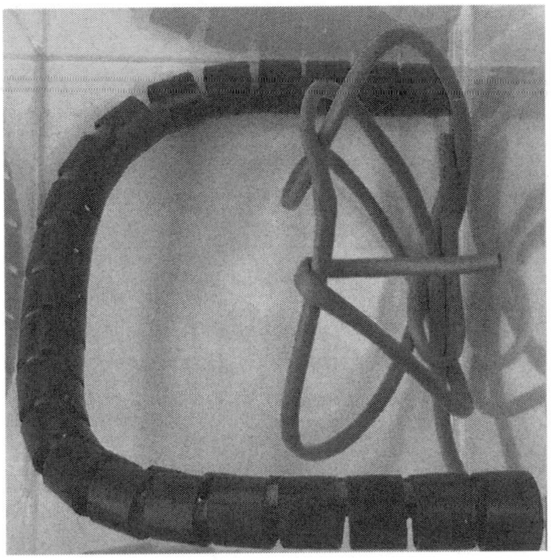

(A) : r
(B) : l
(C) : u
(D) : o
(E) : h

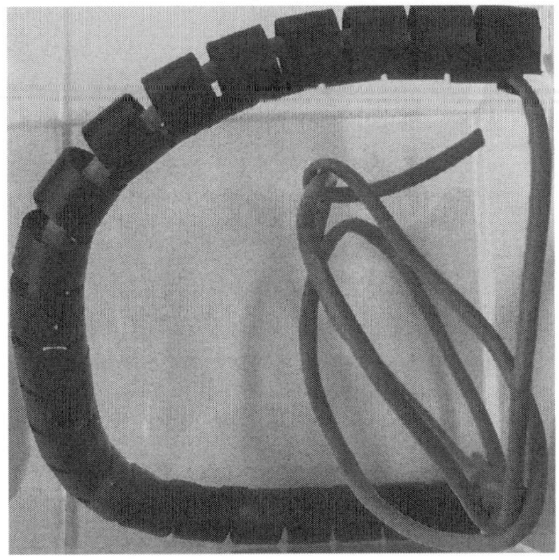

215)

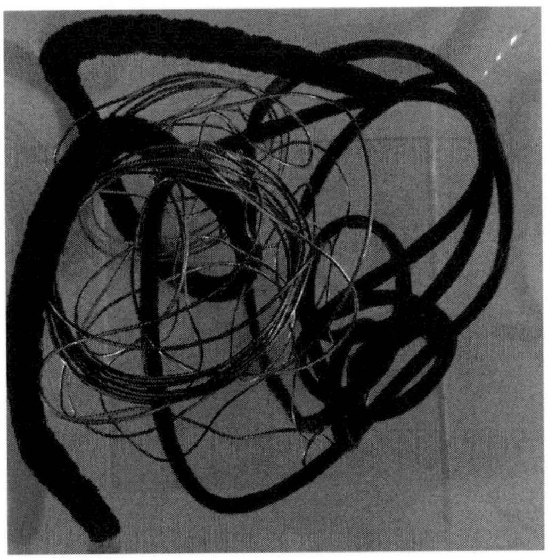

(A) : r
(B) : l
(C) : u
(D) : o
(E) : h

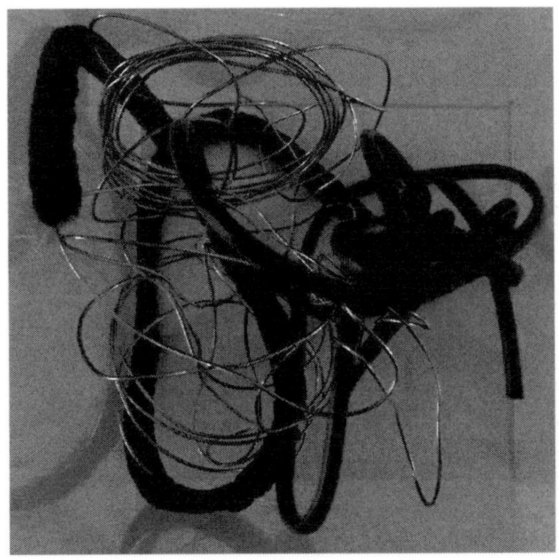

216)

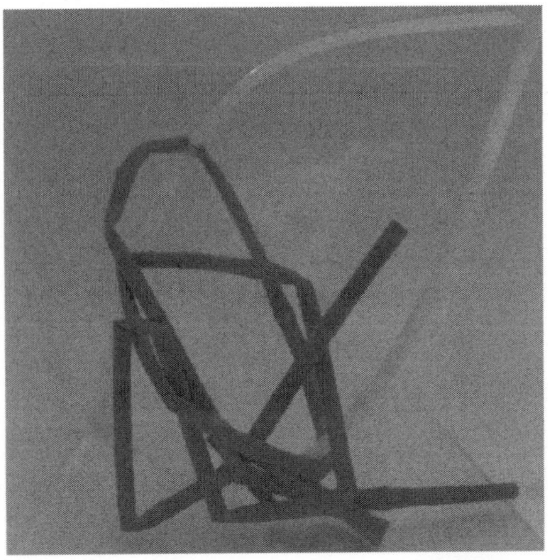

(A) : r
(B) : l
(C) : u
(D) : o
(E) : h

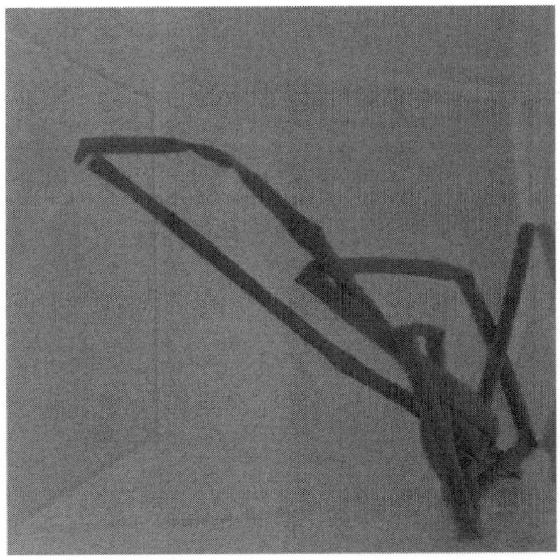

STOP **Nicht weiterblättern.**

217)

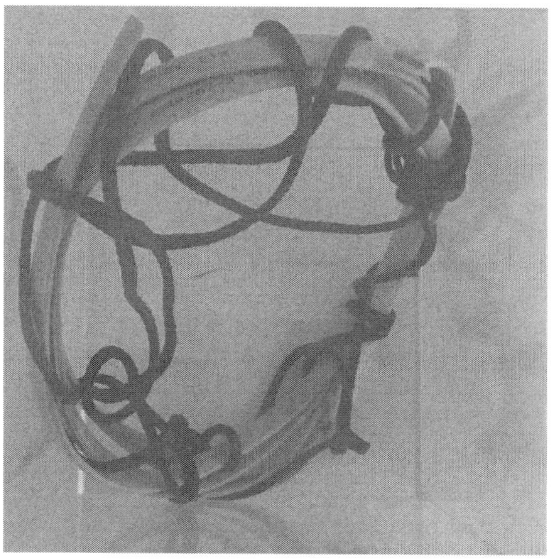

(A) : r
(B) : l
(C) : u
(D) : o
(E) : h

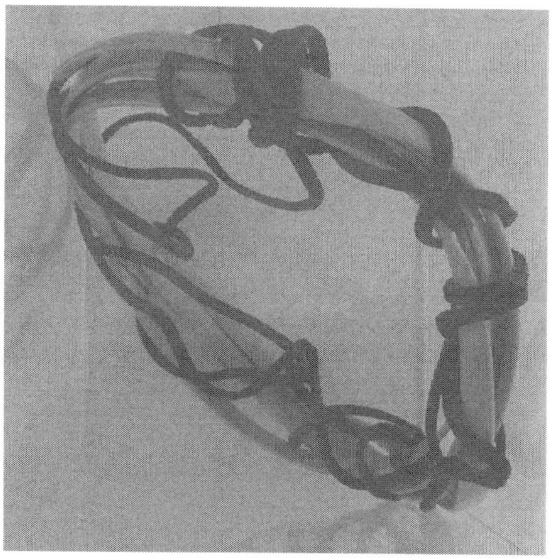

218)

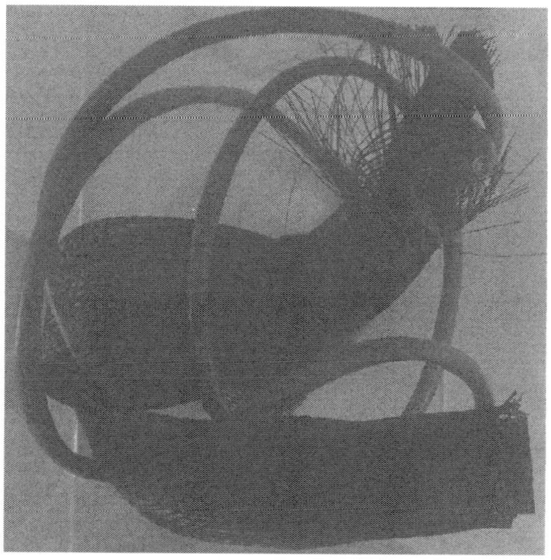

(A) : r
(B) : l
(C) : u
(D) : o
(E) : h

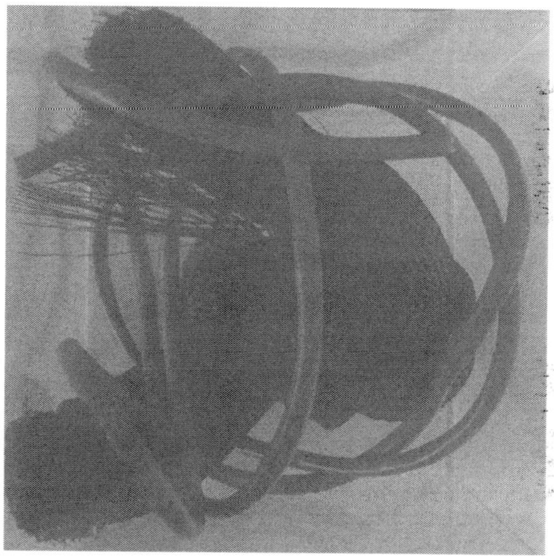

219)

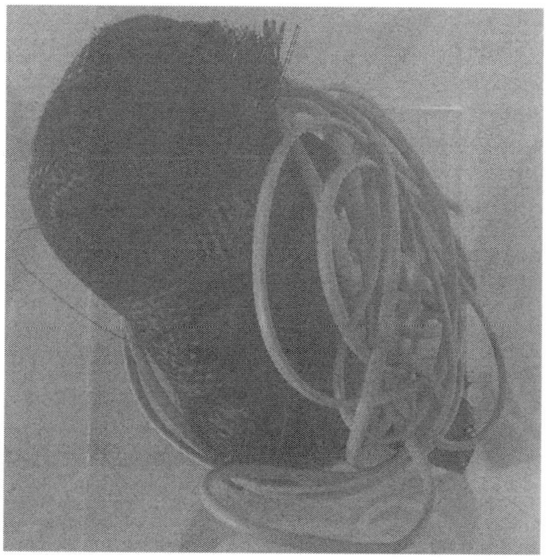

(A) : r
(B) : l
(C) : u
(D) : o
(E) : h

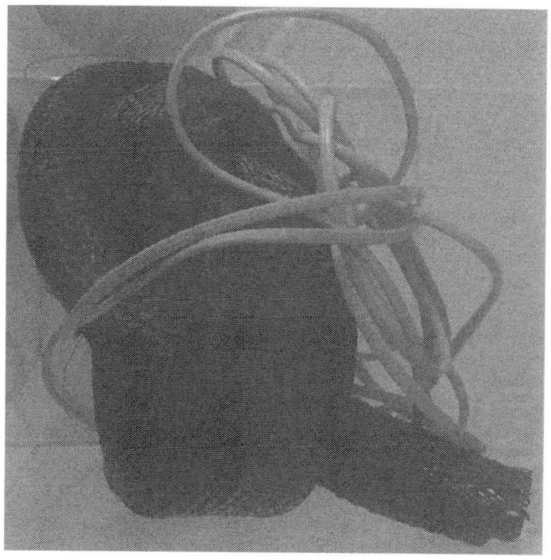

220)

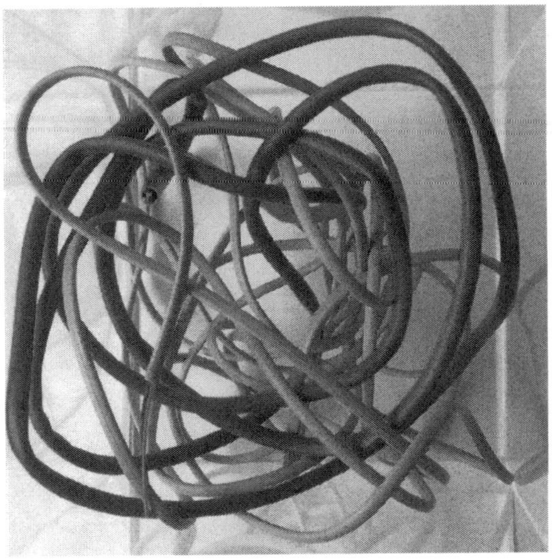

(A) : r
(B) : l
(C) : u
(D) : o
(E) : h

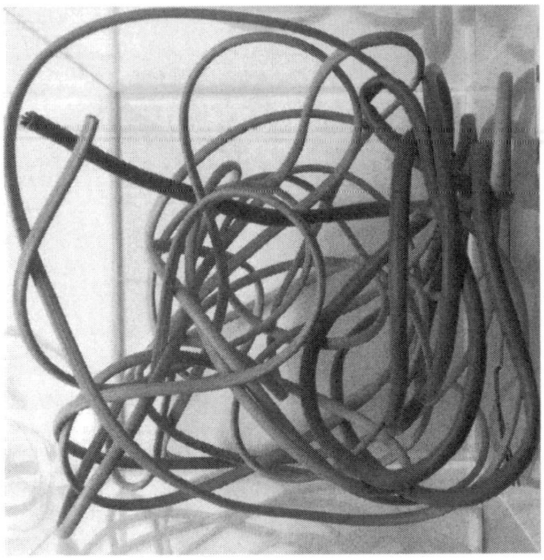

221)

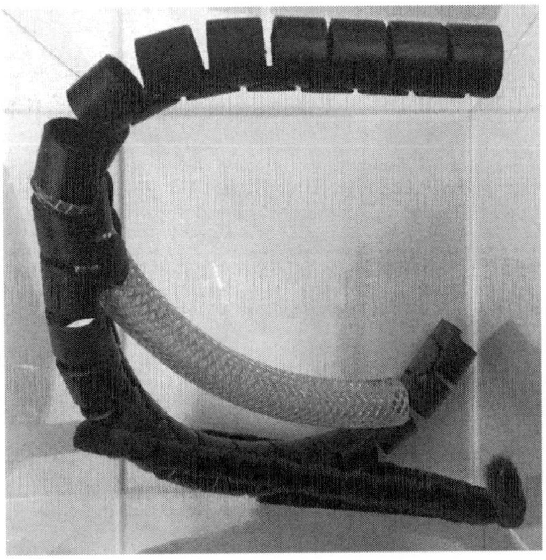

(A) : r
(B) : l
(C) : u
(D) : o
(E) : h

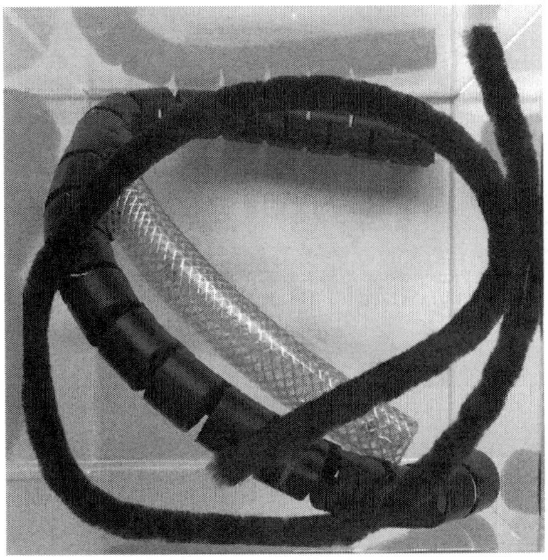

222)

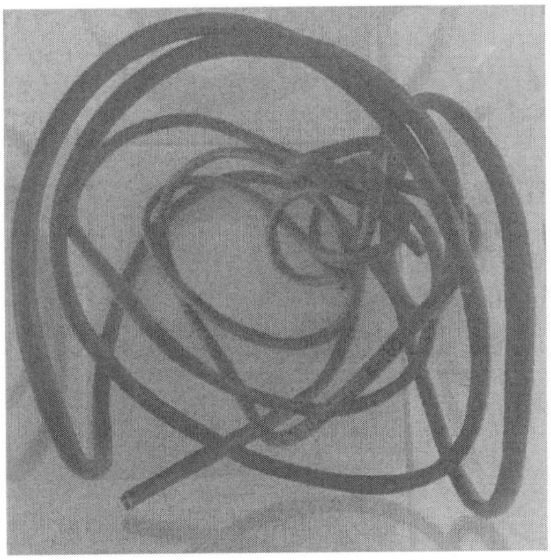

(A) : r
(B) : l
(C) : u
(D) : o
(E) : h

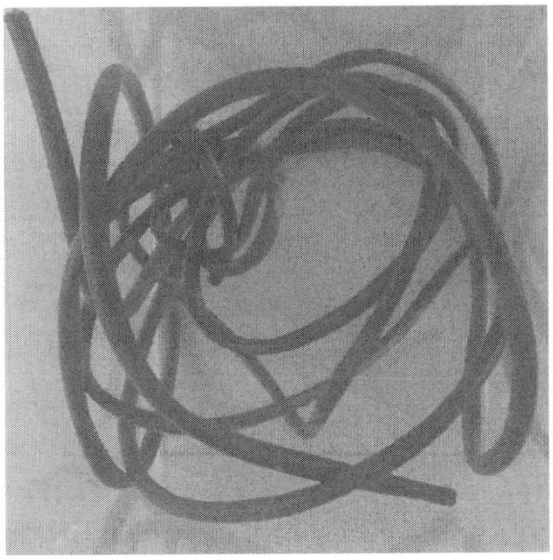

223)

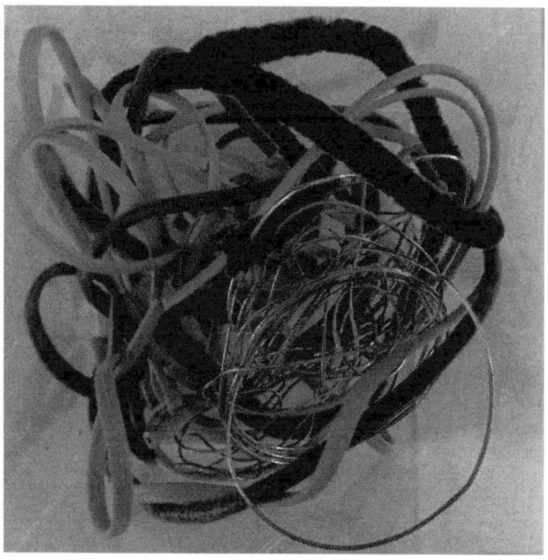

(A) : r
(B) : l
(C) : u
(D) : o
(E) : h

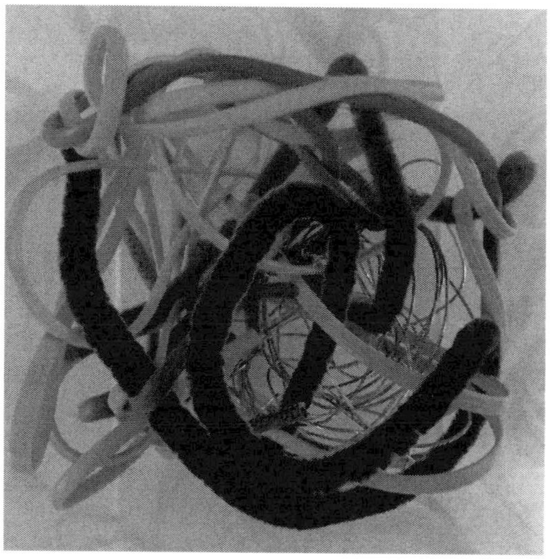

224)

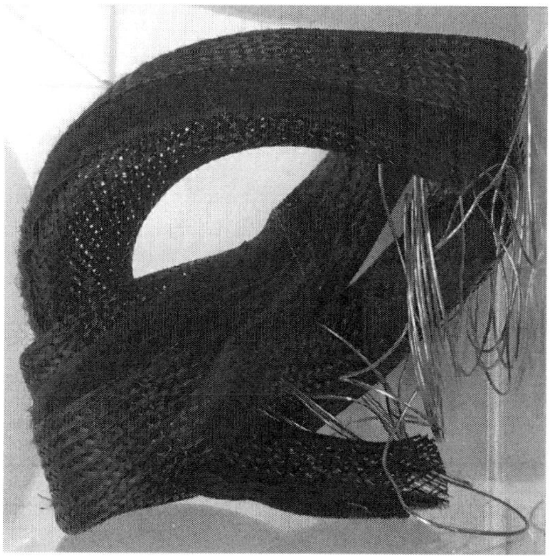

(A) : r
(B) : l
(C) : u
(D) : o
(E) : h

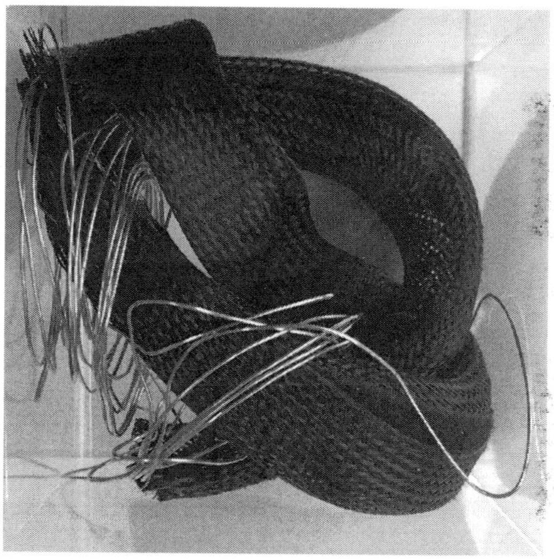

225)

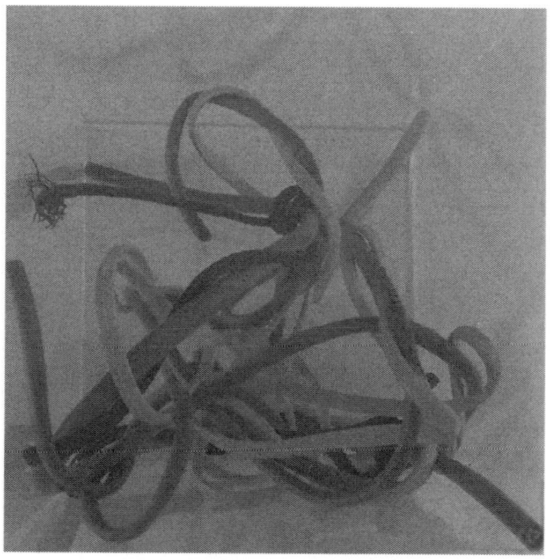

(A) : r
(B) : l
(C) : u
(D) : o
(E) : h

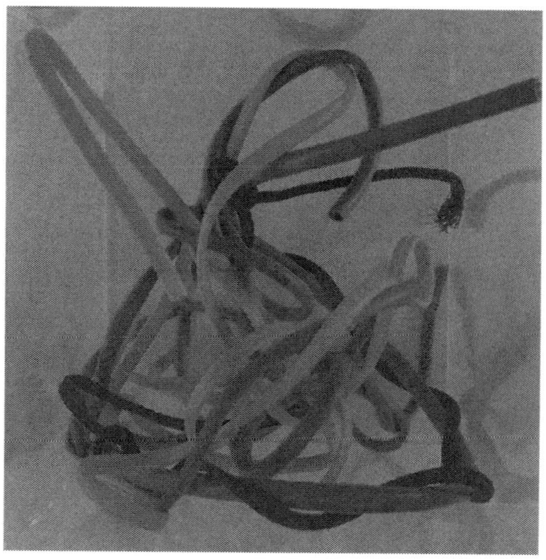

226)

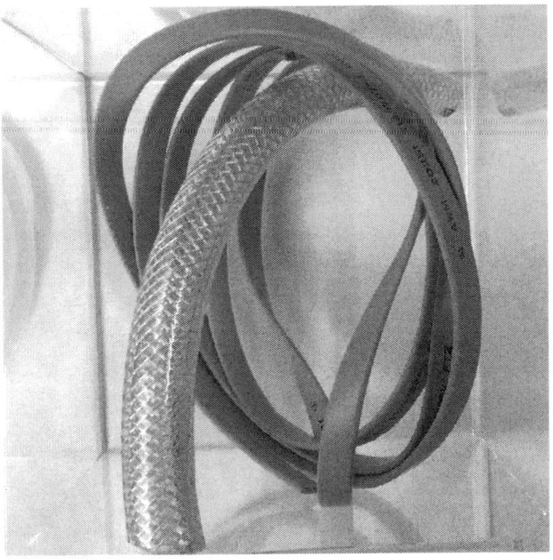

(A) : r
(B) : l
(C) : u
(D) : o
(E) : h

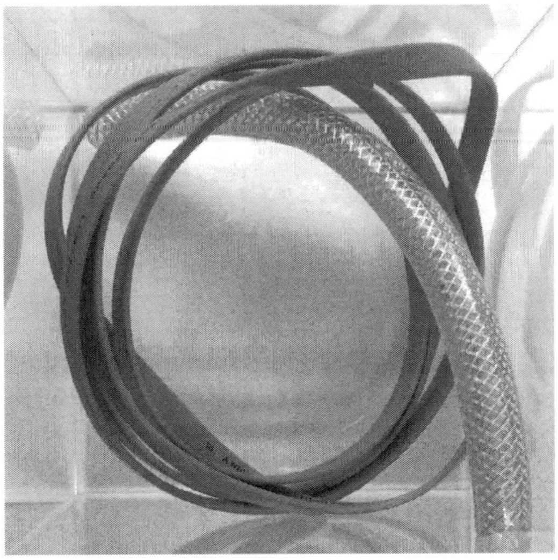

227)

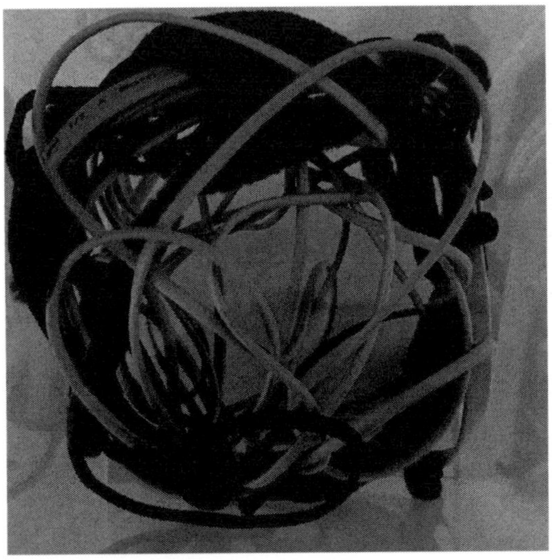

(A) : r
(B) : l
(C) : u
(D) : o
(E) : h

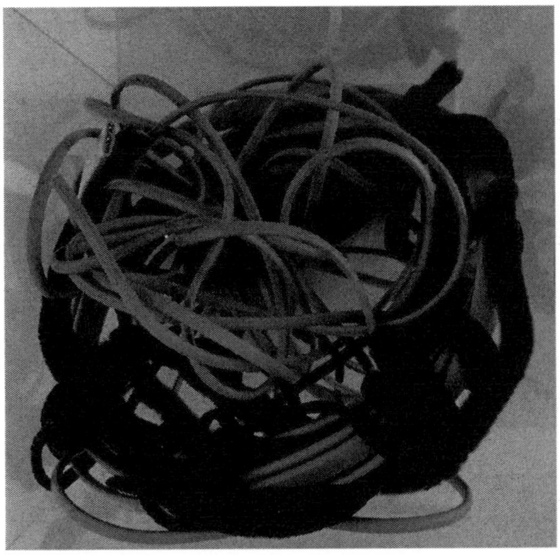

228)

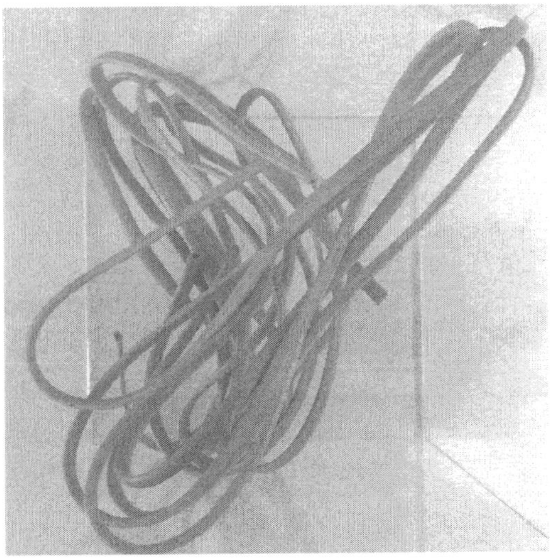

(A) : r
(B) : l
(C) : u
(D) : o
(E) : h

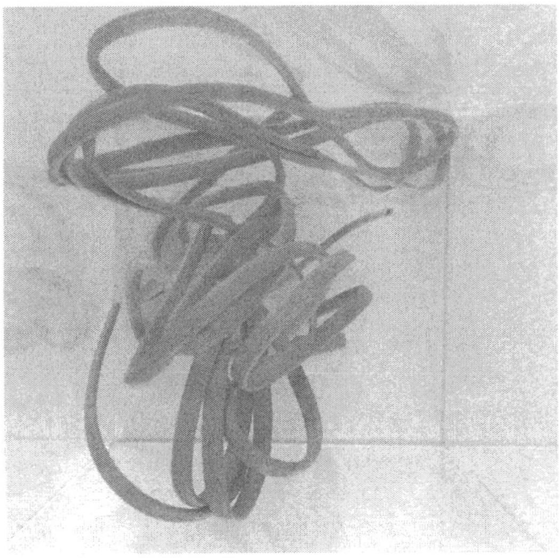

229)

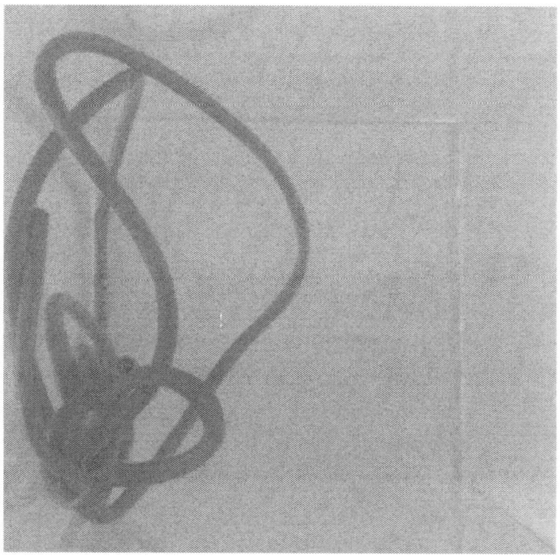

(A) : r
(B) : l
(C) : u
(D) : o
(E) : h

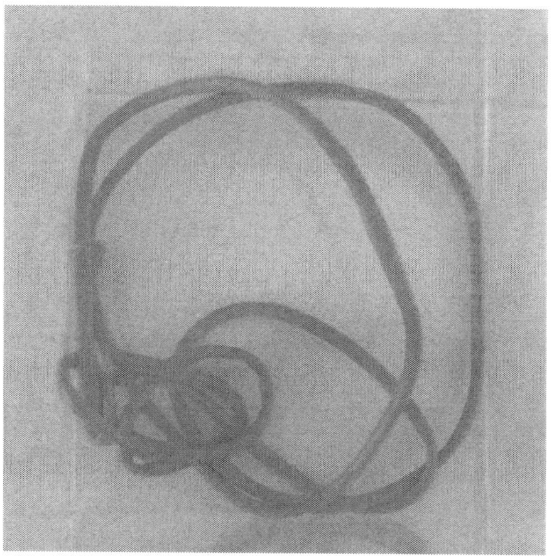

230)

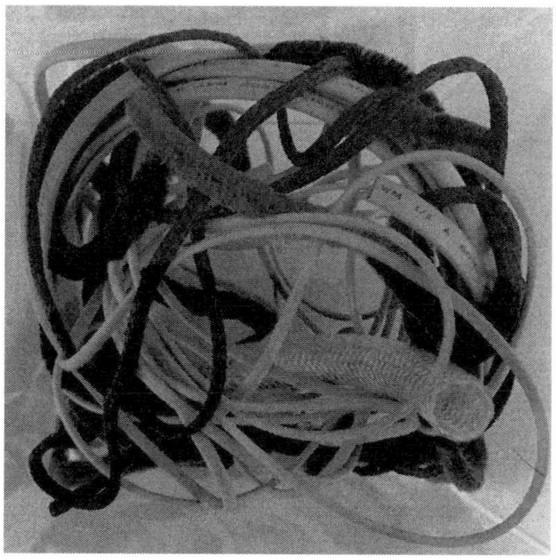

(A) : r
(B) : l
(C) : u
(D) : o
(E) : h

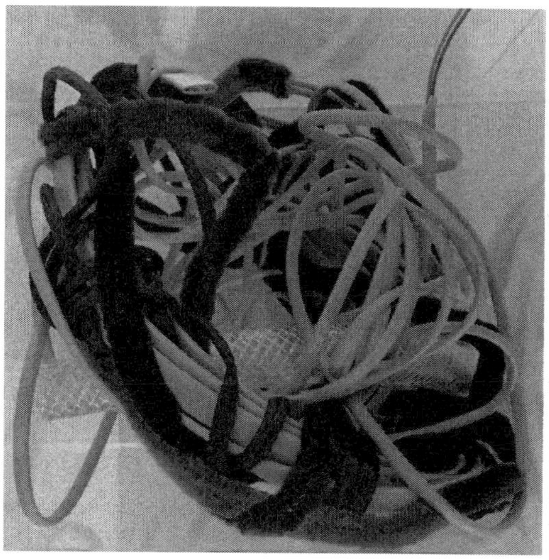

231)

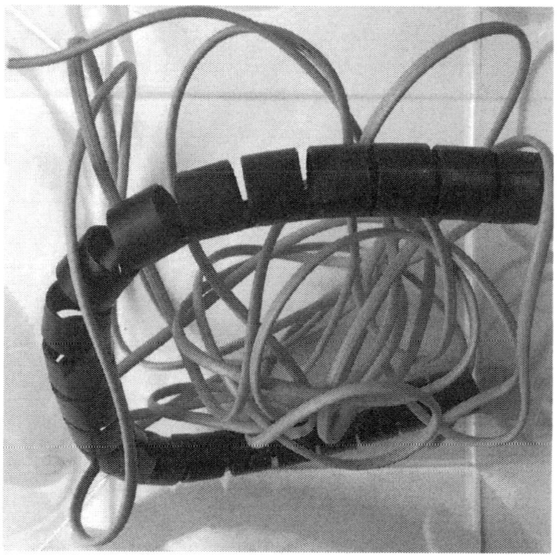

(A) : r
(B) : l
(C) : u
(D) : o
(E) : h

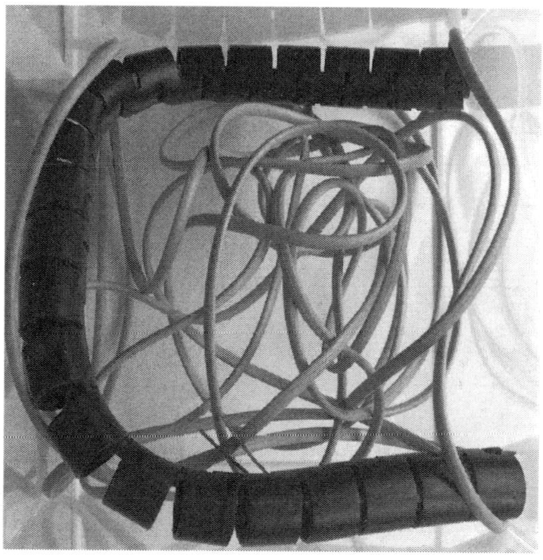

232)

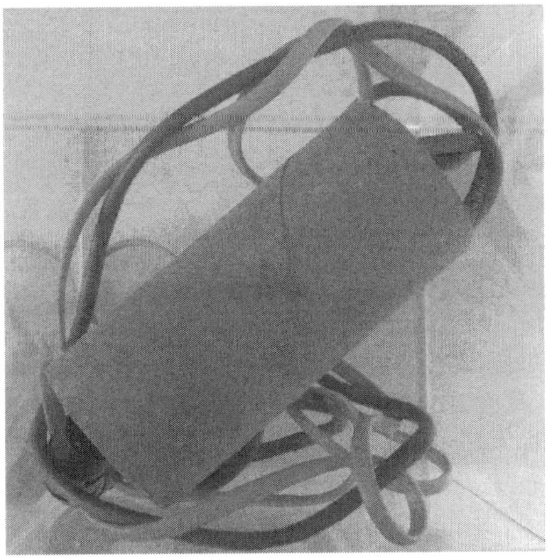

(A) : r
(B) : l
(C) : u
(D) : o
(E) : h

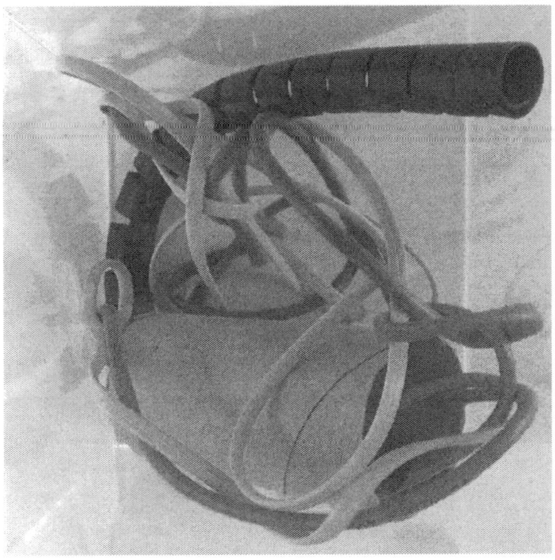

233)

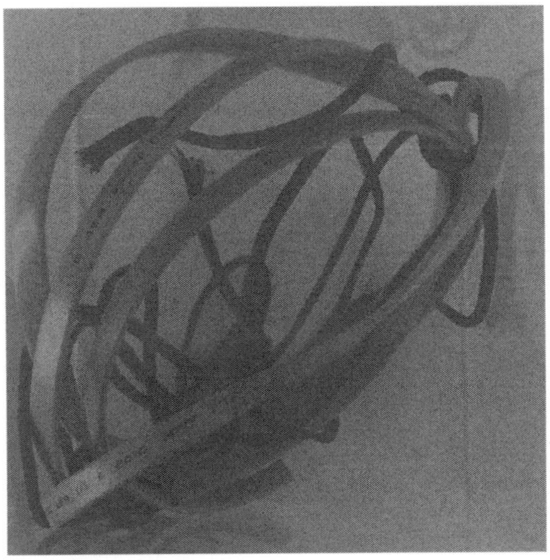

(A) : r
(B) : l
(C) : u
(D) : o
(E) : h

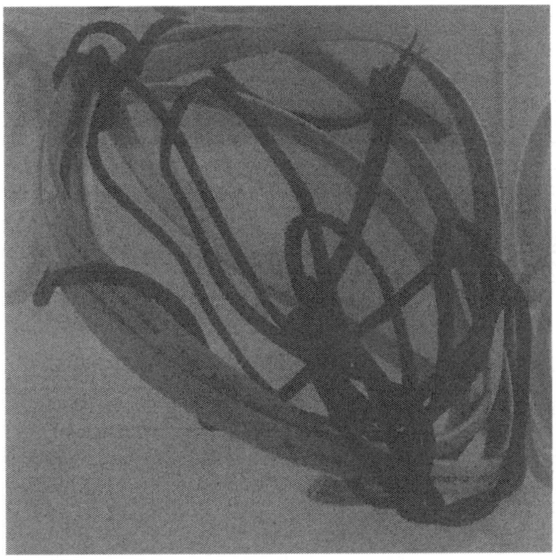

234)

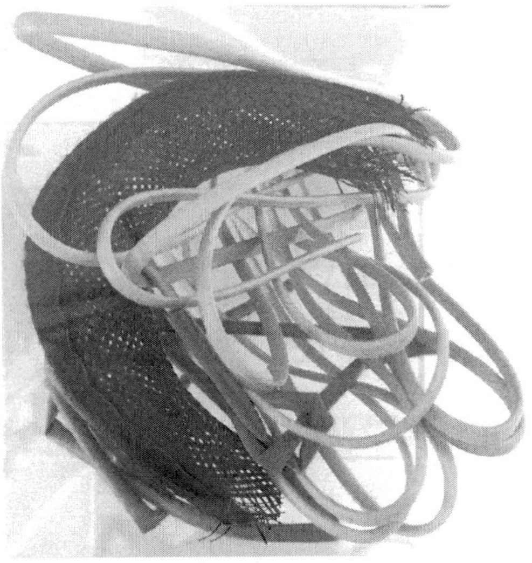

(A) : r
(B) : l
(C) : u
(D) : o
(E) : h

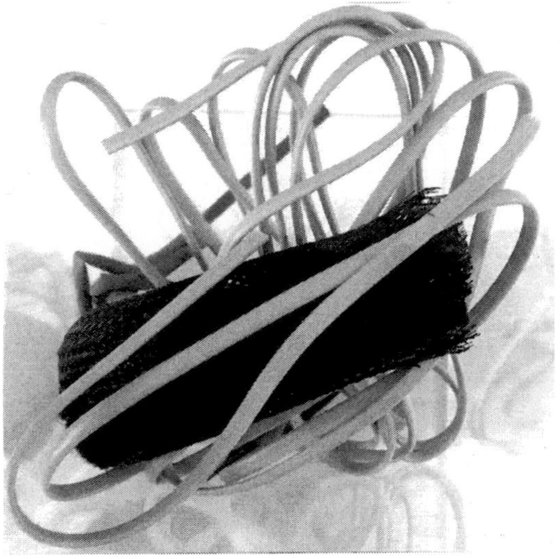

235)

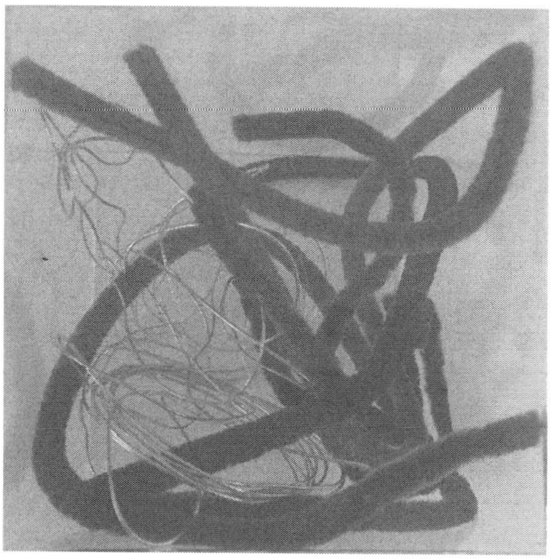

(A) : r
(B) : l
(C) : u
(D) : o
(E) : h

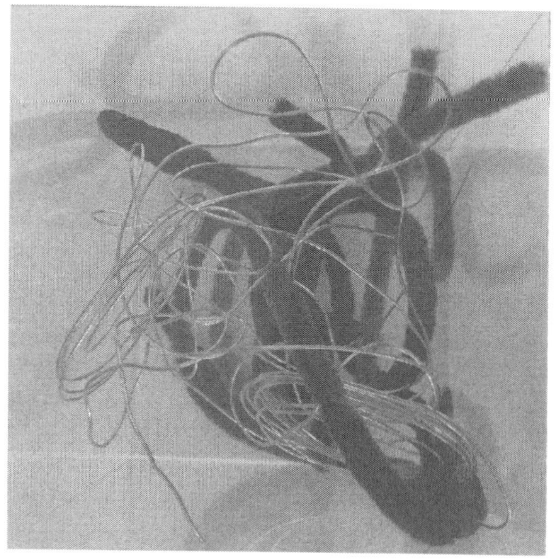

236)

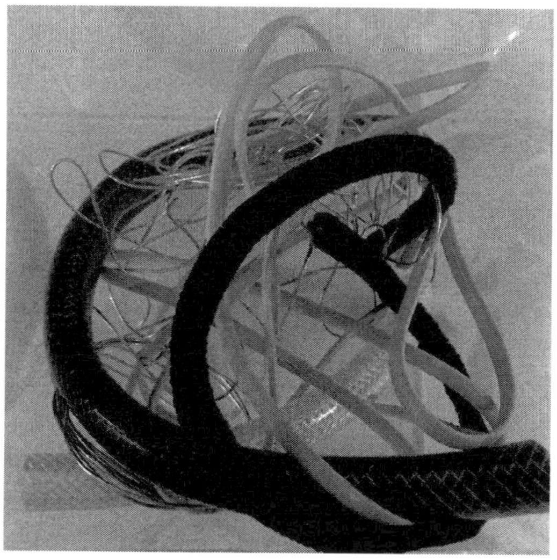

(A) : r
(B) : l
(C) : u
(D) : o
(E) : h

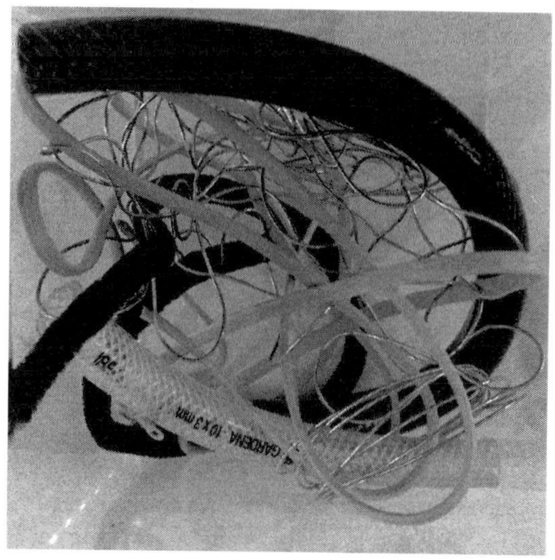

237)

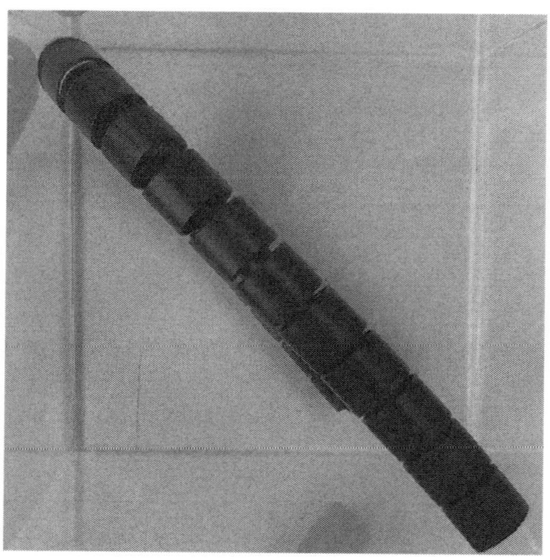

(A) : r
(B) : l
(C) : u
(D) : o
(E) : h

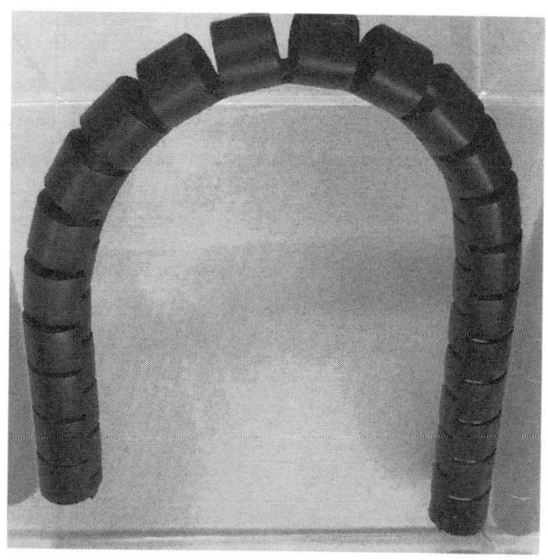

238)

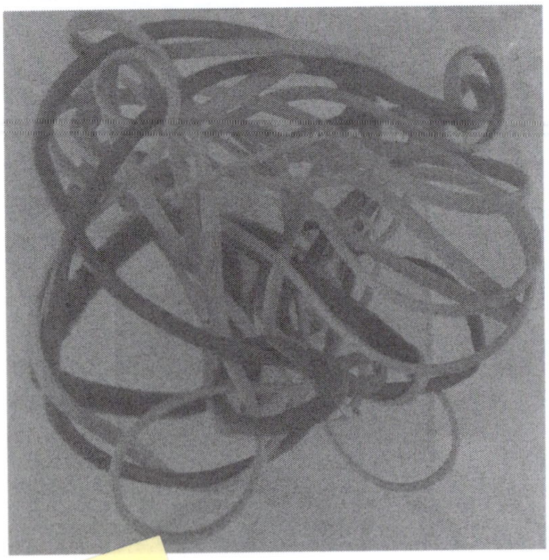

(A) : r
(B) : l
(C) : u
(D) : o
(E) : h

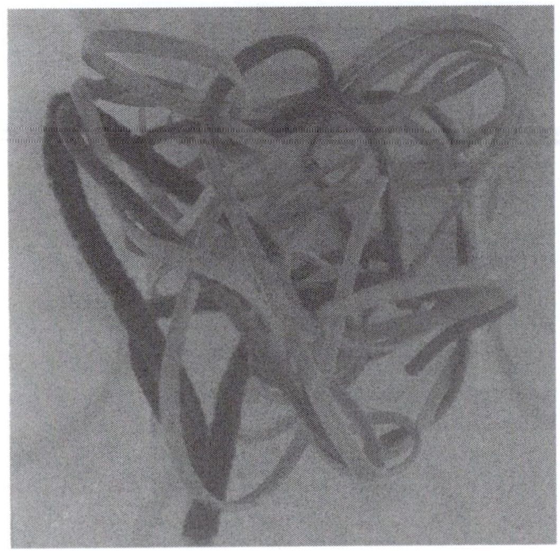

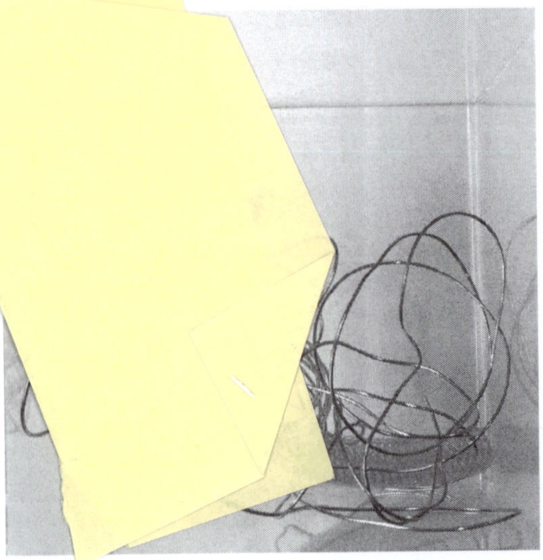

(A) : r
(B) : l
(C) : u
(D) : o
(E) : h

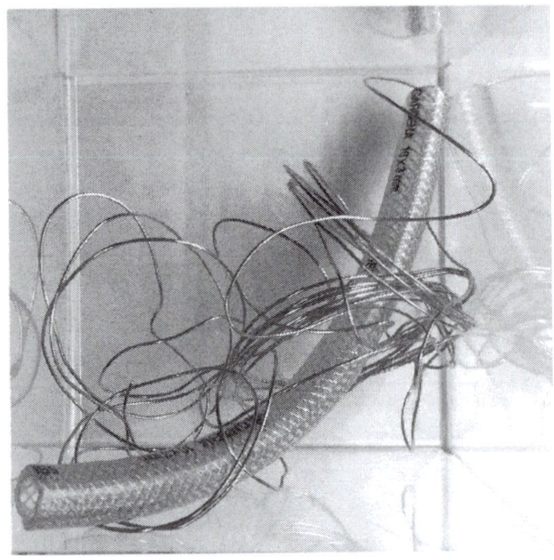

240)

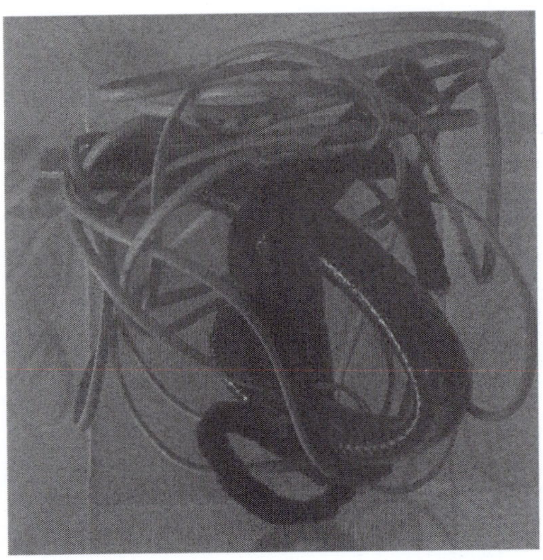

(A) : r
(B) : l
(C) : u
(D) : o
(E) : h

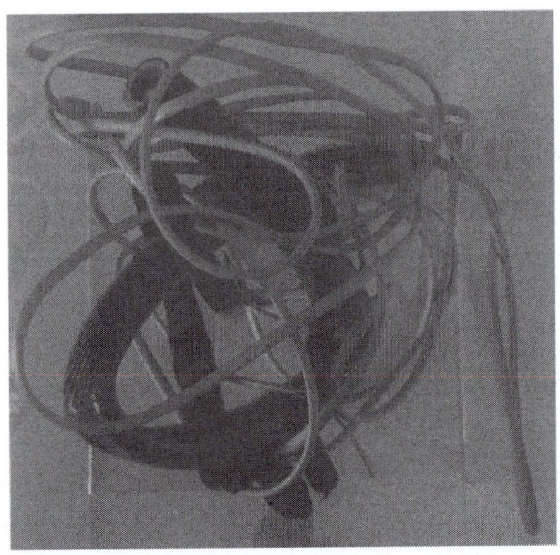

STOP Nicht weiterblättern.

Untertest 11 **Bearbeitungszeit: 15 Minuten**

241)

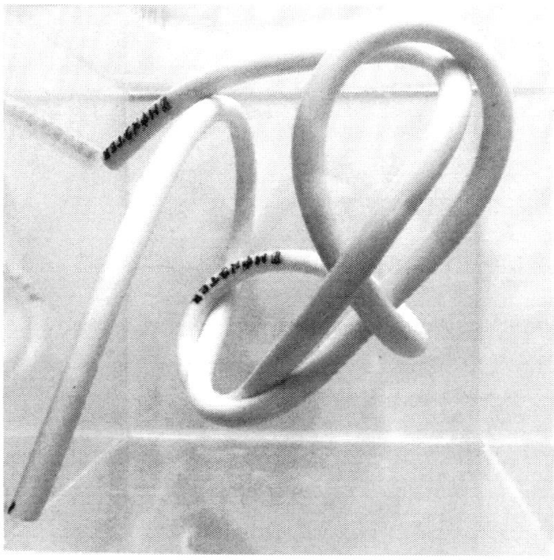

(A) : r
(B) : l
(C) : u
(D) : o
(E) : h

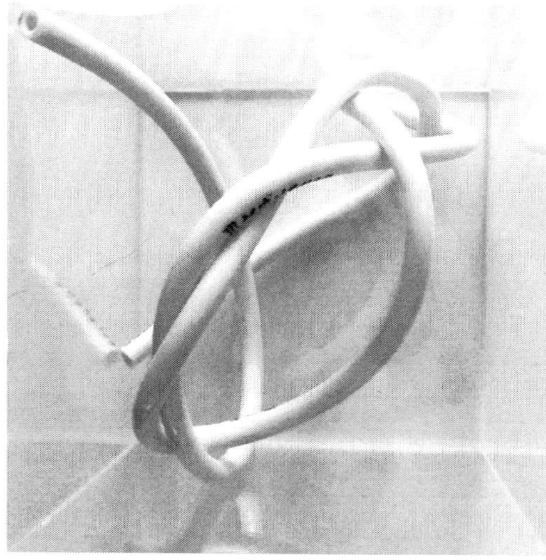

242)

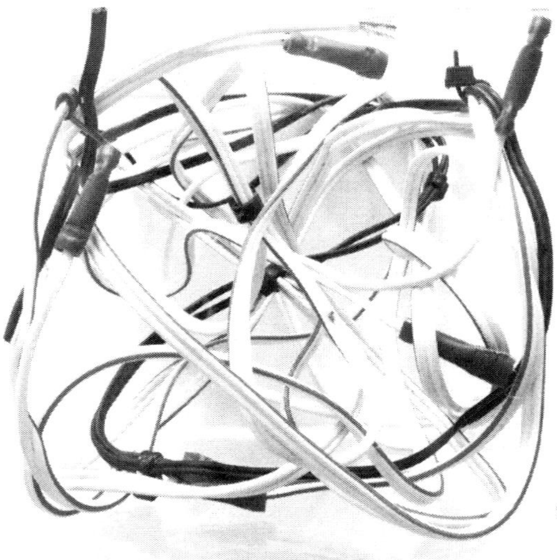

(A) : r
(B) : l
(C) : u
(D) : o
(E) : h

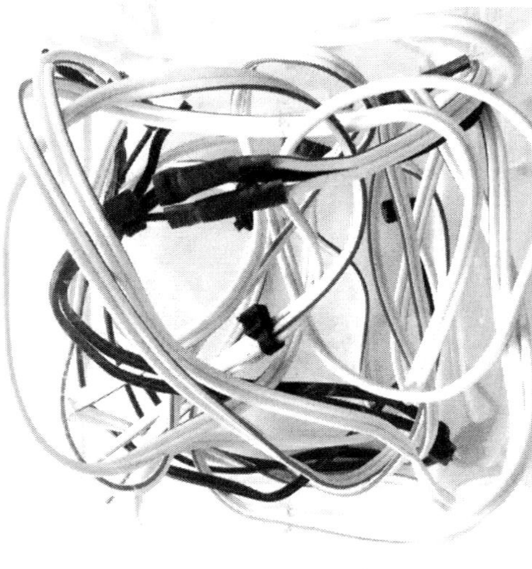

243)

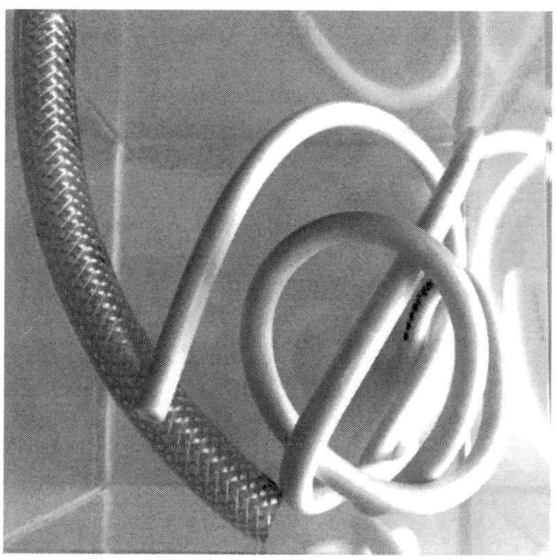

(A) : r
(B) : l
(C) : u
(D) : o
(E) : h

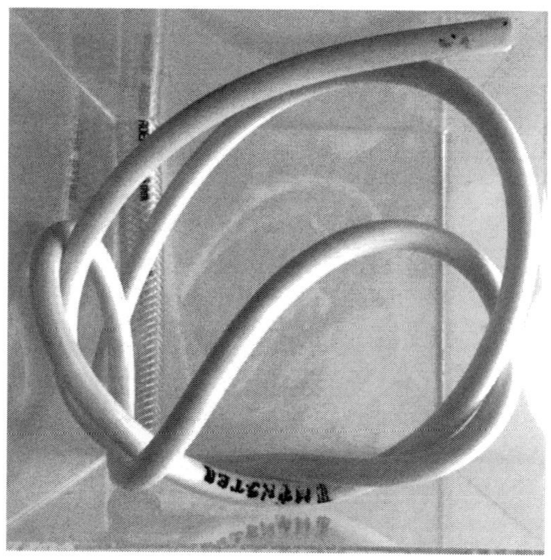

244)

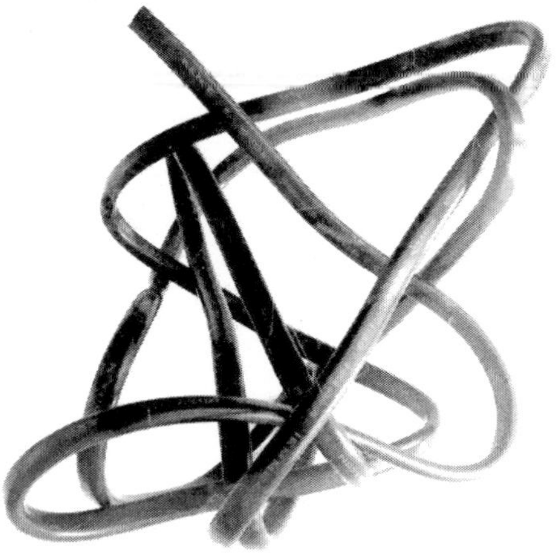

(A) : r
(B) : l
(C) : u
(D) : o
(E) : h

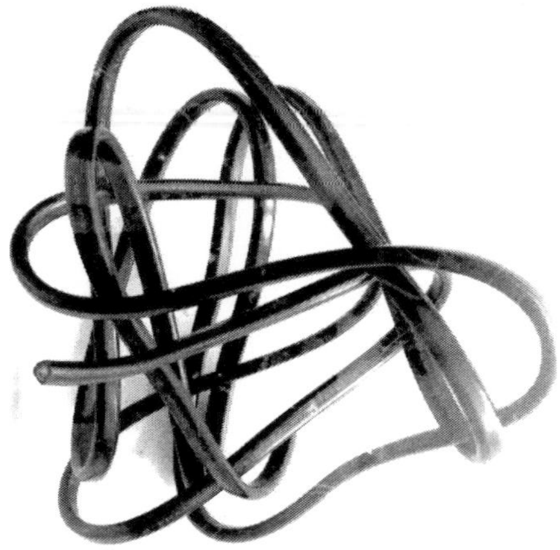

245)

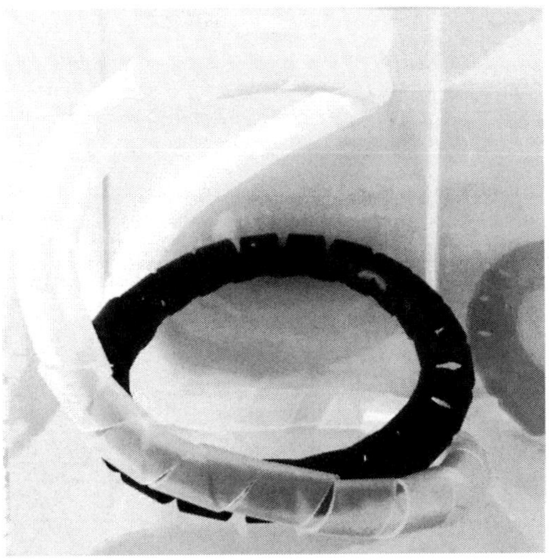

(A) : r
(B) : l
(C) : u
(D) : o
(E) : h

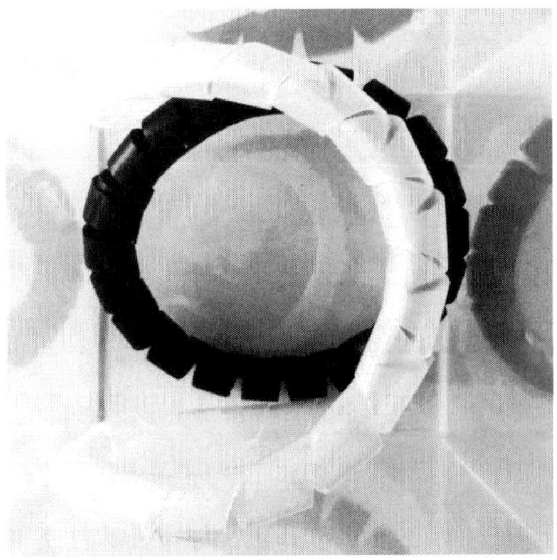

246)

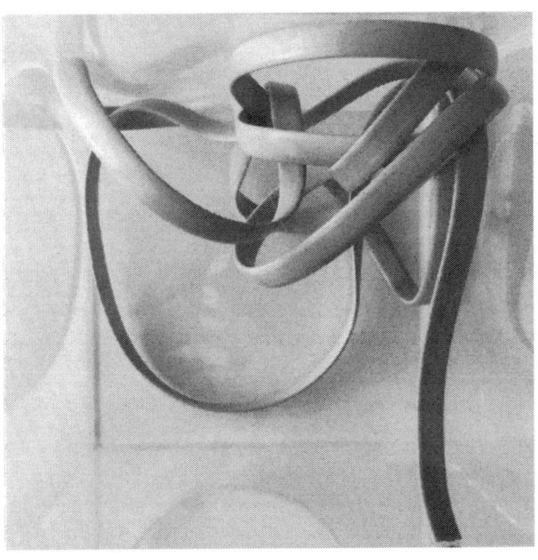

(A) : r
(B) : l
(C) : u
(D) : o
(E) : h

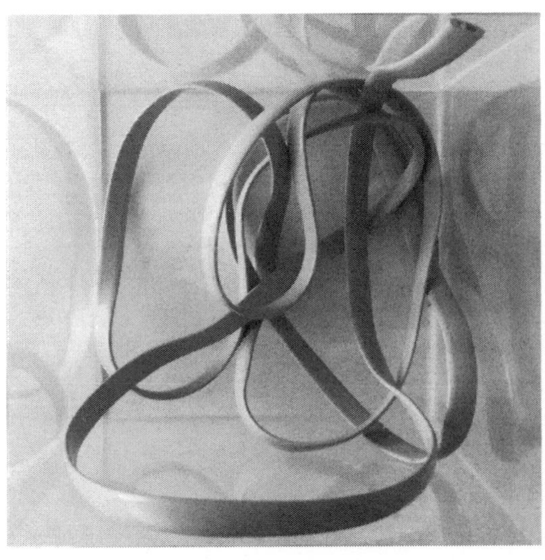

247)

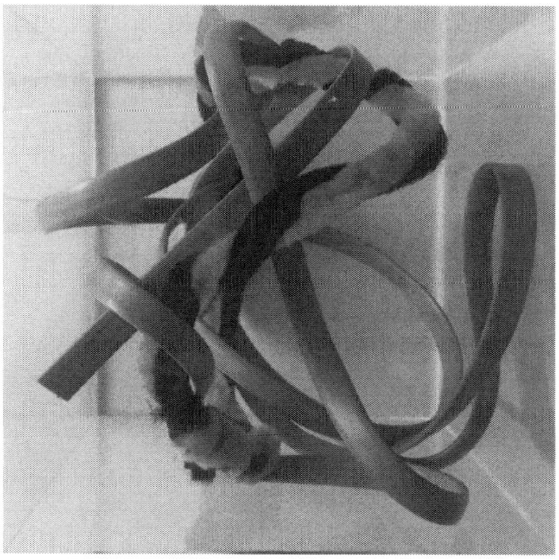

(A) : r
(B) : l
(C) : u
(D) : o
(E) : h

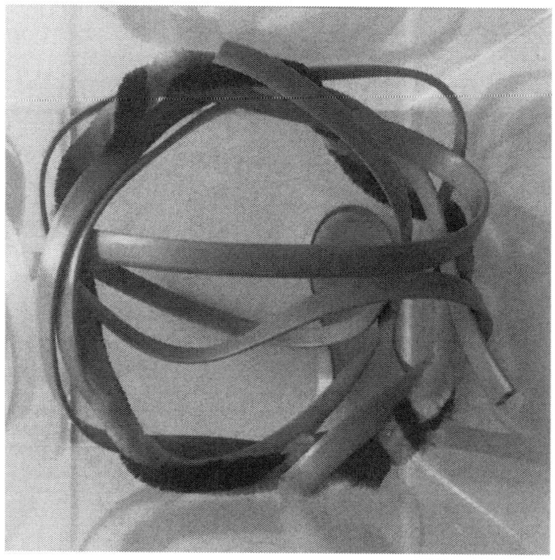

248)

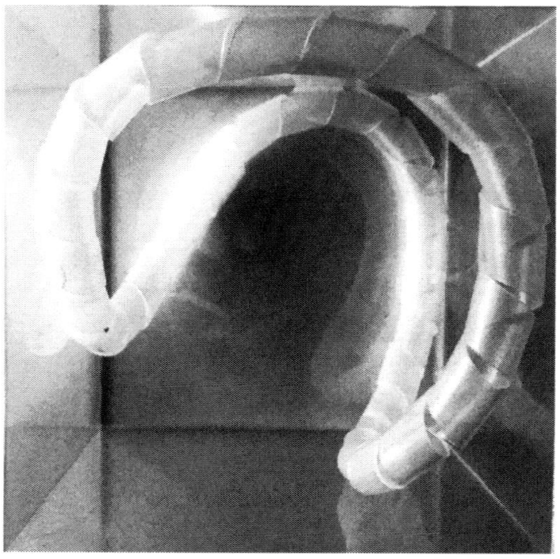

(A) : r
(B) : l
(C) : u
(D) : o
(E) : h

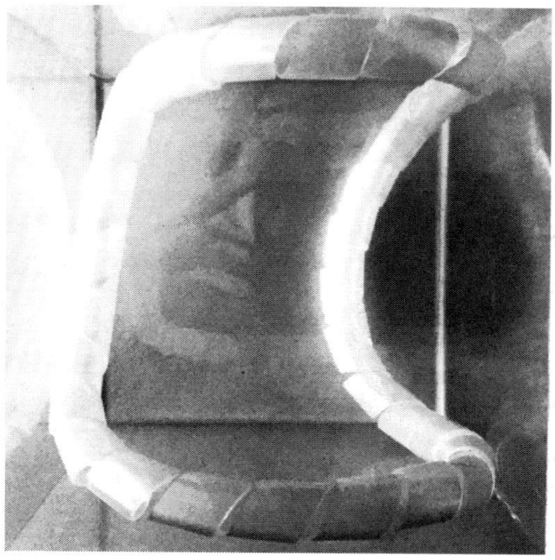

249)

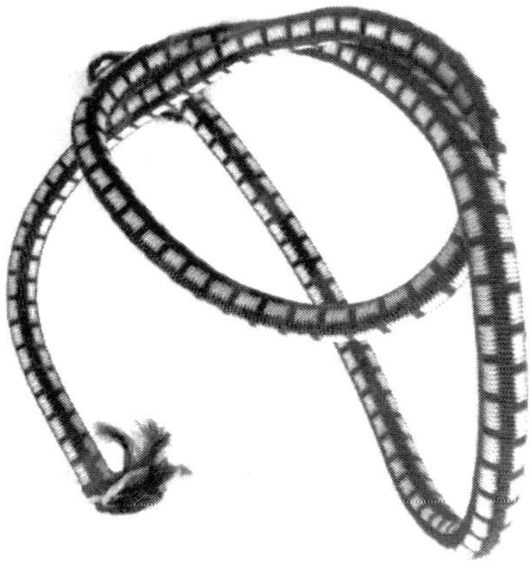

(A) : r
(B) : l
(C) : u
(D) : o
(E) : h

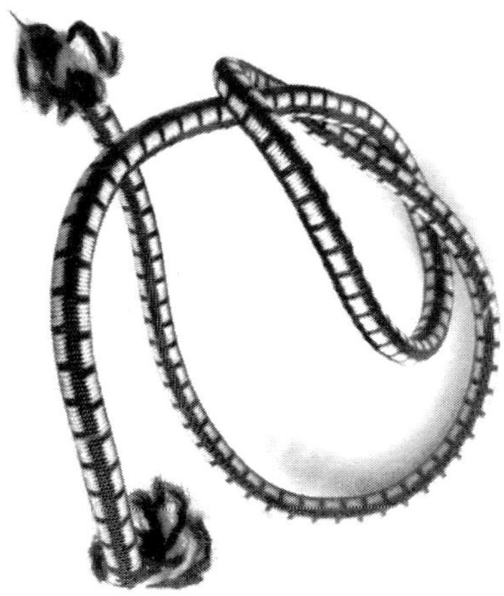

250)

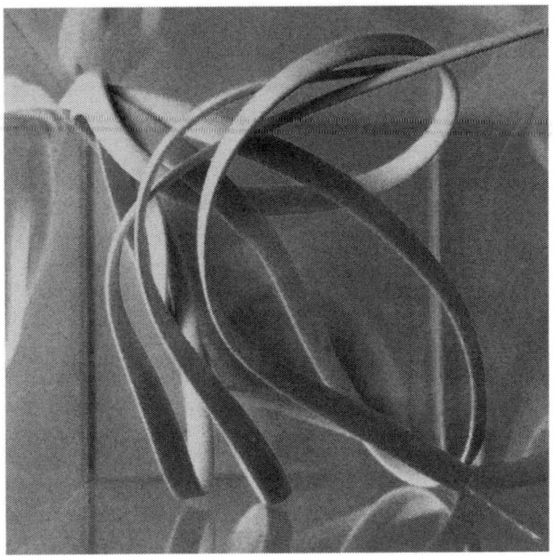

(A) : r
(B) : l
(C) : u
(D) : o
(E) : h

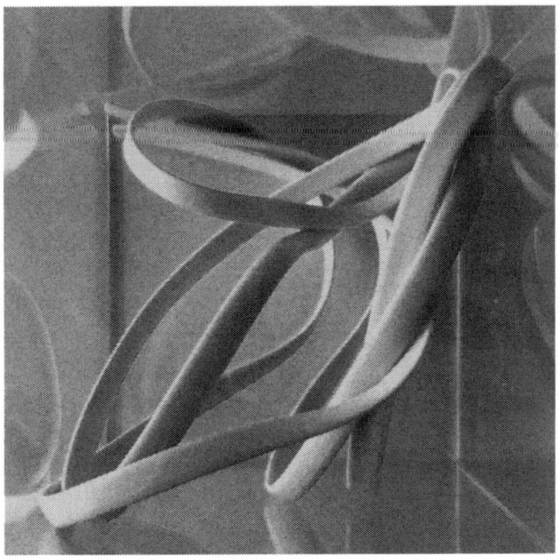

251)

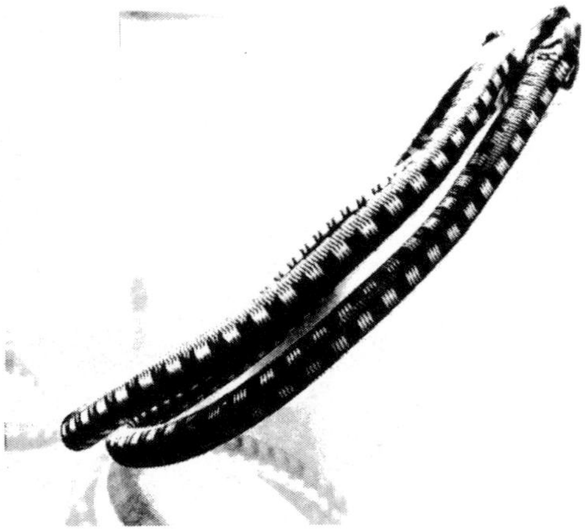

(A) : r
(B) : l
(C) : u
(D) : o
(E) : h

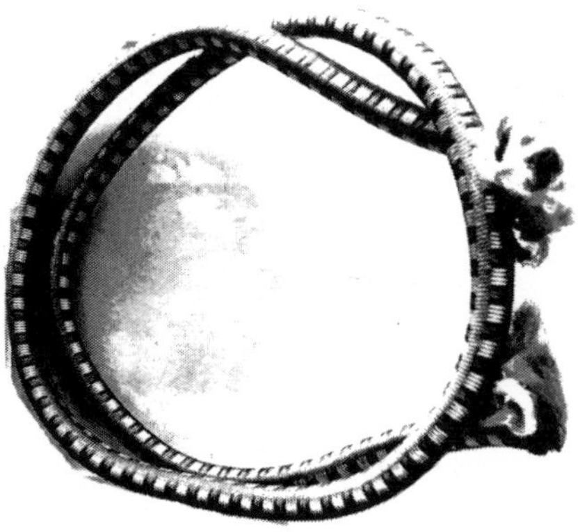

252)

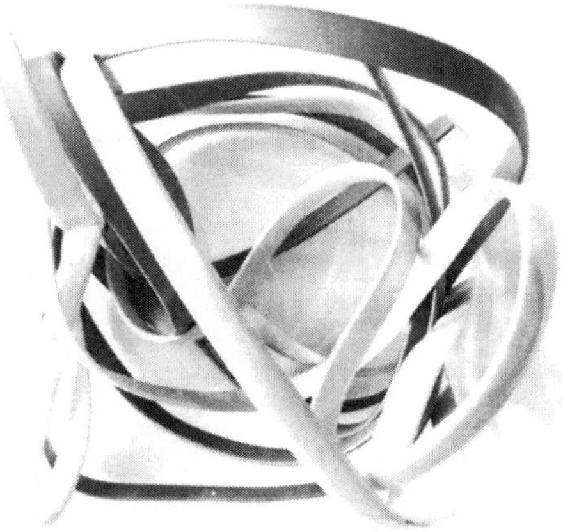

(A) : r
(B) : l
(C) : u
(D) : o
(E) : h

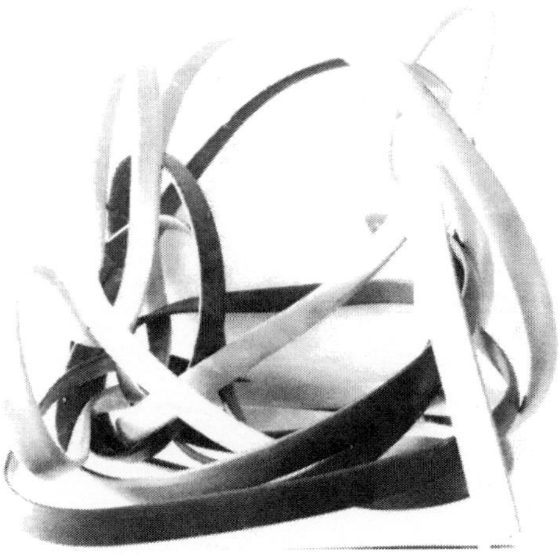

253)

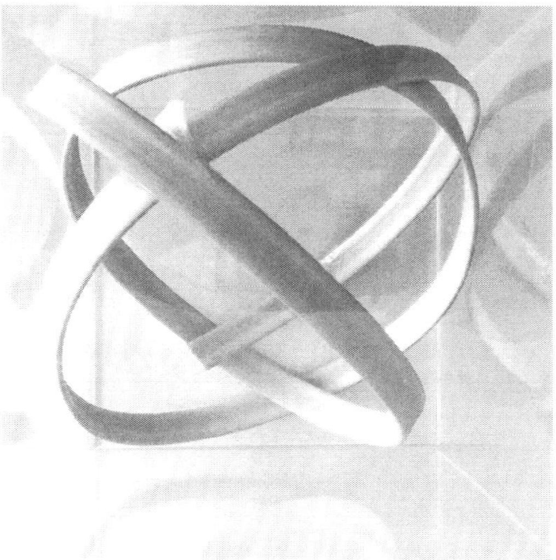

(A) : r
(B) : l
(C) : u
(D) : o
(E) : h

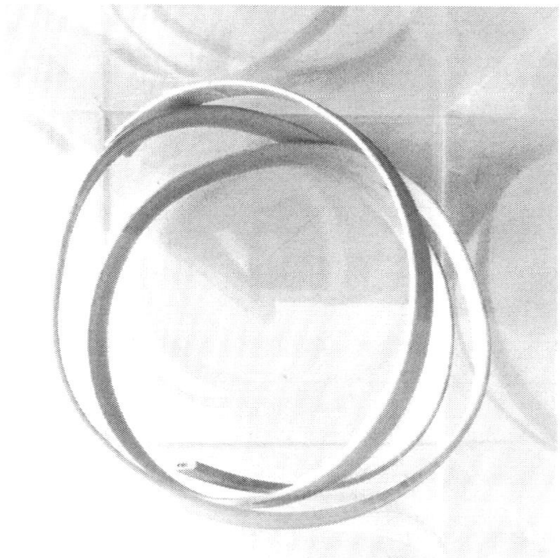

254)

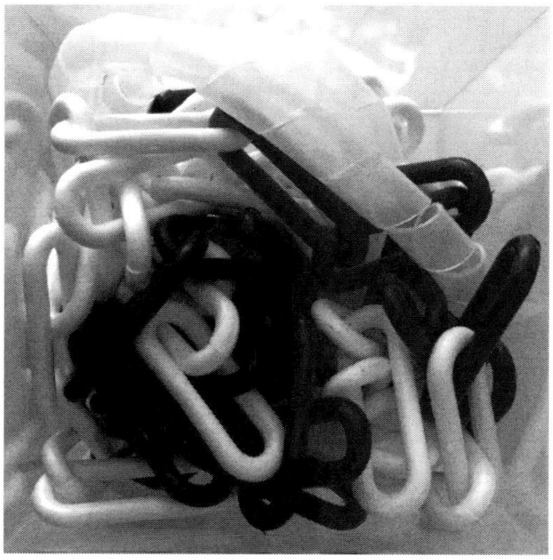

(A) : r
(B) : l
(C) : u
(D) : o
(E) : h

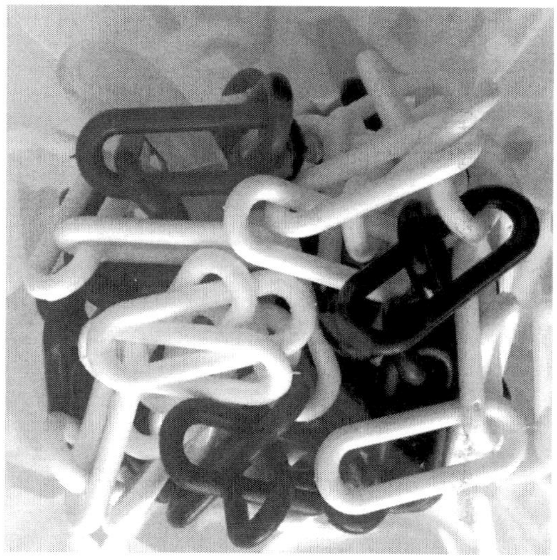

255)

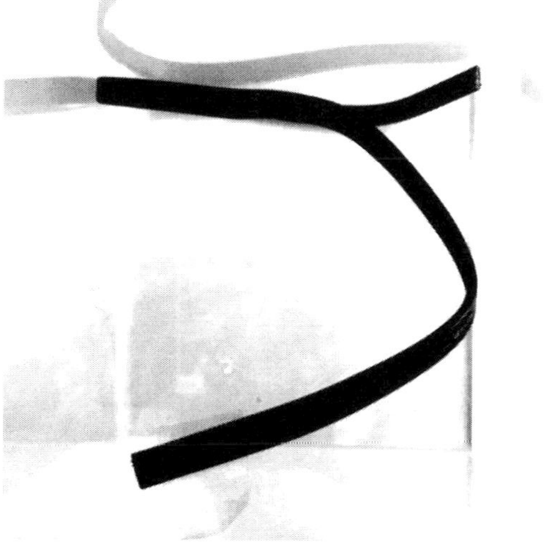

(A) : r
(B) : l
(C) : u
(D) : o
(E) : h

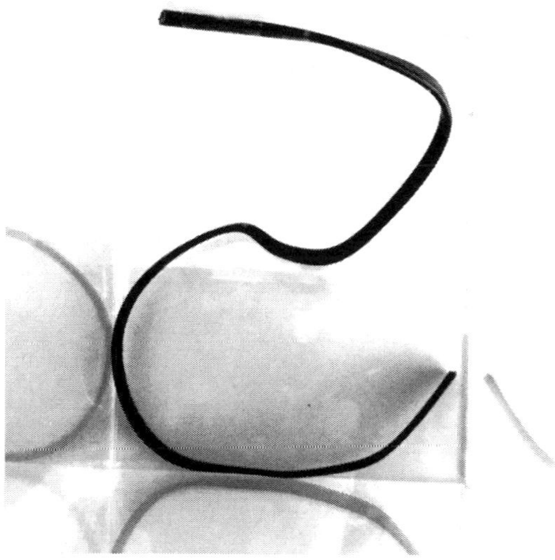

256)

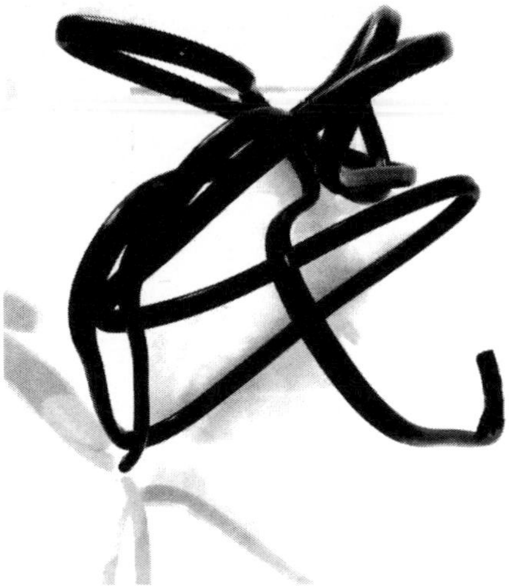

(A) : r
(B) : l
(C) : u
(D) : o
(E) : h

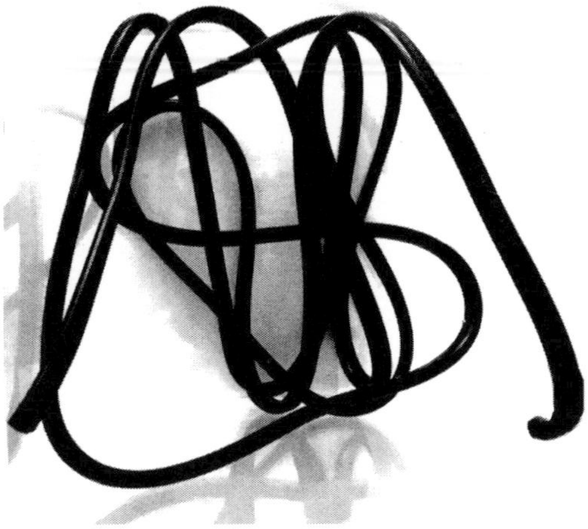

257)

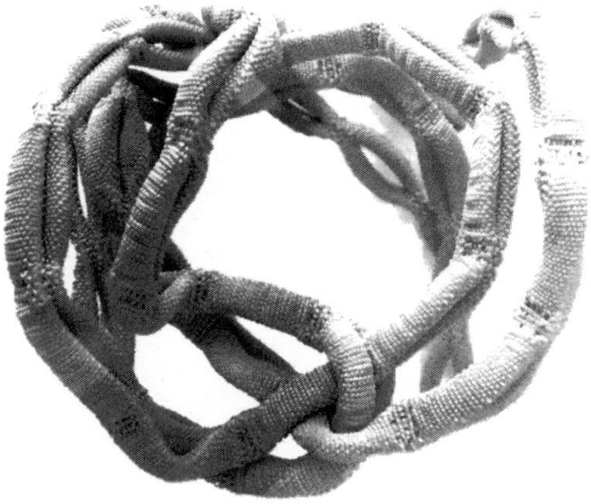

(A) : r
(B) : l
(C) : u
(D) : o
(E) : h

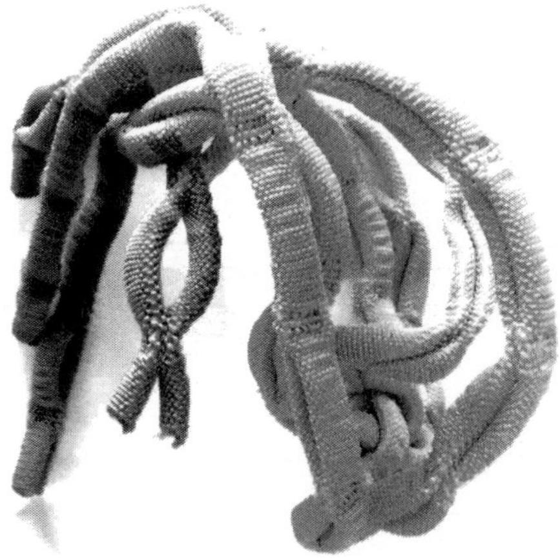

258)

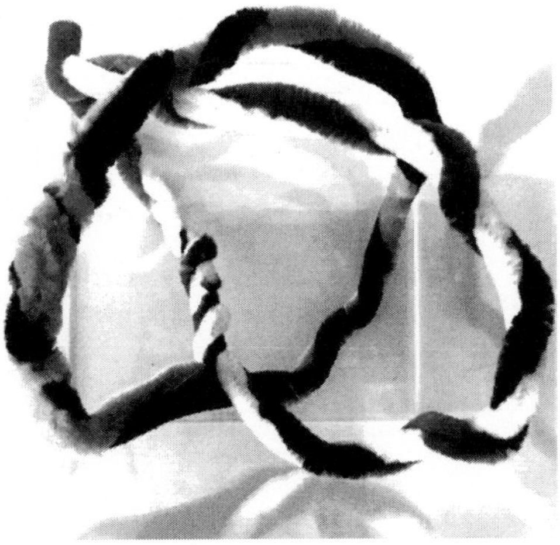

(A) : r
(B) : l
(C) : u
(D) : o
(E) : h

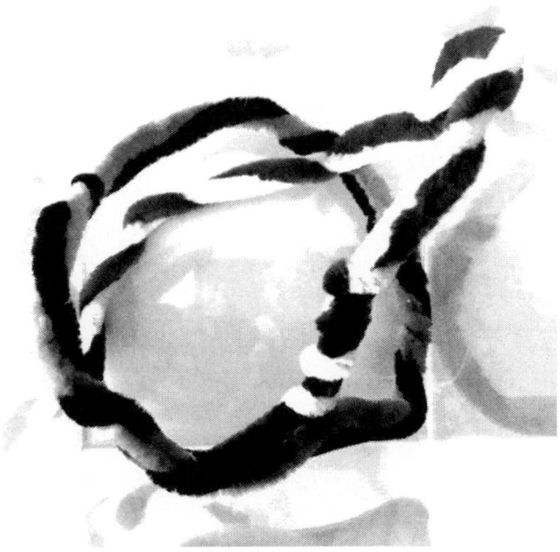

259)

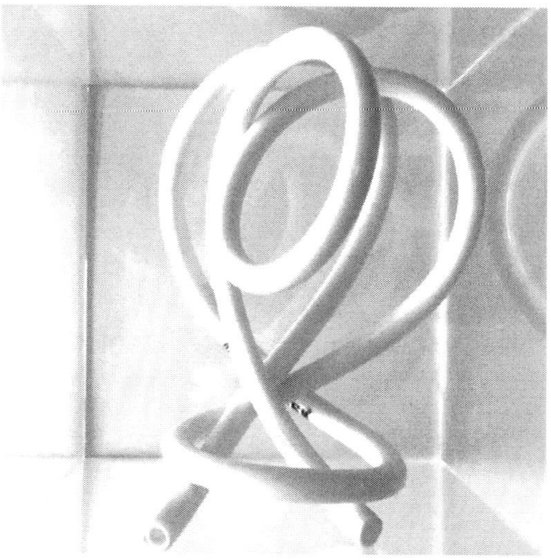

(A) : r
(B) : l
(C) : u
(D) : o
(E) : h

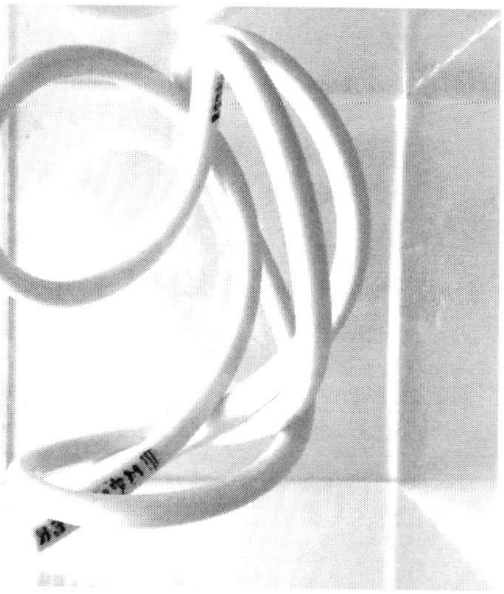

260)

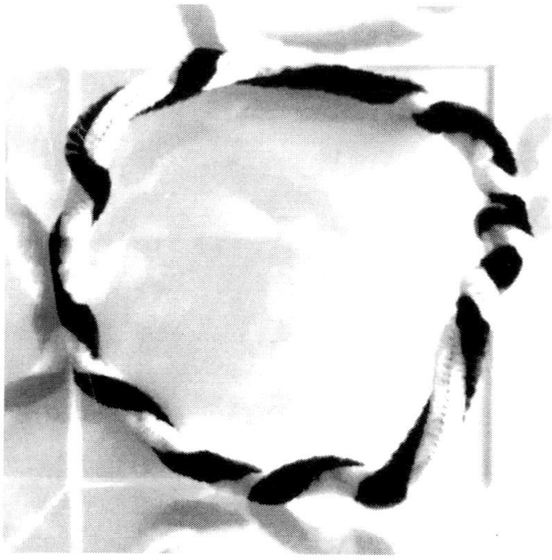

(A) : r
(B) : l
(C) : u
(D) : o
(E) : h

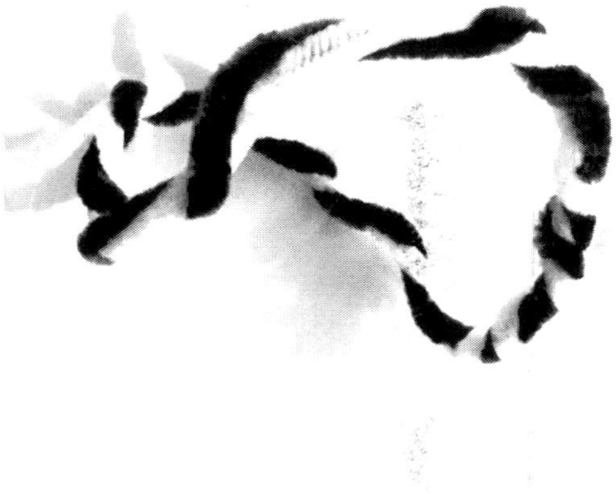

261)

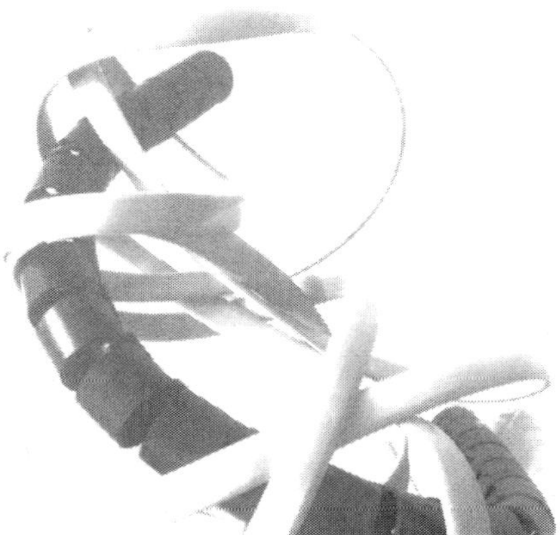

(A) : r
(B) : l
(C) : u
(D) : o
(E) : h

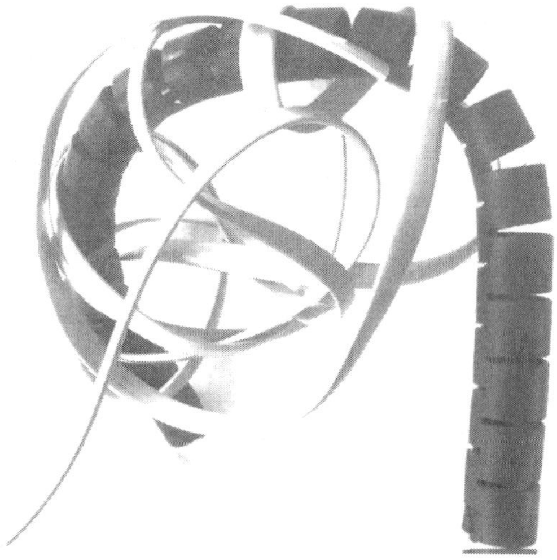

262)

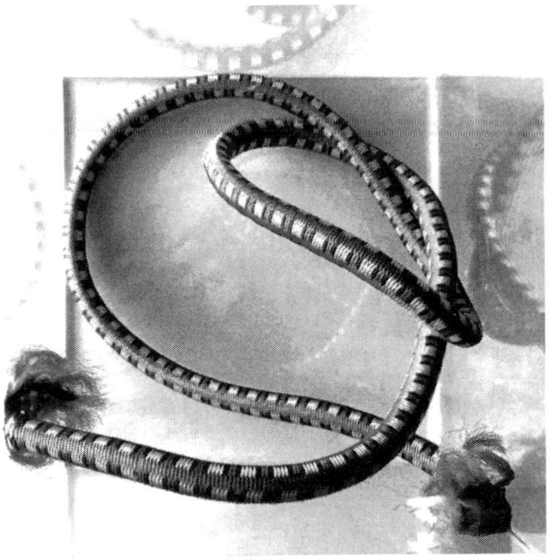

(A) : r
(B) : l
(C) : u
(D) : o
(E) : h

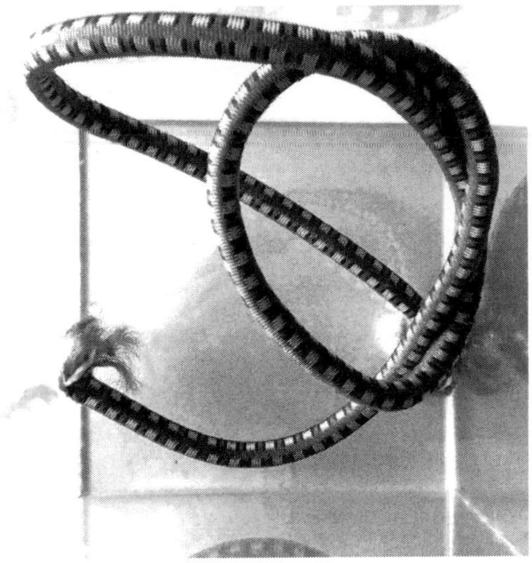

263)

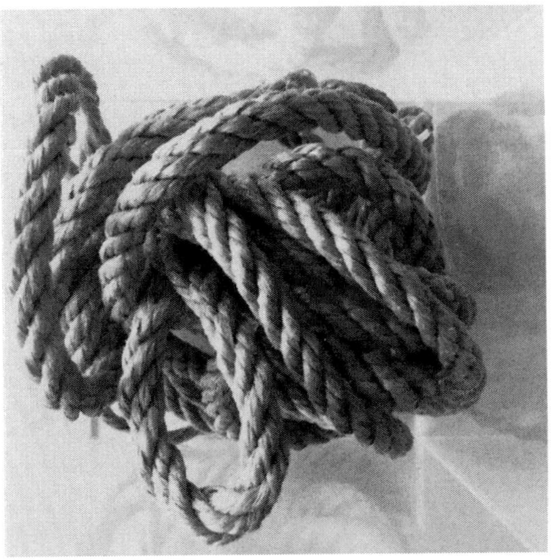

(A) : r
(B) : l
(C) : u
(D) : o
(E) : h

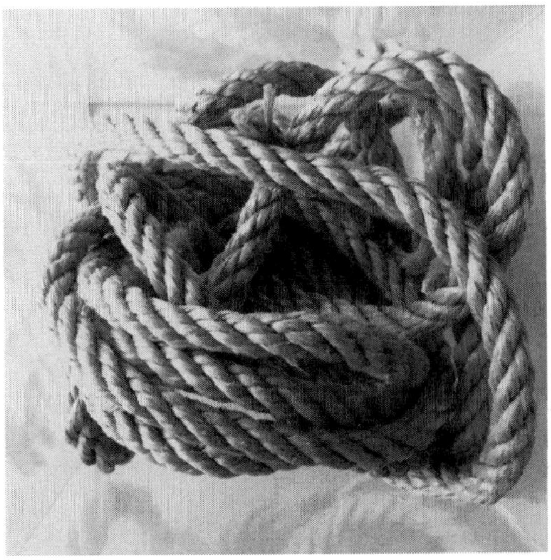

264)

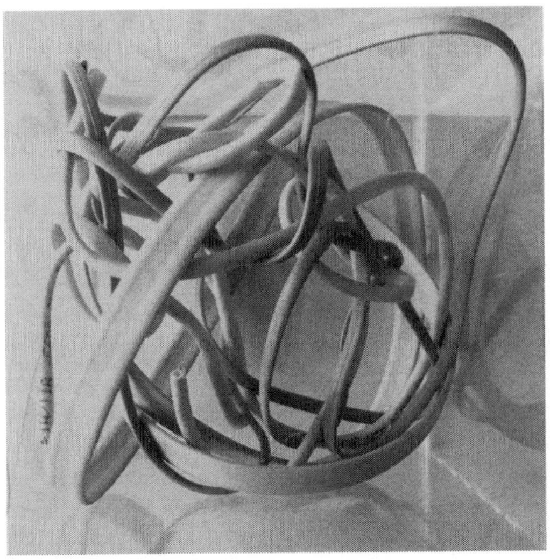

(A) : r
(B) : l
(C) : u
(D) : o
(E) : h

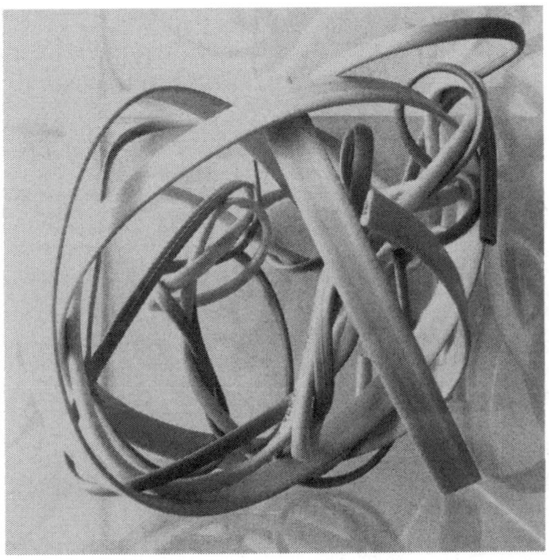

STOP Nicht weiterblättern.

Untertest 12 — Bearbeitungszeit: 15 Minuten

265)

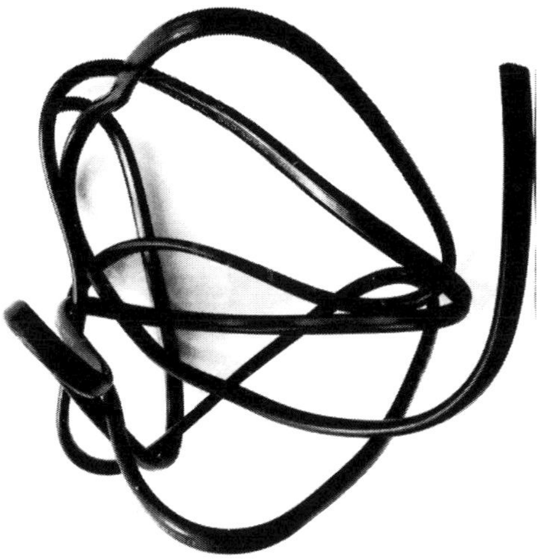

(A) : r
(B) : l
(C) : u
(D) : o
(E) : h

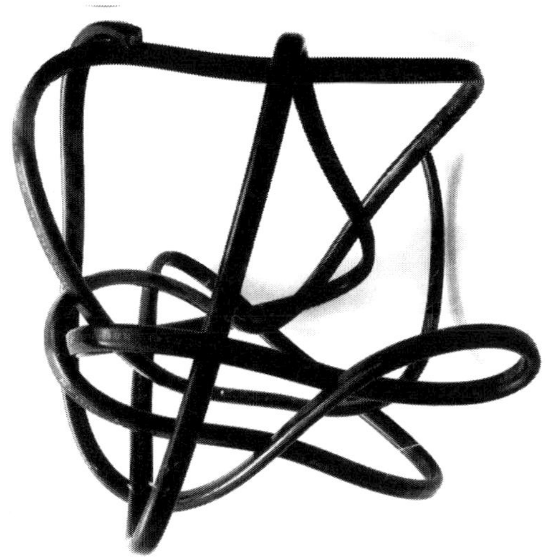

266)

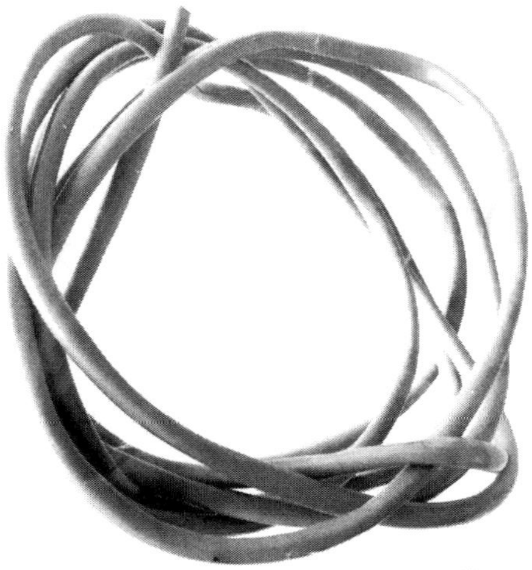

(A) : r
(B) : l
(C) : u
(D) : o
(E) : h

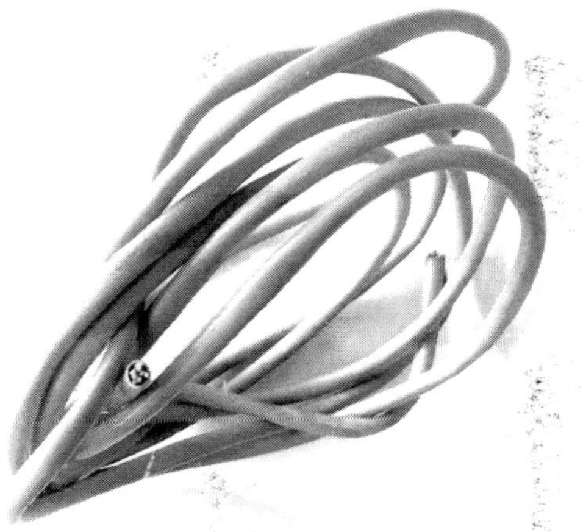

267)

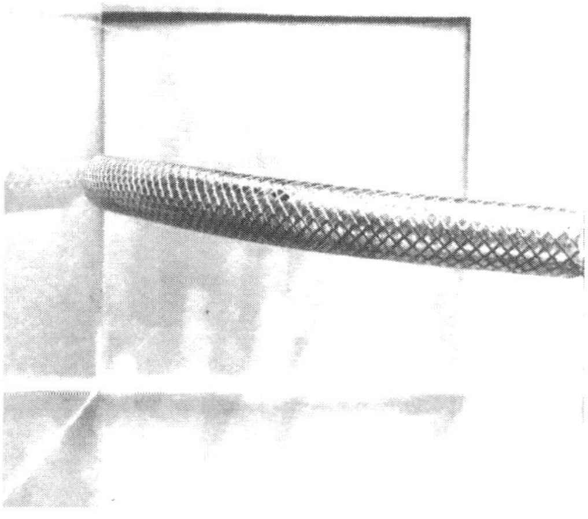

(A) : r
(B) : l
(C) : u
(D) : o
(E) : h

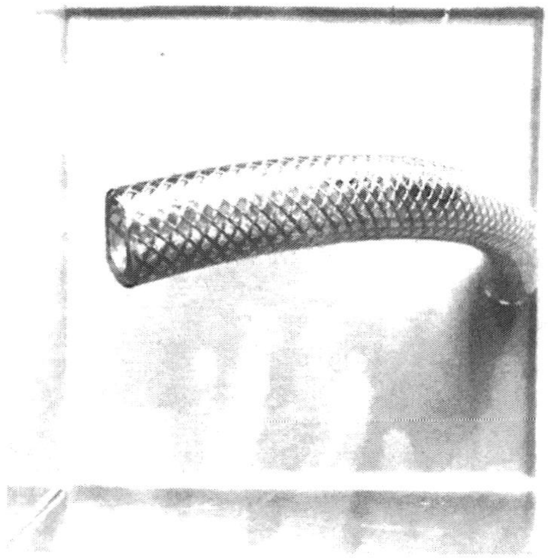

268)

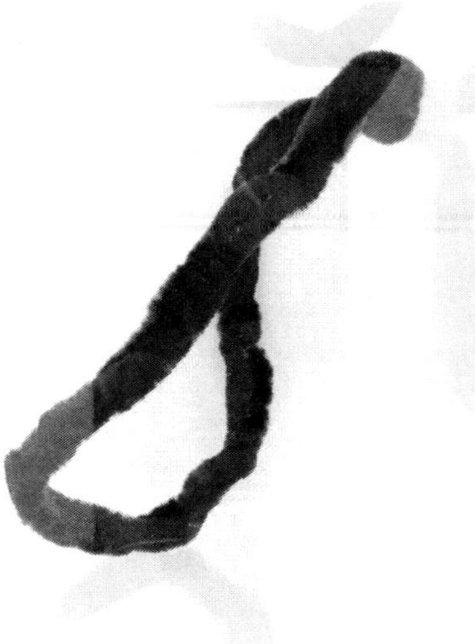

(A) : r
(B) : l
(C) : u
(D) : o
(E) : h

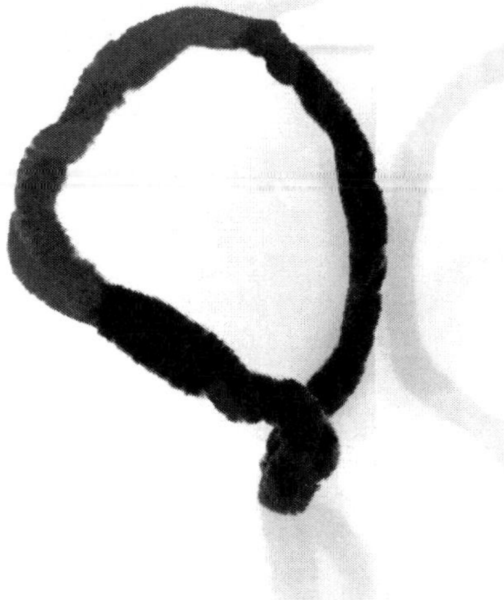

269)

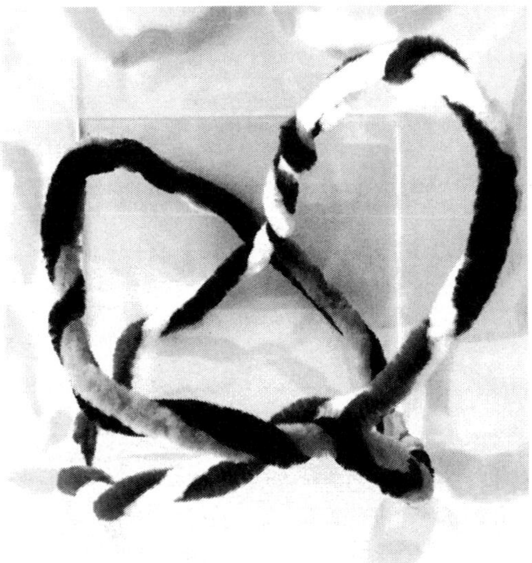

(A) : r
(B) : l
(C) : u
(D) : o
(E) : h

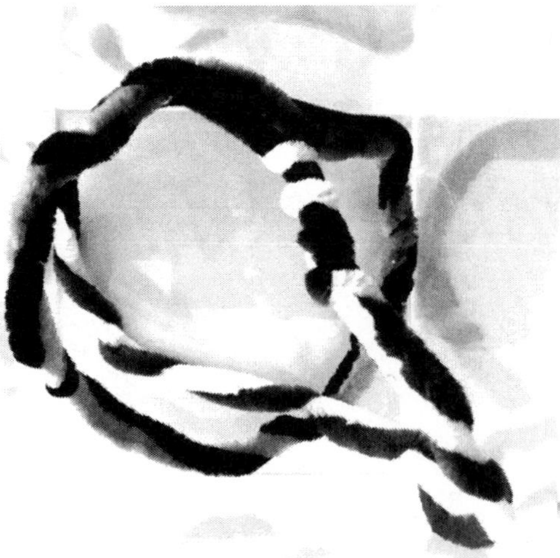

270)

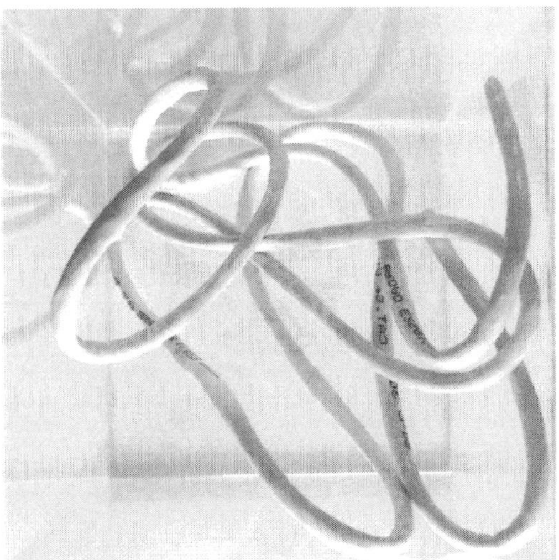

(A) : r
(B) : l
(C) : u
(D) : o
(E) : h

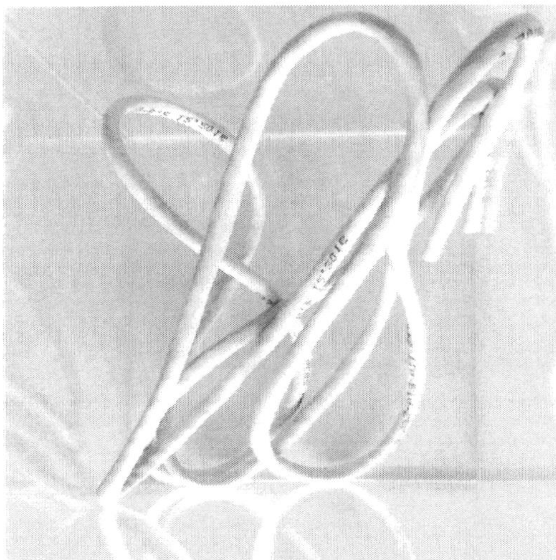

271)

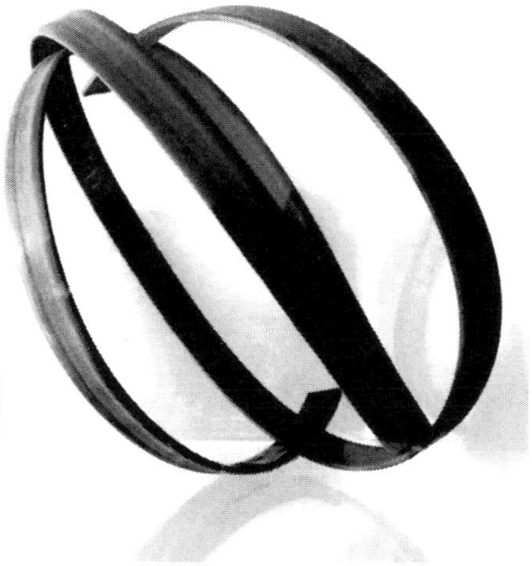

(A) : r
(B) : l
(C) : u
(D) : o
(E) : h

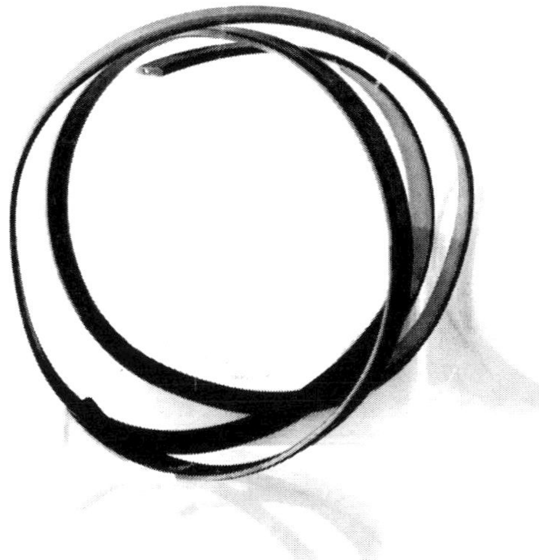

272)

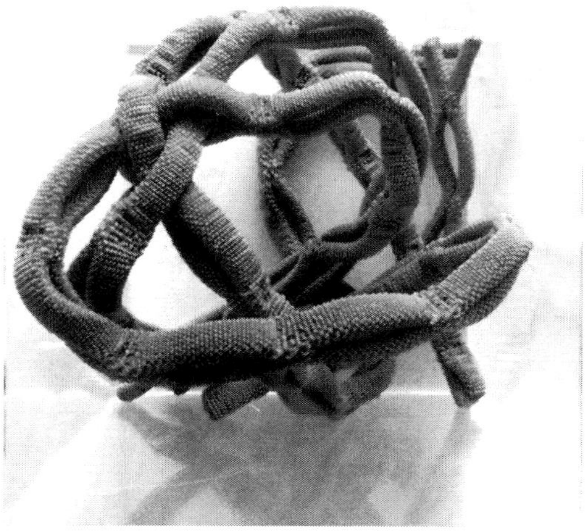

(A) : r
(B) : l
(C) : u
(D) : o
(E) : h

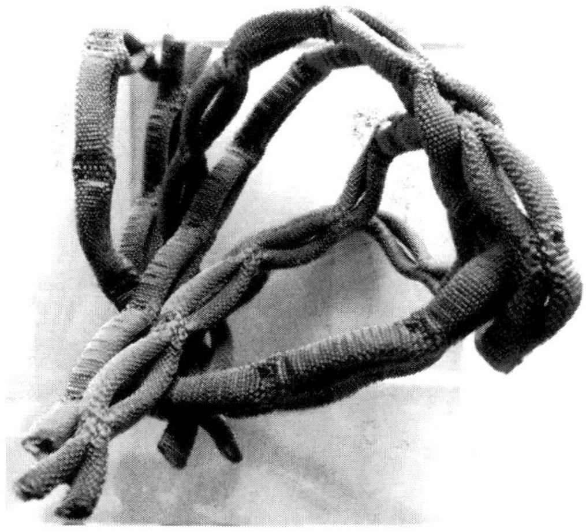

273)

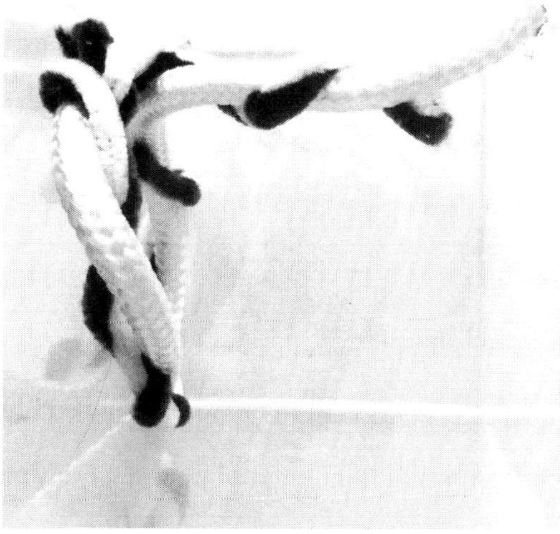

(A) : r
(B) : l
(C) : u
(D) : o
(E) : h

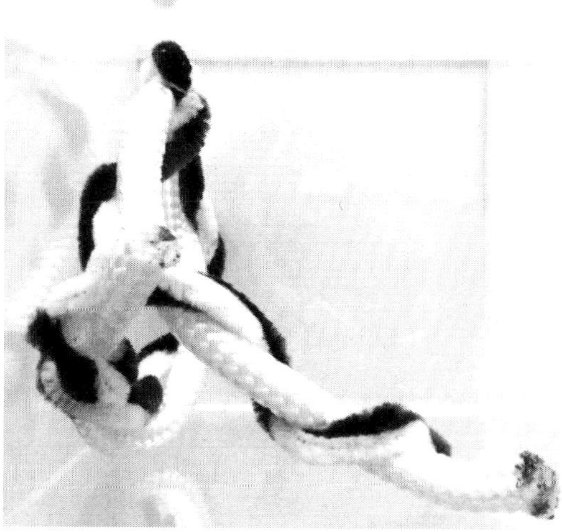

274)

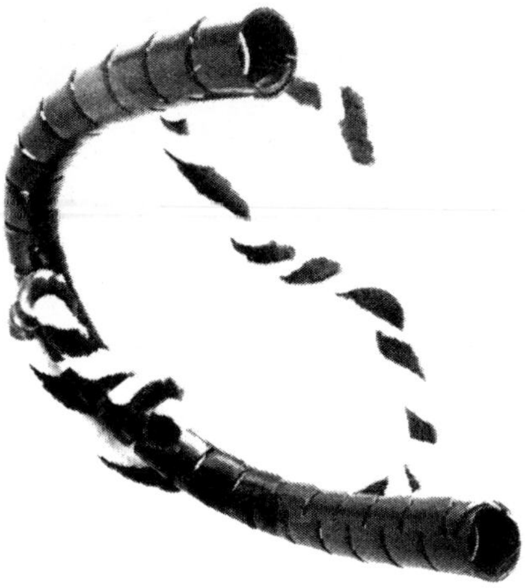

(A) : r
(B) : l
(C) : u
(D) : o
(E) : h

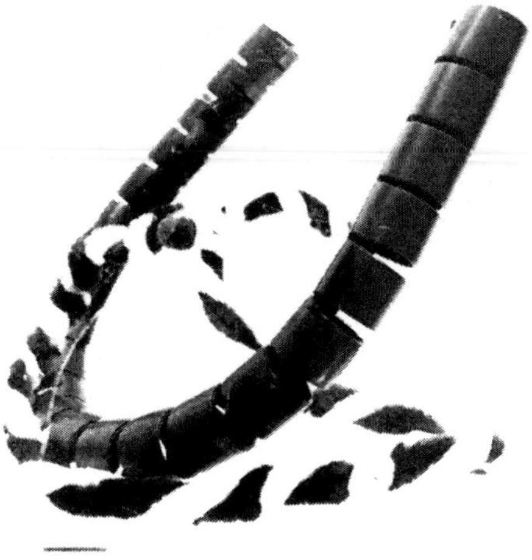

275)

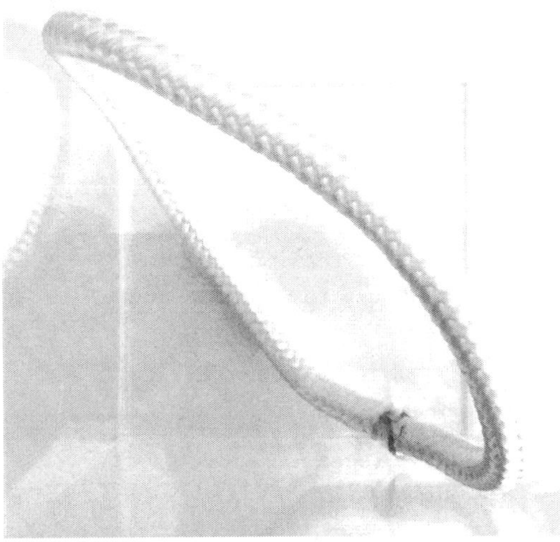

(A) : r
(B) : l
(C) : u
(D) : o
(E) : h

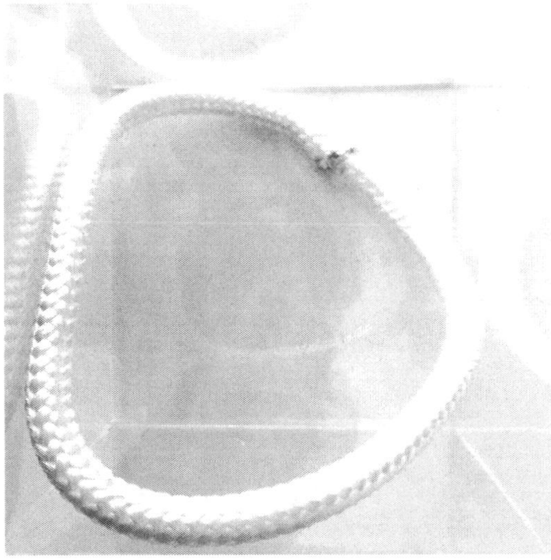

276)

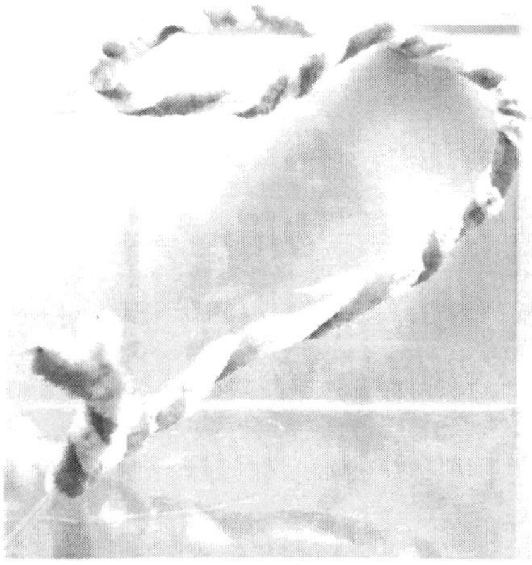

(A) : r
(B) : l
(C) : u
(D) : o
(E) : h

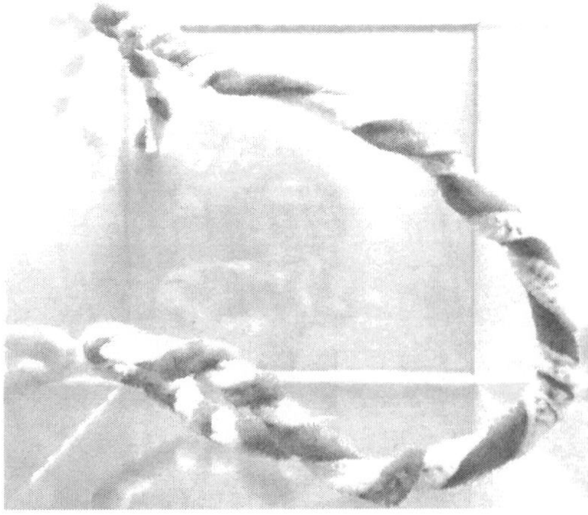

277)

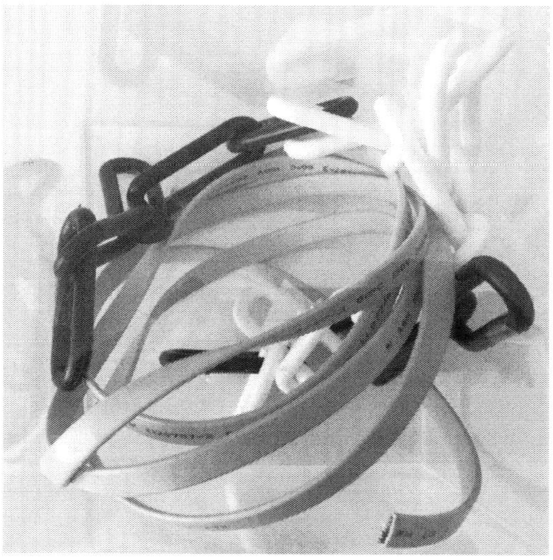

(A) : r
(B) : l
(C) : u
(D) : o
(E) : h

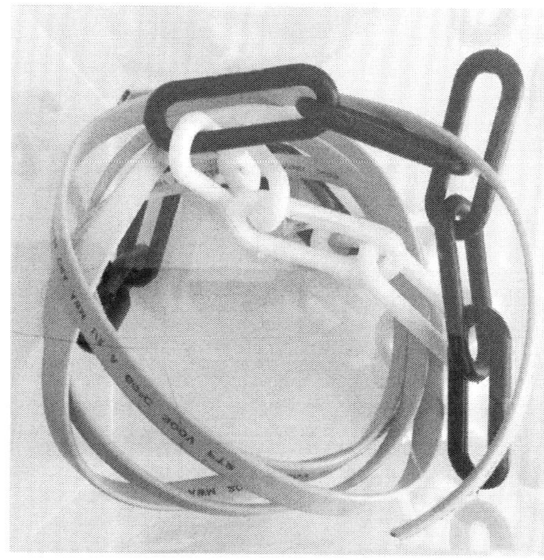

278)

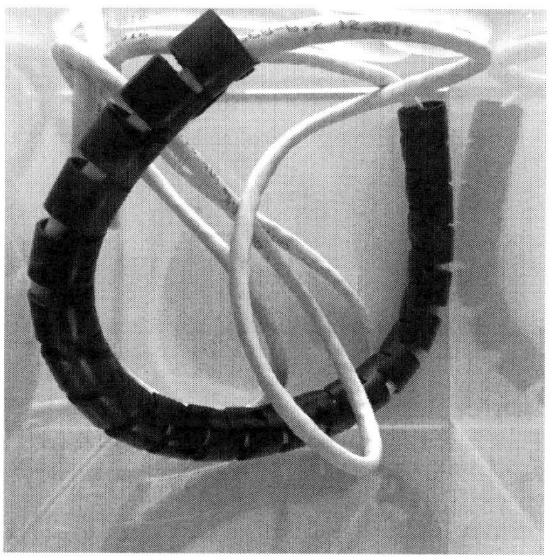

(A) : r
(B) : l
(C) : u
(D) : o
(E) : h

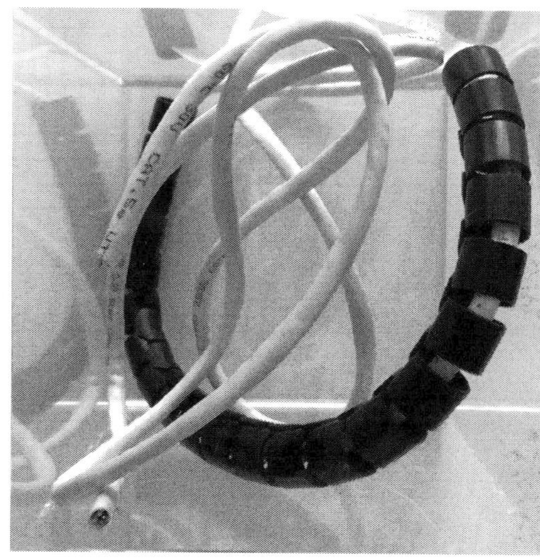

279)

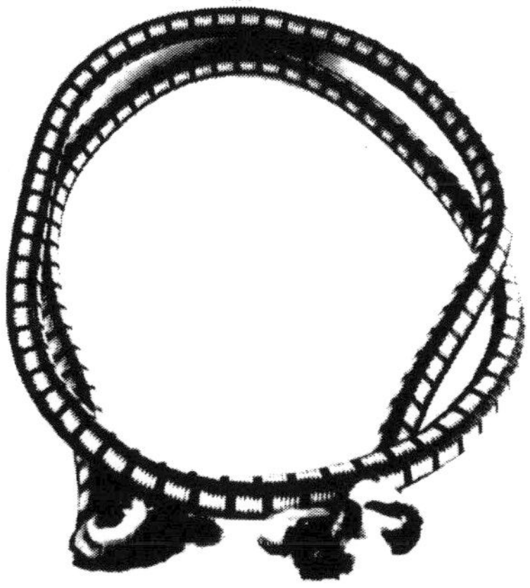

(A) : r
(B) : l
(C) : u
(D) : o
(E) : h

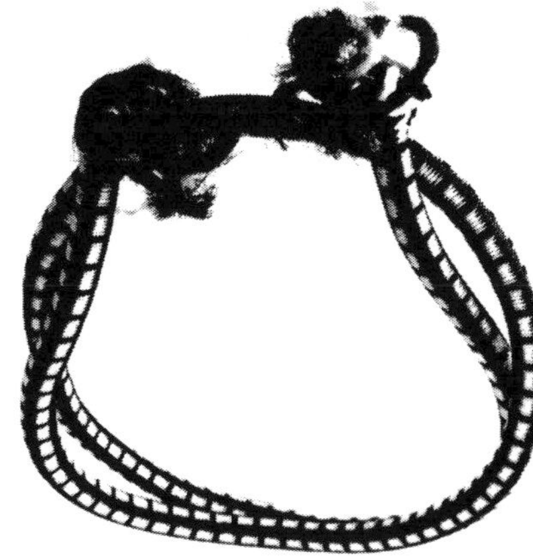

280)

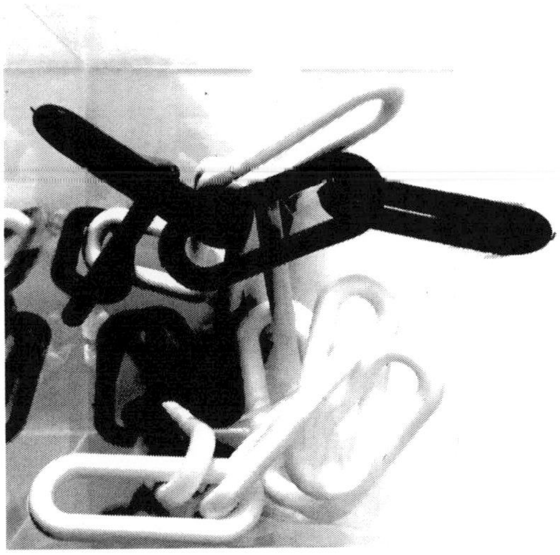

(A) : r
(B) : l
(C) : u
(D) : o
(E) : h

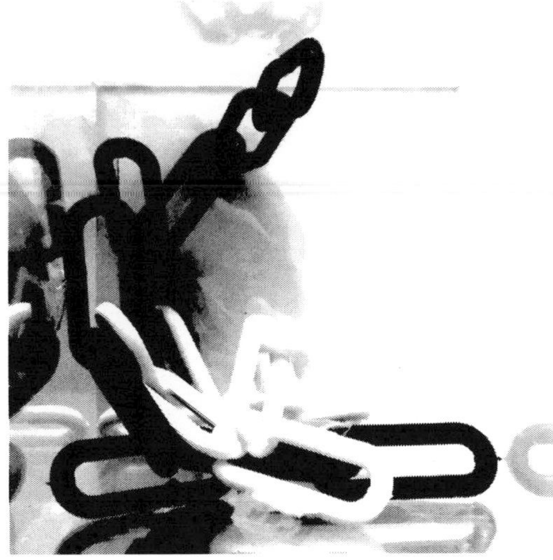

281)

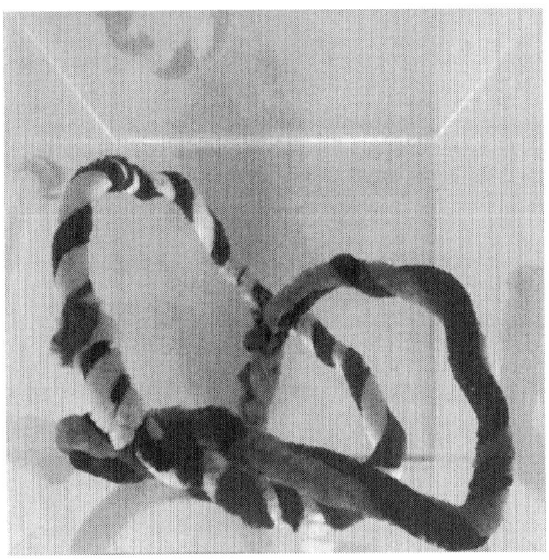

(A) : r
(B) : l
(C) : u
(D) : o
(E) : h

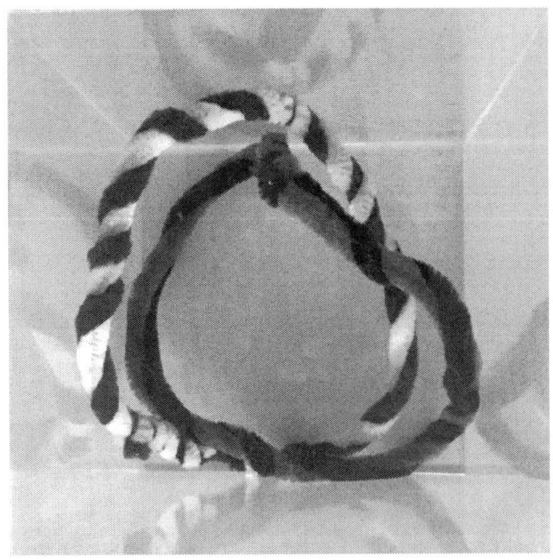

282)

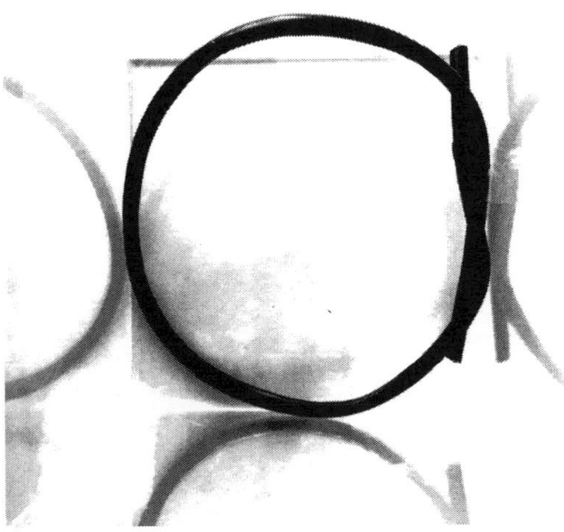

(A) : r
(B) : l
(C) : u
(D) : o
(E) : h

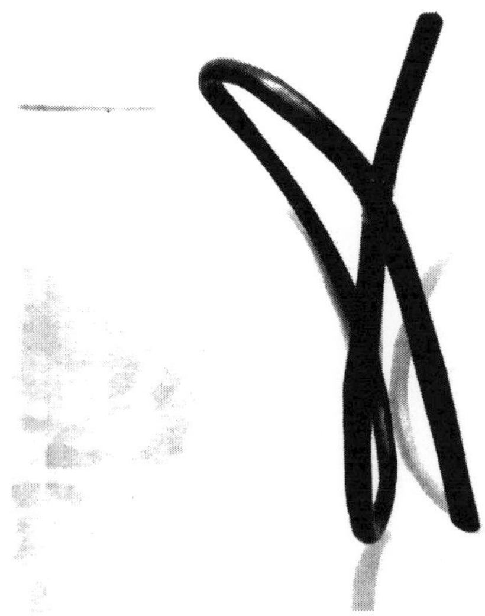

283)

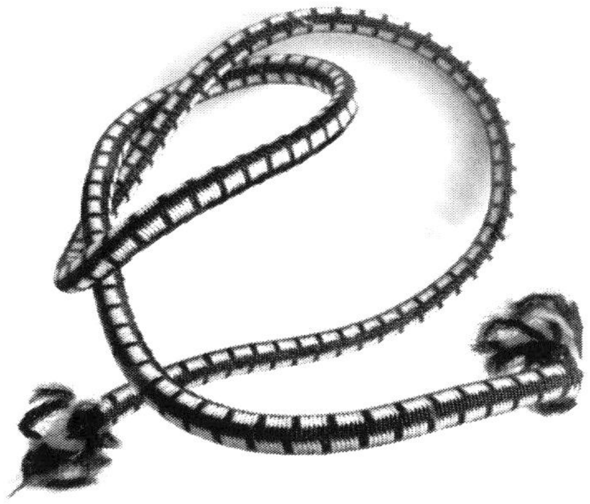

(A) : r
(B) : l
(C) : u
(D) : o
(E) : h

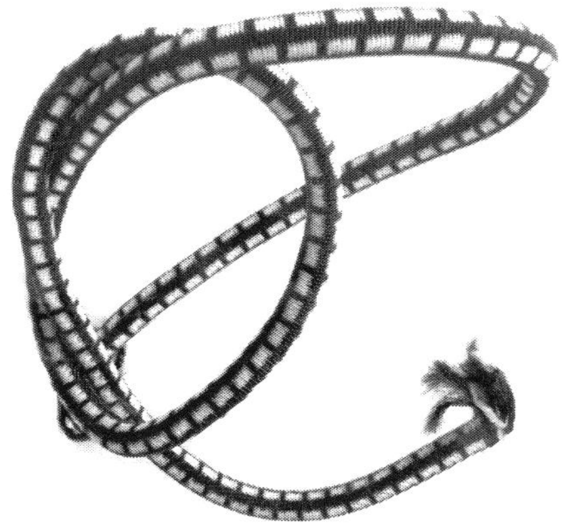

284)

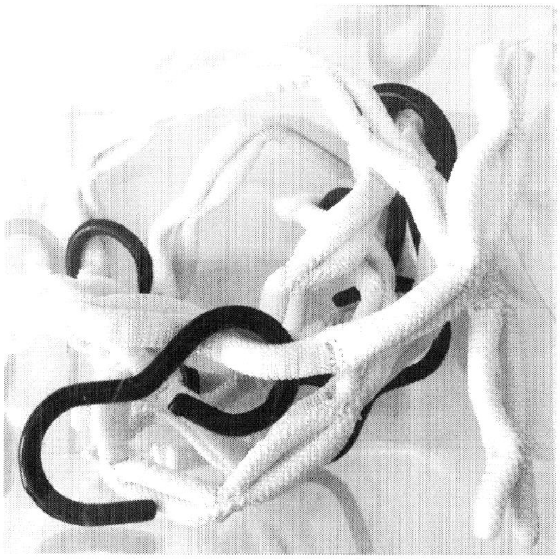

(A) : r
(B) : l
(C) : u
(D) : o
(E) : h

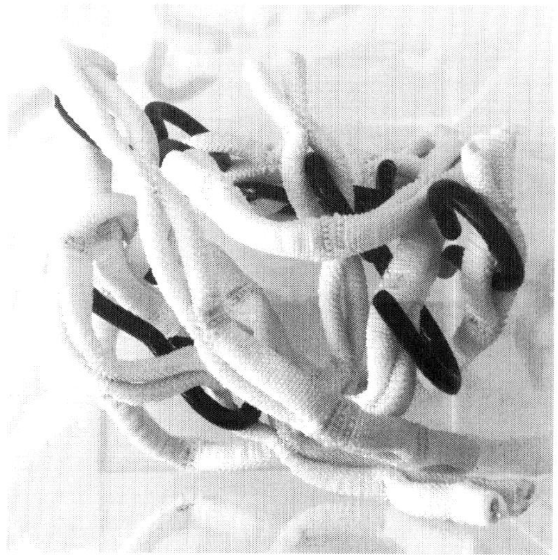

285)

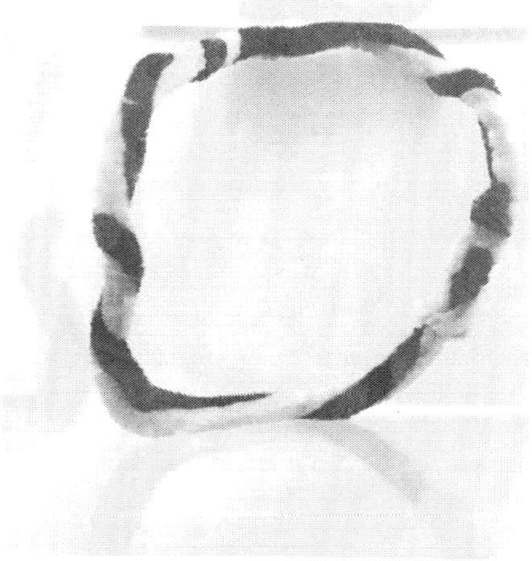

(A) : r
(B) : l
(C) : u
(D) : o
(E) : h

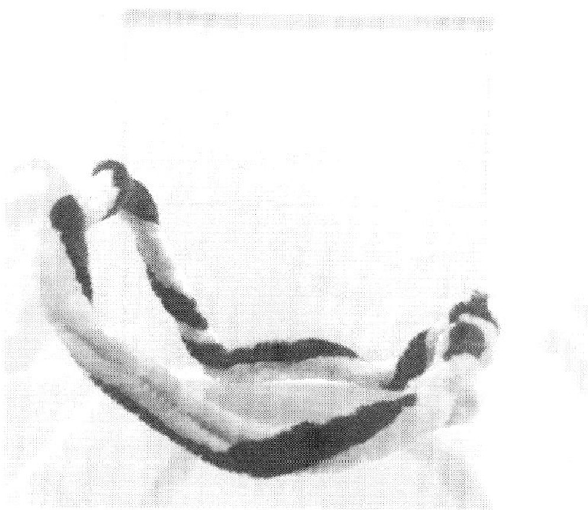

286)

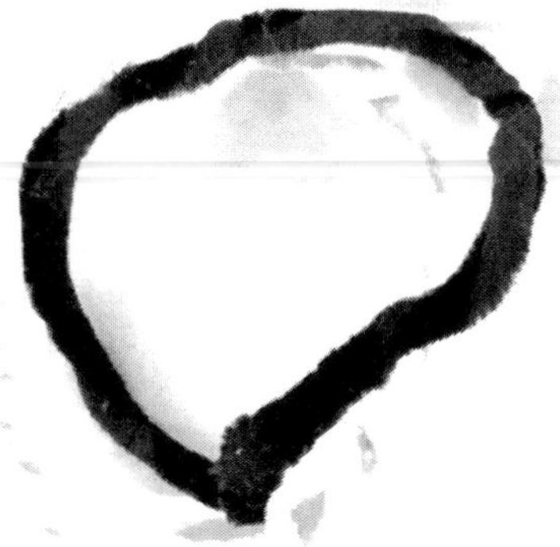

(A) : r
(B) : l
(C) : u
(D) : o
(E) : h

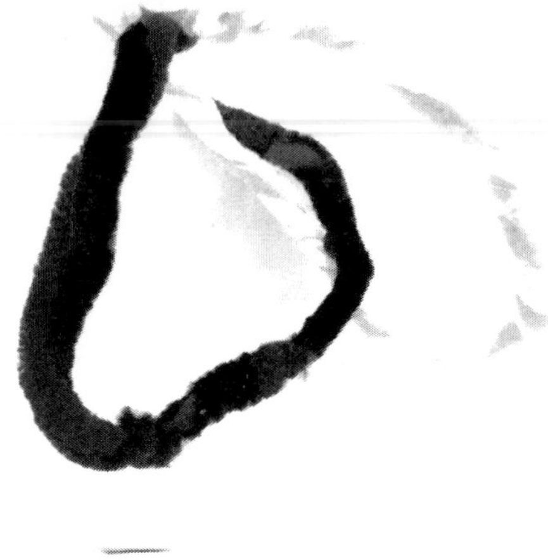

287)

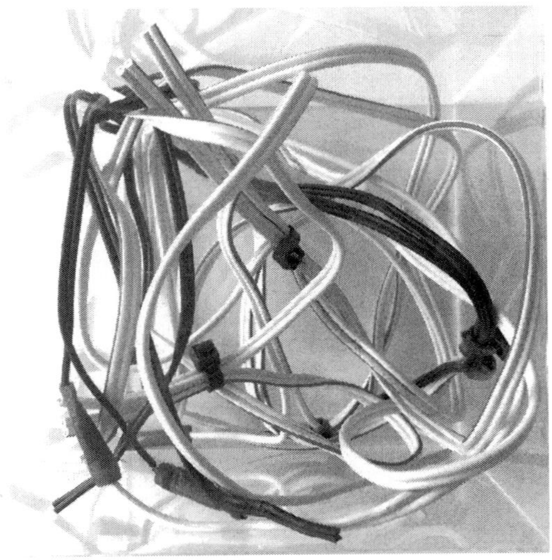

(A) : r
(B) : l
(C) : u
(D) : o
(E) : h

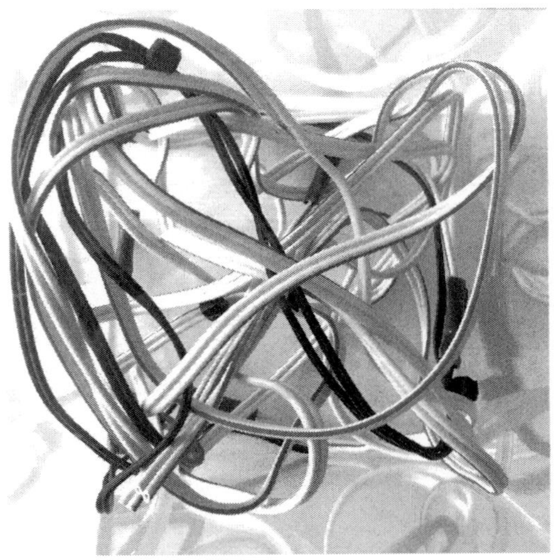

288)

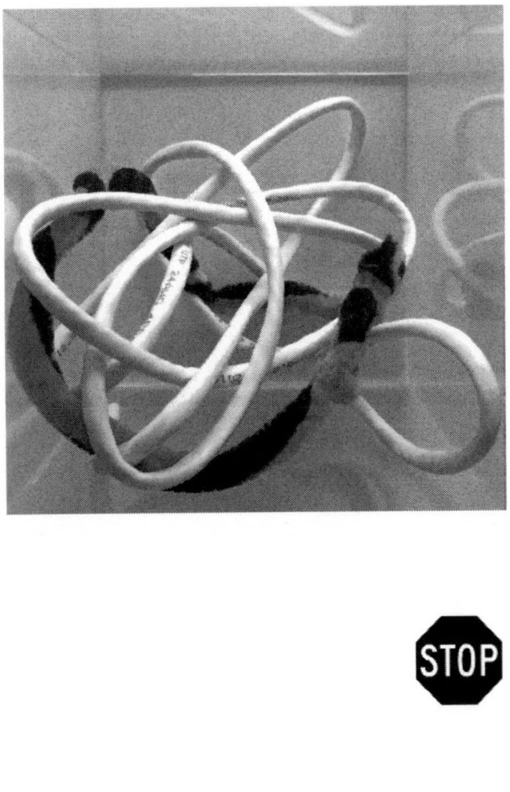

(A) : r
(B) : l
(C) : u
(D) : o
(E) : h

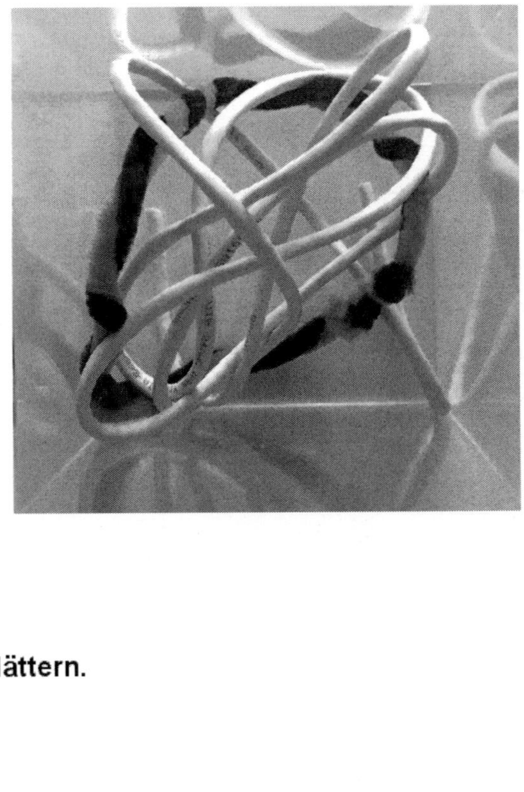

STOP Nicht weiterblättern.

Schlauchfiguren

Lösungsschlüssel

Der leere Lösungsschlüssel zum Üben kann auf www.med-freak.com/ heruntergeladen werden.

Lösungen

Untertest 1

001	A□	B□	C□	D■	E□
002	A■	B□	C□	D□	E□
003	A□	B□	C□	D■	E□
004	A□	B□	C□	D□	E■
005	A■	B□	C□	D□	E□
006	A□	B□	C□	D□	E■
007	A□	B■	C□	D□	E□
008	A□	B□	C■	D□	E□
009	A□	B□	C■	D□	E□
010	A□	B■	C□	D□	E□
011	A□	B■	C□	D□	E□
012	A■	B□	C□	D□	E□
013	A□	B□	C□	D■	E□
014	A□	B□	C□	D■	E□
015	A□	B□	C□	D□	E■
016	A□	B■	C□	D□	E□
017	A□	B□	C□	D□	E■
018	A■	B□	C□	D□	E□
019	A□	B□	C□	D■	E□
020	A□	B■	C□	D□	E□
021	A□	B■	C□	D□	E□
022	A□	B□	C□	D■	E□
023	A□	B■	C□	D□	E□
024	A□	B□	C■	D□	E□

Untertest 2

025	A□	B□	C□	D□	E■
026	A□	B□	C■	D□	E□
027	A□	B□	C□	D□	E■
028	A□	B□	C□	D■	E□
029	A□	B□	C□	D■	E□
030	A□	B□	C□	D■	E□
031	A□	B□	C■	D□	E□
032	A□	B□	C■	D□	E□
033	A□	B□	C□	D■	E□
034	A■	B□	C□	D□	E□
035	A■	B□	C□	D□	E□
036	A□	B□	C■	D□	E□
037	A□	B□	C□	D□	E■
038	A□	B■	C□	D□	E□
039	A□	B□	C■	D□	E□
040	A□	B□	C□	D□	E■
041	A□	B□	C□	D■	E□
042	A□	B□	C□	D■	E□
043	A□	B□	C□	D□	E■
044	A□	B□	C□	D□	E■
045	A■	B□	C□	D□	E□
046	A□	B□	C□	D□	E■
047	A□	B■	C□	D□	E□
048	A□	B□	C□	D■	E□

Lösungen

Untertest 3

049	A□	B■	C□	D□	E□
050	A□	B□	C□	D□	E■
051	A■	B□	C□	D□	E□
052	A□	B□	C□	D■	E□
053	A□	B□	C□	D□	E■
054	A□	B□	C■	D□	E□
055	A□	B□	C□	D□	E■
056	A■	B□	C□	D□	E□
057	A□	B□	C■	D□	E□
058	A□	B□	C□	D□	E■
059	A□	B□	C■	D□	E□
060	A□	B□	C□	D□	E■
061	A□	B■	C□	D□	E□
062	A□	B■	C□	D□	E□
063	A□	B□	C□	D■	E□
064	A□	B□	C□	D■	E□
065	A□	B□	C□	D□	E■
066	A■	B□	C□	D□	E□
067	A□	B□	C■	D□	E□
068	A□	B□	C□	D■	E□
069	A□	B■	C□	D□	E□
070	A□	B□	C□	D□	E■
071	A□	B□	C■	D□	E□
072	A□	B■	C□	D□	E□

Untertest 4

073	A■	B□	C□	D□	E□
074	A□	B□	C■	D□	E□
075	A□	B□	C□	D□	E■
076	A□	B□	C■	D□	E□
077	A■	B□	C□	D□	E□
078	A□	B□	C□	D□	E■
079	A□	B□	C□	D□	E■
080	A□	B□	C□	D■	E□
081	A□	B■	C□	D□	E□
082	A□	B■	C□	D□	E□
083	A□	B□	C■	D□	E□
084	A■	B□	C□	D□	E□
085	A□	B□	C□	D■	E□
086	A□	B■	C□	D□	E□
087	A■	B□	C□	D□	E□
088	A□	B□	C□	D■	E□
089	A□	B□	C□	D■	E□
090	A■	B□	C□	D□	E□
091	A□	B■	C□	D□	E□
092	A□	B■	C□	D□	E□
093	A□	B□	C□	D■	E□
094	A□	B□	C□	D□	E■
095	A□	B■	C□	D□	E□
096	A□	B□	C■	D□	E□

Lösungen

Untertest 5

097	A□	B□	C□	D■	E□
098	A□	B□	C□	D□	E■
099	A□	B□	C■	D□	E□
100	A□	B□	C□	D■	E□
101	A■	B□	C□	D□	E□
102	A□	B□	C□	D■	E□
103	A□	B□	C□	D□	E■
104	A□	B□	C■	D□	E□
105	A□	B■	C□	D□	E□
106	A□	B□	C□	D□	E■
107	A□	B■	C□	D□	E□
108	A■	B□	C□	D□	E□
109	A□	B□	C□	D□	E■
110	A□	B■	C□	D□	E□
111	A□	B■	C□	D□	E□
112	A■	B□	C□	D□	E□
113	A□	B□	C□	D□	E■
114	A□	B■	C□	D□	E□
115	A□	B□	C■	D□	E□
116	A□	B□	C□	D■	E□
117	A□	B■	C□	D□	E□
118	A□	B□	C□	D■	E□
119	A□	B□	C□	D□	E■
120	A□	B□	C□	D□	E■

Untertest 6

121	A■	B□	C□	D□	E□
122	A□	B□	C□	D□	E■
123	A■	B□	C□	D□	E□
124	A□	B■	C□	D□	E□
125	A□	B■	C□	D□	E□
126	A■	B□	C□	D□	E□
127	A□	B□	C□	D■	E□
128	A□	B□	C□	D■	E□
129	A□	B■	C□	D□	E□
130	A□	B□	C■	D□	E□
131	A□	B□	C□	D□	E■
132	A□	B□	C□	D■	E□
133	A□	B□	C□	D□	E■
134	A□	B□	C■	D□	E□
135	A■	B□	C□	D□	E□
136	A■	B□	C□	D□	E□
137	A□	B□	C□	D■	E□
138	A■	B□	C□	D□	E□
139	A□	B□	C■	D□	E□
140	A□	B□	C□	D■	E□
141	A□	B□	C■	D□	E□
142	A□	B□	C□	D■	E□
143	A□	B□	C■	D□	E□
144	A□	B■	C□	D□	E□

Lösungen

Untertest 7

145	A□	B■	C□	D□	E□
146	A□	B□	C■	D□	E□
147	A□	B□	C□	D□	E■
148	A□	B□	C□	D■	E□
149	A■	B□	C□	D□	E□
150	A□	B□	C□	D□	E■
151	A■	B□	C□	D□	E□
152	A□	B□	C■	D□	E□
153	A□	B□	C□	D□	E■
154	A□	B■	C□	D□	E□
155	A□	B□	C□	D■	E□
156	A□	B□	C■	D□	E□
157	A□	B■	C□	D□	E□
158	A■	B□	C□	D□	E□
159	A□	B□	C■	D□	E□
160	A■	B□	C□	D□	E□
161	A□	B■	C□	D□	E□
162	A□	B□	C□	D□	E■
163	A□	B□	C□	D□	E■
164	A□	B□	C□	D□	E■
165	A□	B□	C□	D□	E■
166	A□	B□	C■	D□	E□
167	A□	B□	C□	D■	E□
168	A■	B□	C□	D□	E□

Untertest 8

169	A□	B□	C■	D□	E□
170	A□	B□	C□	D■	E□
171	A■	B□	C□	D□	E□
172	A□	B□	C■	D□	E□
173	A■	B□	C□	D□	E□
174	A□	B□	C□	D□	E■
175	A□	B■	C□	D□	E□
176	A□	B□	C■	D□	E□
177	A□	B□	C■	D□	E□
178	A□	B■	C□	D□	E□
179	A□	B□	C□	D■	E□
180	A□	B□	C□	D□	E■
181	A□	B□	C□	D□	E■
182	A■	B□	C□	D□	E□
183	A□	B□	C□	D□	E■
184	A■	B□	C□	D□	E□
185	A□	B□	C■	D□	E□
186	A□	B□	C□	D■	E□
187	A□	B■	C□	D□	E□
188	A□	B□	C□	D■	E□
189	A■	B□	C□	D□	E□
190	A□	B□	C□	D■	E□
191	A□	B□	C□	D■	E□
192	A□	B□	C□	D■	E□

Lösungen

Untertest 9

193 A□ B□ C□ D□ E■
194 A□ B□ C□ D□ E■
195 A□ B□ C■ D□ E□
196 A□ B□ C□ D□ E■
197 A□ B□ C□ D■ E□
198 A□ B■ C□ D□ E□
199 A□ B■ C□ D□ E□
200 A■ B□ C□ D□ E□
201 A□ B□ C□ D■ E□
202 A■ B□ C□ D□ E□
203 A■ B□ C□ D□ E□
204 A□ B□ C□ D□ E■
205 A□ B■ C□ D□ E□
206 A□ B□ C□ D■ E□
207 A□ B□ C■ D□ E□
208 A□ B□ C□ D□ E■
209 A□ B□ C□ D□ E■
210 A□ B□ C□ D■ E□
211 A□ B□ C■ D□ E□
212 A■ B□ C□ D□ E□
213 A■ B□ C□ D□ E□
214 A□ B□ C■ D□ E□
215 A□ B□ C■ D□ E□
216 A□ B■ C□ D□ E□

Untertest 10

217 A■ B□ C□ D□ E□
218 A■ B□ C□ D□ E□
219 A□ B□ C■ D□ E□
220 A□ B■ C□ D□ E□
221 A□ B□ C■ D□ E□
222 A□ B□ C□ D□ E■
223 A□ B□ C□ D■ E□
224 A□ B□ C□ D□ E■
225 A□ B□ C□ D□ E■
226 A□ B■ C□ D□ E□
227 A□ B□ C□ D■ E□
228 A□ B□ C■ D□ E□
229 A■ B□ C□ D□ E□
230 A■ B□ C□ D□ E□
231 A□ B□ C■ D□ E□
232 A□ B□ C□ D■ E□
233 A□ B□ C□ D□ E■
234 A□ B□ C□ D■ E□
235 A□ B■ C□ D□ E□
236 A□ B□ C□ D□ E■
237 A□ B■ C□ D□ E□
238 A□ B□ C■ D□ E□
239 A□ B□ C□ D□ E■
240 A■ B□ C□ D□ E□

Lösungen

Untertest 11

241 A□ B□ C■ D□ E□
242 A□ B□ C■ D□ E□
243 A■ B□ C□ D□ E□
244 A□ B□ C□ D■ E□
245 A□ B□ C□ D■ E□
246 A□ B□ C■ D□ E□
247 A□ B■ C□ D□ E□
248 A□ B□ C□ D■ E□
249 A□ B■ C□ D□ E□
250 A□ B□ C□ D□ E■
251 A□ B□ C□ D■ E□
252 A□ B□ C■ D□ E□
253 A□ B□ C■ D□ E□
254 A■ B□ C□ D□ E□
255 A□ B□ C■ D□ E□
256 A□ B□ C■ D□ E□
257 A□ B■ C□ D□ E□
258 A□ B□ C□ D□ E■
259 A■ B□ C□ D□ E□
260 A□ B□ C□ D■ E□
261 A□ B□ C■ D□ E□
262 A□ B□ C□ D■ E□
263 A■ B□ C□ D□ E□
264 A□ B□ C□ D□ E■

Untertest 12

265 A□ B■ C□ D□ E□
266 A□ B□ C□ D■ E□
267 A□ B■ C□ D□ E□
268 A□ B□ C■ D□ E□
269 A□ B□ C□ D■ E□
270 A□ B□ C■ D□ E□
271 A□ B■ C□ D□ E□
272 A□ B■ C□ D□ E□
273 A□ B□ C□ D■ E□
274 A□ B□ C■ D□ E□
275 A□ B□ C□ D■ E□
276 A□ B□ C□ D■ E□
277 A□ B□ C□ D■ E□
278 A□ B■ C□ D□ E□
279 A□ B□ C■ D□ E□
280 A□ B□ C□ D■ E□
281 A□ B□ C□ D■ E□
282 A■ B□ C□ D□ E□
283 A□ B□ C□ D■ E□
284 A□ B□ C□ D■ E□
285 A□ B□ C■ D□ E□
286 A□ B■ C□ D□ E□
287 A□ B□ C□ D■ E□
288 A□ B□ C□ D■ E□